医療機器の日常お手入れガイド

清掃・消毒・滅菌

編集 川崎忠行 前田記念腎研究所 臨床工学部 部長
田口彰一 新橋病院 ME管理室 部長

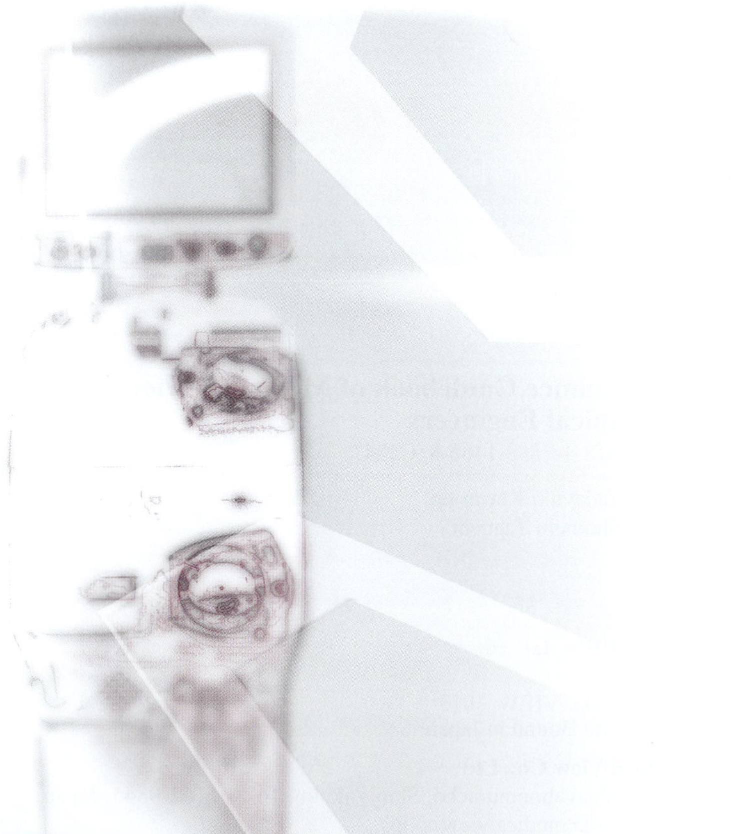

MEDICAL VIEW

Maintenance Guidebook of Medical Devices
for Clinical Engineers
(ISBN 978-4-7583-1468-8 C3047)

Editor: Tadayuki Kawasaki
Shouichi Taguchi

2013. 3.10 1st ed

Medical View Co., Ltd.
2-30 Ichigayahonmuracho, Shinjyukuku, Tokyo, 162-0845, Japan
E-mail ed@medicalview.co.jp

編集の序

近代医療より150年程前のことを物語る『外科の夜明け』(トールワルド，講談社文庫)という一冊がある。当時「**手術に痛みは付き物**」「**傷は化膿することで治る**」というのが**医学常識**だった。

相次ぐ戦争下にあった時代背景にあって外科学の中心にあった外傷治療は，四肢切断が唯一の救命方法であり，麻酔のない時代ゆえ患者に苦痛を少なくするためには，短時間で切断を行うための道具の開発や施術の方法が研究されていた。その一つに血管を挟み止血するペアンはあまりにも有名である。

産婦人科医ゼンメルワイスは，出産には産褥熱がつきもので，多くの場合，それは避けられないものと考えられていたが，助産婦が介助した場合には，はるかに少ない事に着目する。当時，手術や処置の前に手を洗う習慣は無く，素手で解剖を行った後，手についた膿を布でぬぐって，出産にたち合う事もしばしばだった。彼は直ちに「出産に立ち合う前には，**必ず手を洗う**ように」と医局員に命じる。

また「**傷は化膿することで治癒する**」という時代にイギリスの外科医リスターは，骨が見えている傷をフェノールに浸した布で覆ってみたところ，膿の臭いがない事に気付く。膿も出ていなければ発赤も無い。全身状態も良好で敗血症の徴候は微塵も見えない。おまけに骨折した骨の面には見た事も無い赤い組織が上がり始めていることに驚き，この大発見を学会で報告するが，しかし，完全に無視される。

病原体の存在が明らかになる以前の時代だった。それを解明したのが後のコッホだった。彼は化膿している創に細菌がいること，その細菌を化膿していない組織に移植することで化膿が起こる事を証明する。

1850年前後で外科を取り巻く状況は一変し，患者は苦痛なしに手術を受けられるようになり，同時に，外科医も感染症を心配せずに手術ができるようになった。12世紀から19世紀までの数百年間，全く進歩の無かった外科学が突如，近代外科，そして現代外科に変貌した。

それを可能にしたのは「麻酔と消毒」の発明だった。先達の苦労が伺い知れる。

本稿は，国内で活躍されている第一線の先生方に医療機器の日常のお手入れ方法を模範的にご紹介する一冊として刊行することが出来ました。日進月歩の科学の発展から取扱い方法が進展することも伺え知れますが，その折には本書へご意見をお寄せください。

前田記念腎研究所 臨床工学部 部長　**川崎忠行**

田口会 新橋病院 ME管理室 部長　**田口彰一**

執筆者一覧

■編集

川崎忠行	前田記念腎研究所　臨床工学部　部長
田口彰一	田口会　新橋病院　ME管理室　部長

■執筆者（執筆順）

髙倉照彦	亀田総合病院　医療技術部　ME室　室長
山下芳久	埼玉医科大学　保健医療学部　医用生体工学科　准教授
三輪泰之	埼玉医科大学　保健医療学部　医用生体工学科
石井宣大	東京慈恵会医科大学附属第三病院　臨床工学部　係長
田口彰一	田口会　新橋病院　ME管理室　部長
宮地哲也	帝京大学医学部附属溝口病院　係長
松井　晃	埼玉県立小児医療センター 医療機器職員研修担当　副技師長
梶原吉春	大和会　東大和病院　臨床工学科　技士長
野村知由樹	医誠会　都志見病院　臨床工学部　技士長補佐
加藤伸彦	北海道大学　医学部　臨床指導准教授
安野　誠	群馬県立心臓血管センター　技術部　臨床工学課　課長
安藤かおり	群馬県立心臓血管センター　技術部　臨床工学課　主任
戸田久美子	群馬県立心臓血管センター　技術部　臨床工学課　技師
深町直之	群馬県立小児医療センター　技術部　臨床工学室　主任
島津敏広	国立病院機構　災害医療センター　診療部　主任臨床工学技士
氏家憲一	星総合病院　医療技術部　臨床工学科　係長
真下　泰	札幌社会保険総合病院　ＭＥ部　技師長
井上博満	日産厚生会　玉川病院　臨床工学科　科長
山﨑功晴	元 倉敷中央病院　CEサービス室　主任
清水浩介	児島中央病院　透析センター　センター長
古平　聡	北里大学病院　MEセンター部　主任

CONTENTS

目 次

用語アラカルト・MEMO・補足 一覧 …… xiv
略語一覧 …… xix

1章 滅菌・消毒とは…!? 1

1 滅菌（sterilization）
高倉照彦 —— 2

何をすること？ …… 2
❶滅菌 …… 2
❷殺菌 …… 2
❸消毒 …… 2
❹除菌 …… 2
滅菌装置の種類 …… 2
❶高圧蒸気滅菌 …… 3
❷酸化エチレンガス滅菌（EOG） …… 6
❸過酸化水素ガスプラズマ滅菌 …… 7
❹乾熱滅菌 …… 9
❺電子滅菌 …… 9
❻ γ 線滅菌 …… 9
滅菌インジケータ …… 10
❶物理的インジケータ …… 10
❷化学的インジケータ（CI） …… 11
❸生物学的インジケータ（BI） …… 12
滅菌物の保管 …… 13

2 消毒の種類と方法
山下芳久・三輪泰之 —— 14

消毒の目的 …… 14
消毒法の分類 …… 14
❶物理的消毒 …… 14
❷化学的消毒 …… 14
❸その他の消毒 …… 15
消毒効果による消毒薬の分類 …… 15
消毒薬使用上の注意 …… 16
Spauldingによる器具分類 …… 19

3 管理とトレーサビリティ
石井宣大 —— 20

はじめに …… 20
薬事法について …… 20
手術用資材の管理 …… 22
医療機器，医療材料のコード …… 22
滅菌と消毒過程における管理 …… 23
●日常のモニタリングと管理 …… 23
●滅菌バリデーション …… 23
洗浄消毒 …… 24
●洗浄方法 …… 24
●ウォッシャーディスインフェクタ（WD） …… 24
●WDのバリデーション …… 24
●WDの日常のモニタリングと管理 …… 25
●供給について …… 25
滅菌バリデーション …… 26
●特定化学物質等障害予防規則（特化則） …… 26
●滅菌条件 …… 26
●EOG滅菌のバリデーション …… 27
●EOG滅菌の日常のモニタリングと管理 …… 30
●供給について …… 30
●工程の有効性維持 …… 30

2章 ME機器の滅菌・消毒法 33

A 代謝関連機器

1 透析用監視装置
田口彰一 34

何をする装置? 35
●定義 35
●使用目的，効能または効果 35
人工腎臓装置基準の他の装置 35
❶個人用透析装置 35
❷多用途透析装置 35
❸血液透析濾過用装置 35
❹血液濾過用装置 35
付属する機器 35
❶多人数用透析液供給装置 35
❷逆浸透法精製水製造装置（RO装置） 35
日常のお手入れ 36
●外装の清掃・消毒方法 36
●内装の清掃方法 37
●洗浄・消毒方法 38
●炭酸塩析出防止とバイオフィルム対策 39

2 水処理装置・多人数用透析液供給装置
山下芳久・三輪泰之 42

何をする装置? 43
●水処理装置とは？ 43
●水処理装置の構成 43
付属する機器 44
❶A原液貯留タンク 44
❷B原液貯留タンク 44
❸粉末型透析液溶解装置 44
❹微粒子濾過フィルタ（UFフィルタ） 44
❺洗浄消毒薬貯留タンク 44
日常の点検，お手入れ 44
●毎日実施する項目 44
❶水処理装置 44
❷多人数用透析液供給装置 46
❸粉末型透析液溶解装置 47
❹洗浄消毒薬貯留タンク 47
❺透析用監視装置 47
●定期的に実施する項目 48
洗浄・消毒 49
❶なぜ洗浄が必要か？ 49
❷洗浄消毒薬の種類は？ 49
❸洗浄消毒の方法 49
❹洗浄・消毒の確認法 50
❺測定法 51
❻サンプリングの場所と頻度 51
❼サンプリング方法 52
❽管理基準値 53
❾もし汚染が確認されたら！ 53

B 呼吸器関連機器

1 人工呼吸器
宮地哲也 54

何をする装置? 55
●定義 55
●使用目的 55
●人工呼吸器の動作原理 55
人工呼吸器の基本構造 55
❶駆動源接続部 56
❷人工呼吸器本体 56
❸呼吸回路 56
日常のお手入れ 58
●外装の清掃と消毒方法 58
●人工呼吸回路 60
●呼吸回路の消毒と滅菌 60

人工呼吸器の使用前・使用中・使用後の点検 …… 61
●使用前点検 …… 61
●呼吸回路・加温加湿器の点検 …… 63
●呼吸回路交換時の対応 …… 65

2 小児用人工呼吸器
松井　晃 —— 68

何をする装置? …… 69
●定義 …… 69
●使用目的，効能または効果 …… 69
小児用人工呼吸器基準の他の装置 …… 69
❶定常流式人工呼吸器 …… 69
❷多用途型人工呼吸器 …… 69
❸HFO（高頻度振動換気）人工呼吸器 …… 69
付属する機器 …… 69
❶人工呼吸器回路 …… 69
❷加温加湿器 …… 69
日常のお手入れ …… 70
●使用終了後の整備 …… 70
●外装・配管・電源コードの清掃・消毒法 …… 70
●呼吸器回路の交換頻度 …… 71
●呼吸器回路の消毒 …… 71
●呼吸器回路の滅菌 …… 72
●バクテリアフィルタの滅菌・交換 …… 73
●再使用の問題点 …… 73
●フローセンサの清掃，消毒，滅菌 …… 74
●人工呼吸器の使用終了後の精度点検 …… 74

3 加温加湿器
梶原吉春 —— 76

何をする装置? …… 77
●定義 …… 77
●使用目的・効果 …… 77
加温加湿器の種類 …… 78
❶Pass-over型MR850 …… 78
❷Pass-over型MR730 …… 79
❸Counter flow型（HumiCare200） …… 79
❹人工鼻 …… 80
❺人工鼻＋補助吸水機能付きヒータ型（HMEbooster） …… 80
付属する機器 …… 82
❶人工呼吸回路 …… 82
❷温度・フロープローブ …… 82
❸エレクトリカルアダプタ …… 82
❹蒸留水用ハンガ ＆ 滅菌蒸留水 …… 82
日常のお手入れ …… 83
❶加温加湿器本体・蒸留水用ハンガ・エレクトリカルアダプタ …… 83
❷温度・フロープローブ …… 83
❸Counter flow型の清掃・消毒方法 …… 84
❹人工鼻＋補助吸水機能付きヒータの清掃・消毒方法 …… 84
終業点検 …… 84
❶Pass-over型 …… 84

4 ネブライザ
梶原吉春 —— 86

何をする装置? …… 87
●定義 …… 87
●使用目的・効果 …… 87
各種ネブライザ …… 88
❶超音波ネブライザ …… 88
❷ジェットネブライザ …… 88
❸メッシュ式ネブライザ …… 88
付属する機器 …… 89
❶吸入ホース …… 89
❷マスク・マウスピース …… 89
❸アーム …… 89
日常のお手入れ …… 89
●超音波ネブライザ …… 89
❶本体 …… 90

❷フィルタ……91
❸付属品……93

5 真空吸引器
野村知由樹 —— 94

何をする装置？……95
●定義……95
●使用目的，効能または効果……95
吸引器基準の他の装置……95
❶ガス圧式吸引器……95
❷電動式可搬型吸引器……95
❸手動式可搬型吸引器……96
日常のお手入れ……96
●液状廃棄物の破棄……96
●コントローラ部の清掃・消毒……98
●吸引ボトルの洗浄・消毒……98
●洗浄・消毒後の組み立て……99

6 低圧持続吸引器
野村知由樹 —— 102

何をする装置？……103
●定義……103
●使用目的，効能または効果……103
低圧持続吸引器基準の他の装置……103
❶胸腔排液用装置……103
付属する器材……103
❶体内留置排液用チューブおよびカテーテル……103
❷唾液持続吸引チューブ……104
❸排液バッグ……104
❹接続管……104
日常のお手入れ……105
●外装の清掃・消毒方法……105
●吸引回路(内部回路含む)の洗浄・消毒方法……106
●動作確認方法……108

C 循環器関連機器

1 人工心肺・補助心臓装置
加藤伸彦 —— 110

何をする装置？(人工心肺装置)……111
●定義……111
❶人工心肺装置……111
●使用目的，効能または効果……111
❶人工心肺装置……111
●人工心肺のシステム構成……111
❶脱血回路……111
❷送血回路……111
❸吸引回路……112
❹ベント回路……112
❺心筋保護液供給回路……112
❻限外濾過回路……112
付属する周辺機器……112
❶冷温水供給装置……112
❷心筋保護供給装置……113
❸血液濃縮装置……113
❹自己血回収装置……114
❺体外式ペースメーカ……114
❻除細動器……114
何をする装置？(補助人工心臓装置)……115
●定義……115
❶補助人工心臓装置……115
●使用目的，効能または効果……115
❶補助人工心臓装置……115
●補助人工心臓装置のシステム構成……116
❶血液ポンプ……116
❷脱血用カニューレ……116
❸送血カニューレ……116
❹制御駆動装置……116
日常のお手入れ……117
●外装の清掃・消毒方法……117
●内装の清掃方法……117

2 大動脈内バルーンパンピング(IABP)
安野 誠・安藤かおり・戸田久美子 —118

何をする装置? …… 119
●定義 …… 119
●使用目的，効能または効果 …… 119
IABPの類似装置(補助循環装置) …… 119
❶PCPS(経皮的心肺補助装置) …… 119
❷VAD(補助人工心臓) …… 119
付属する機器 …… 119
❶IABバルーン …… 119
❷圧力モニタリングキット …… 119
❸ドップラ血流計 …… 120
日常のお手入れ …… 120
●外装の清掃 …… 121
●ケーブル，チューブなどの点検 …… 122
●ポンプ外観の確認 …… 122
●ヘリウム残圧計の圧確認 …… 123
●動作時間積算計の確認 …… 123
●バッテリ動作の確認 …… 123

3 経皮的心肺補助装置(PCPS)
加藤伸彦 —126

何をする装置? …… 127
●定義 …… 127
●使用目的，効能または効果 …… 127
その他の補助装置・関連装置(機械的補助循環法) …… 127
❶IABP …… 128
❷補助人工心臓装置(VAS，LVAS) …… 128
❸人工心肺装置 …… 128
●PCPSのシステム構成 …… 128
❶PCPS駆動装置本体 …… 128
❷ドライブモータ …… 128
付属する周辺器材 …… 129
❶流量計 …… 129
❷PCPS回路 …… 129
❸酸素流量計・ブレンダ …… 129
❹移動用酸素ガスボンベ …… 129
●緊急用バックアップ駆動装置と緊急用手駆動装置 …… 130
❶冷温水供給装置 …… 130
❷専用カート …… 130
日常のお手入れ …… 130
●外装の清掃・消毒方法 …… 131
●内装の清掃方法 …… 131

4 ペースメーカ
深町直之 —132

何をする装置? …… 133
●定義 …… 133
●使用目的，効能または効果 …… 133
ペースメーカの種類 …… 133
❶体外式ペースメーカ …… 133
❷体表電極(経皮的)ペースメーカ …… 133
❸植込み型ペースメーカ …… 134
付属する機器 …… 134
❶植込み型ペースメーカ用プログラマ …… 134
日常のお手入れ …… 135
体外式ペースメーカ …… 135
●外装の清掃・消毒方法 …… 135
●患者ケーブルの清掃・消毒方法 …… 135
●体外式ペースメーカ電池交換 …… 136
経皮的ペースメーカ(ペーシング機能付除細動器) …… 136
植込み型ペースメーカ用プログラマ …… 137

5 輸液ポンプ
島津敏広 —138

何をする装置? …… 139
●定義 …… 139

●使用目的，効能または効果 139
類似装置 139
❶シリンジポンプ 139
❷経腸栄養ポンプ 139
付属する機器 139
❶滴下センサ 139
❷専用輸液セット 139
日常のお手入れ 140
●外装の清掃・消毒方法 140
●内部の清掃・消毒方法 141
●日常点検 142

6 シリンジポンプ
島津敏広 144
何をする装置? 145
●定義 145
●使用目的，効能または効果 145
類似装置 145
❶TCIポンプ 145
❷PCAポンプ 145
付属する機器 145
●各種（サイズ）シリンジ 145
日常のお手入れ 146
●外装の清掃・消毒方法 146
●設定ダイアルの清掃 149
●日常点検 150

D IVR関連機器

1 心拍出量モニタシステム（CCOモニタシステム）
氏家憲一 152
何をする装置? 153
●使用目的 153
付属する機器 153
❶肺動脈カテーテル（スワンガンツカテーテル） 153
日常のお手入れ 154
●始業点検 154
●終業点検 154
●定期点検 154
●清掃・消毒方法 155
●装置本体 155

2 生態情報モニタ（医用ポリグラフ）
氏家憲一 156
何をする装置? 157
●使用目的 157
他の類似装置 157
❶ベッドサイドモニタ，医用テレメータ 157
❷セントラルモニタ 157
付属する機器 157
❶心臓用電気刺激装置 157
❷アブレーションシステム 158
日常のお手入れ 158
●始業点検 158
●清掃・消毒方法 158
●装置本体 159
●ディスプレイ 159
●清掃・消毒方法 159
❶記録器（サーマルアイレコーダ） 159
❷記録器（紙送りローラ） 159
❸記録器（記録紙およびマーク検出センサ） 160
❹マウス 160

3 ロータブレータシステム
氏家憲一 162
何をする装置? 163
付属する機器 163

❶ロータブレータアドバンサ/カテーテル 163
❷圧力調整器(レギュレータ)付き窒素ガスシステム 163

日常のお手入れ 163
●始業点検 163
●終業点検 163
●定期点検 164
●清掃・消毒方法 164
●装置本体 164

4 血管内超音波検査装置(IVUS)
氏家憲一 166

何をする装置? 167
付属する機器 167
❶プルバック装置 167
❷プリンタ 167
❸ペイシェント・インターフェイス・モジュール(PIM) 167
❹ローテーショナル・ペイシェント・インターフェイス・モジュール(PIMr) 167
❺冠血流予備量比(FFR)ペイシェント・インターフェイス・モジュール(PIM-ffr) 167
❻超音波イメージングカテーテル 167
❼冠動脈内圧測定用ワイヤおよび冠動脈血流速度測定用ワイヤ 167

日常のお手入れ 167
●始業点検 167
●終業点検 167
●定期点検 168
●清掃・消毒方法 168
❶装置本体 168
❷モニタ(ディスプレイ) 169
❸マウス 169
❹画像記録装置 169

5 光干渉断層撮影装置(OCT)
氏家憲一 170

何をする装置? 171
付属する機器 171
❶冠動脈内圧計測装置〔冠血流予備量比(FFR)〕 171
❷OCTイメージングカテーテル 171
❸OCTイメージワイヤ 171
❹冠動脈内圧測定用ワイヤおよび冠動脈血流速度測定用ワイヤ 171

日常のお手入れ 171
●始業点検 171
●終業点検 171
●定期点検 171
●清掃・消毒方法 172
❶装置本体 172
❷モニタ(ディスプレイ) 172
❸マウス 172
❹画像記録装置 173

E 手術関連機器

1 電気メス
真下 泰 174

何をする装置? 175
●使用目的 175
●基本構成 175
❶電気メス本体 175
❷メス先電極と電極ホルダ 175
●対極板 176
●基本原理 176
付属する装置 177
❶アルゴンプラズマ凝固装置 177

日常のお手入れ 177

●本体の掃除と消毒方法……177
●ペンシル型メスホルダの洗浄・消毒……178
●前洗浄手順……178
●器械洗浄・消毒手順……178
●滅菌……178
●使用前点検……179
●フットスイッチの掃除と消毒……179

2 レーザ手術装置
真下 泰——182

何をする装置?……183
●定義……183
●使用目的……183
●レーザの種類……183
装置の構成……183
付属部品・消耗品……184
❶フレキシブル中空ファイバ(伝送ファイバ)184
❷細径照射チップ……184
●原理……184
●その他のレーザ治療装置……185
❶ホルミウム・ヤグレーザ装置……185
❷エキシマレーザ血管形成装置……185
❸レーザ光凝固装置……185
日常のお手入れ……186
●外観のクリーニング……186
●炭酸ガス(CO_2)レーザ用照射チップお手入れ……186
●ホルミニウム・ヤグレーザ用ファイバスコープ摩耗時のお手入れ……188
●カッティング方法……188
●フットスイッチの消毒と掃除……190
●洗浄・消毒……190

3 超音波手術装置
真下 泰——192

何をする装置?……193
●定義……193
●原理……193
●使用目的,効能または効果……193
各診療科において使用される装置……193
●基本構成……194
❶装置本体……194
❷ハンドピース……195
❸フットスイッチ……195
日常のお手入れ……196
●本体外装の清掃・消毒方法……196
●ハンドピースの洗浄……196
●滅菌方法……197
●保守管理について……198

4 自己血回収装置
井上博満——200

何をする装置?……201
●定義……201
●使用目的,効能または効果……201
自己血回収装置の種類……201
❶術中自己血回収装置……201
❷術後自己血回収装置……202
付属する機器……202
❶電動式可搬型吸引器……202
❷壁掛式吸引器……202
❸キック式吸引器……202
日常のお手入れ……202
●外装の清掃・消毒方法……202
●内部の清掃方法……203
❶遠心槽の清掃……203
❷オーバーフローバッグの交換……204
❸ポンプの清掃……204

❹各種センサの清掃 204
❺吸気フィルタの洗浄／交換 205

F 高気圧酸素治療関連機器

1 高気圧酸素治療装置
山﨑功晴・清水浩介 206

何をする装置? 207
●定義 207
●使用目的，効能または効果 207
高気圧酸素治療装置の区分と治療方法 207
❶第1種装置 207
❷第2種装置 207
付属する機器，関連医療機器 208
❶心電図モニタ 208
❷高気圧環境下専用非観血血圧モニタ 208
❸酸素流量計付吸入器 208
❹壁掛け式吸引器・酸素湿潤器など 208
日常のお手入れ 209
●チャンバの外装および内部の清掃・消毒方法 209
●ドアのガスケットの点検と清掃 210
●スライドストレッチャの点検と清掃 210
●治療衣とタオルケットの管理 211

G その他の関連機器

1 内視鏡装置
古平 聡 212

何をする装置? 213
●定義 213
●使用目的，効能または効果 213
内視鏡スコープの種類 213
❶ファイバスコープ 213
❷電子スコープ(ビデオスコープ) 213
❸超音波内視鏡 213
付属する機器 214
❶光源装置 214
❷受像装置 214
❸記録媒体 214
❹洗浄・吸引装置 214
❺処置具 214
日常のお手入れ 215
●外装の清掃・消毒方法 215
●内視鏡の消毒：ベッドサイドでの作業 216
●消毒場所での作業 217
●漏水テスト 218
●スコープの浸漬消毒 218
●その他の注意点 219

2 経腸栄養ポンプ
島津敏広 220

何をする装置? 221
●定義 221
●使用目的，効能または効果 221
類似装置 221
●輸液ポンプ 221
付属する機器 221
●専用ポンプセット 221
日常のお手入れ 222
●外装の清掃・消毒方法 222
●電源コードの清掃 224
●日常点検 225

索 引 228

・本書に掲載されている「医療機器」や「付属機器」につきましては，独自に撮影したものです。
・一部「カタログ」などから引用し掲載しているものもありますが，全て許可を得て掲載しています。

用語アラカルト・MEMO・補足一覧

あ

アセトン系化合物……136
アダムス・ストークス発作……133
圧制御換気……69
アブレーション……158
　カテーテル――……158

い

イソプロピルアルコール……224
インジケータ
　化学的――……28
　生物学的――……28
インスペクションスコープ……189

う

ウォッシャーディスインフェクタ……178

え

エチレンオキサイドガス滅菌……72, 135
エレクトリカルアダプタ……83
塩化ベンザルコニウム……141
塩化ベンゼトニウム製剤……155, 158, 164, 168, 172
エンドトキシン捕捉フィルタ……42

お

オートクレーブ滅菌……72

か

回収式自己血輸血……202
回収率……45
過酸化水素低温プラズマ滅菌……72
活性炭濾過装置……43
カテーテル……153
　――アブレーション……158
　スワンガンツ――……157
　超音波イメージング――……167
　肺動脈――……157
　バルーン――……163
カルディオサン……119
換気改善の目的……55
換気モード……69
環境清拭用ウェットクロス……140
冠血流予備量比……167

き

機械スキャン方式……167
希釈式自己血輸血……202
逆浸透膜……43
キューサ……193
凝固機能……176
近赤外線光……171

く

クオルモン……39
グルコン酸クロルヘキシジン……141
グルタラール製剤……36, 155, 158, 164, 168, 172, 177
クロルヘキシジン製剤……155, 158, 164, 168, 172

け

経腸栄養剤……221
経皮経管的冠動脈形成術……163

経皮的冠動脈インターベンション……………… 163
経皮的冠動脈形成術……………………………… 185
血液浄化療法の分類……………………………… 35
血液透析…………………………………………… 35
血管内超音波……………………………………… 167
結合塩素の測定…………………………………… 45

こ

高圧蒸気滅菌……………………………………… 72
高気圧酸素治療の保険適応疾患………………… 207
抗菌スペクトル…………………………………… 17
高水準消毒剤……………………………………… 135
工程試験用具……………………………………… 28
後負荷……………………………………………… 119
呼吸仕事量の軽減目的…………………………… 55
個人防護具………………………………………… 215
混合静脈血酸素飽和度…………………………… 153
コンタミネーション……………………………… 51

さ

酸素化改善の目的………………………………… 55
サンプリングラインの清掃……………………… 40

し

次亜塩素酸ナトリウム…………………………… 222
　——液……………………………………………… 177
　——製剤…………………………………………… 36
ジエチル-p-フェニレンジアミン比色法 ………… 45
磁気歪効果………………………………………… 193
自己血輸血
　——の分類………………………………………… 202
　回収式——………………………………………… 202
　希釈式——………………………………………… 202
　貯血式——………………………………………… 202
自動給水機能付き加温加湿モジュール………… 78
手動充填キット…………………………………… 122
消毒液……………………………………………… 202
消毒薬の薬剤別効能分類………………………… 135
消毒用エタノール………………………………… 196
シングルパス……………………………………… 38
人工呼吸器関連肺………………………………… 71
心内圧測定………………………………………… 157
心拍出量…………………………………………… 153
　——測定…………………………………………… 157

す

スクリューイン式電極リード…………………… 134
ステント…………………………………………… 163
ストレーナの清掃………………………………… 39
スワンガンツカテーテル………………………… 157

せ

生物学的インジケータ…………………………… 28
セーフティディスク……………………………… 123
切開機能…………………………………………… 176
絶体湿度…………………………………………… 78
洗浄液……………………………………………… 202

そ

相対湿度…………………………………………… 78

た

対極板の装着……………………………………… 176

体表経皮電極……………………………………… 133
タイムサイクル式……………………………………… 69
第四級アンモニウム化合物……………………… 136
タインド式電極リード…………………………… 134
多人数用透析液供給装置の濃度測定……………… 46
タンパク分解酵素入り洗浄剤……………………… 74

ち

中心静脈血酸素飽和度…………………………… 153
中水準消毒剤……………………………………… 135
中性洗剤…………………………………………… 105
超音波イメージングカテーテル………………… 167
超音波外科吸引装置……………………………… 193
超音波振動子……………………………………… 193
超音波洗浄………………………………………… 135
貯血式自己血輸血………………………………… 202
貯留・封入…………………………………………… 38

て

低水準消毒剤……………………………………… 135
滴数制御型輸液ポンプ…………………………… 139
テレメトリーワンド……………………………… 137
電気生理学検査…………………………………… 157
電気歪効果………………………………………… 193
電子スキャン方式………………………………… 167

と

ドップラ効果……………………………………… 120

な

内視鏡外科装置…………………………………… 213
内視鏡装置………………………………………… 213
軟水装置再生………………………………………… 45

の

ノーズコーン……………………………………… 196
ノンクリティカル消毒の基準……………………… 70

は

肺動脈カテーテル………………………………… 157
バイパスコネクタ…………………………………… 36
バイポーラ心外膜電極…………………………… 134
バルーンカテーテル……………………………… 163

ひ

光干渉計…………………………………………… 171
光干渉断層撮影…………………………………… 171
ビデオ硬性腹腔鏡………………………………… 213
ビデオ硬性内視鏡………………………………… 213
微粒子濾過フィルタ………………………………… 37

ふ

フィルタ
　エンドトキシン捕捉——……………………… 42
　微粒子濾過——………………………………… 37
　HEPA——……………………………………… 51
フリーフロー……………………………………… 142
フローセンサ
　——の種類……………………………………… 58
　——の役割……………………………………… 58

へ

ヘリウムガスの特性…… 119
ベンチュリ効果…… 95

ほ

飽和水蒸気圧…… 78
飽和水蒸気量…… 78
ボーラス注入…… 142
ポビドンヨード…… 141

や

薬液洗浄消毒…… 37
薬剤の固着…… 140

ゆ

有機溶剤…… 121, 141

り

流量制御型輸液ポンプ…… 139
量制御換気…… 69

れ

レーザ…… 183

ろ

ロータブレータ…… 163

B

biological indicator（BI）…… 28

C

Cardiac Output（CO）…… 153
CCDカメラ…… 214
contamination…… 51
CUSA（Cavitron ultrasonic surgical aspirator） 193

D

DPD比色法…… 45

E

Electrophysiological Study（EPS）…… 157
Endotoxin Retentive Filter（ETRF）…… 42
EOG滅菌…… 72, 135

F

fractional flow reserve（FFR）…… 167

H

Hemodialysis（HD）…… 35
HEPAフィルタ（high efficiency particulate air filter）…… 51

I

indicator
　biological ──（BI）…… 28

chemical ——(CI) ………… 28
intravascular ultrasound (IVUS) ………… 167

L

Light Amplification by Stimulated Emission of Radiation (LASER) ………… 183

N

NF膜 (Nanofiltration Membrane) ………… 39

O

Optical Coherence Tomography (OCT) ………… 171

P

Percutaneous Coronary Intervention (PCI) ………… 163
percutaneous transluminal coronary angioplasty (PTCA) ………… 185
Peritoneal Dialysis (PD) ………… 35
Plain Old Baloon Angioplasty (POBA) ………… 163
PPE ………… 215
ppm (parts per million) ………… 17
pressure control ventilation (PCV) ………… 69
process challenge device (PCD) ………… 28
Purcutaneous Transluminal Coronary Rotational Atherectomy (PTCRA) ………… 163

R

Rotablator ………… 163
RO膜 (Reverse Osmosis Membrane) ………… 39, 43

S

$ScvO_2$ (central venous oxygen saturation) ………… 153
STENT ………… 163
SvO_2 (mixed venous oxygen saturation) ………… 153

V

VAPバンドル ………… 71
Ventilator Associated Pneumonia (VAP) ………… 71
volume control ventilation (VCV) ………… 69

略語一覧

A

A／C	assist／control	補助／調節呼吸	69
AC	Autoclave	オートクレーブ	61

B

BI	biological indicator	生物学的インジケータ	12, 28

C

CCO	continuous cardiac output	連続心拍出量	152
CHDF	continuous hemodiafiltration	持続的血液透析濾過療法	35
CI	Cardiac Index	心係数	153
CI	chemical indicator	化学的インジケータ	11, 28
CJD	Creutzfeldt-Jakob disease	クロイツフェルト・ヤコブ病	8
CO	Cardiac Output	心拍出量	153
CPAP	continuous positive airway pressure	持続的気道内陽圧	69
CPB	cardiopulmonary bypass	人工心肺装置	128

D

DPD	diethyl-p-phenylenediamine	ジエチル-p-フェニレンジアミン	45

E

EIP	end-inspiratory pause, end-inspiratory plateau	吸気終末ポーズ，吸気終末プラトー	63
EOG	ethylene oxide gas	酸化エチレンガス滅菌	6
EPA	United States Environmental Protection Agency	米国環境保護庁	140
EPS	Electrophysiological Study	電気生理学検査	157
ETRF	Endotoxin Retentive Filter	エンドトキシン捕捉フィルタ	42

F

FFR	fractional flow reserve	冠血流予備量比	167, 171

H

HD	Hemodialysis	血液透析	35
HDF	Hemodiafiltration	血液透析濾過	35
HEPA filter	high efficiency particulate air filter	HEPAフィルタ	51

HF	Hemofiltration	血液濾過	35
HFO	high frequency oscillation ventilation	高頻度振動換気法	69

I

IABP	intra-aortic balloon pumping	大動脈内バルーンパンピング	118, 128
IMV	intermittent mandatory ventilation	間欠的強制換気	69
IQ	installation qualification	据付時適格性確認	24, 27
ISO	International Organization for Standardization	国際標準化機構	3
IVUS	intravascular ultrasound	血管内超音波	166, 167

L

LASER	Light Amplification by Stimulated Emission of Radiation	レーザ	183
LVAS	left ventricular assist system	左心補助	128

N

NF(膜)	Nanofiltration Membrane	ナノ膜	39

O

OCT	Optical Coherence Tomography	光干渉断層撮影(装置)	170, 171
on-line HDF	on-line Hemodiafiltration	慢性維持透析濾過	35
OQ	operational qualification	運転時適格性確認	25, 27

P

PCA	Patient Control Analgesia	PCAポンプ	145
PCD	process challenge device	工程試験用具	28
PCI	Percutaneous Coronary Intervention	経皮的冠動脈インターベンション	163
PCPS	percutaneous cardio pulmonary support	経皮的心肺補助装置	119, 126
PCV	pressure control ventilation	圧制御換気	69
PD	Peritoneal Dialysis	腹膜透析	35
PEEP	positive end expiratory pressure	呼気終末陽圧	69
PIM	Patient Interface module	ペイシェント・インターフェイス・モジュール	167
POBA	Plain Old Baloon Angioplasty	経皮経管的冠動脈形成術	163
ppm	parts per million	100万分の1	17
PQ	performance qualification	可動性能性確認	25, 28
PSV	pressure support ventilation	圧支持換気	69

PTCA	Percutaneous Transluminal Coronary Angioplasty	経皮的冠動脈形成術	185
PTCRA	Purcutaneous Transluminal Coronary Rotational Atherectomy	経皮経管冠動脈回転粥腫切除術	163

R

RO(膜)	Reverse Osmosis Membrane	逆浸透膜	39，43

S

SAL	sterility assurance level	無菌性保証レベル	10，23
SI	Stroke Index	1回心拍出量係数	153
SIMV	synchronized intermittentmandatory ventilation	同期式間欠的強制換気	69
SV	Stroke Volume	1回心拍出量	153
SvO_2	mixed venous oxygen saturation	混合静脈血酸素飽和度	153

T

TCI pump	Target Controlled Infusion pump	TCIポンプ	145

U

UF	ultrafiltration	微粒子濾過	44

V

VAD	ventricular assist device	補助人工心臓	119
VAP	Ventilator Associated Pneumonia	人工呼吸器関連肺	71
VAS	ventricular assist system	補助人工心臓	128
VCV	volume control ventilation	量制御換気	69

W

WD	Washer dis infectors	ウォッシャーディスインフェクタ	24

1章

滅菌・消毒とは…!?

1 滅菌(sterilization)

髙倉照彦

何をすること？

- 医療現場で使用する医療材料(ガーゼ，ピンセット，ハサミなど)や手術器材，薬液など生体内に触れるものを無菌状態にすること。
- 滅菌，殺菌，消毒，除菌などがあるが，滅菌以外の工程では無菌保障は得られない。

❶**滅菌**：すべての微生物を死滅させた無菌状態をいう。
❷**殺菌**：病原菌となる微生物を殺滅(さつめつ)または感染力を低下させた状態をいう。
❸**消毒**：健康に害がない程度の微生物を取り除いた状態をいう。
(イメージとして注射のときの皮膚消毒)
❹**除菌**：病原菌となる微生物を捕集可能なフィルタなどで取り除き感染力を低下させた状態。
(イメージとして手術室のクリーンルーム)

滅菌装置の種類

- 最も多く医療施設で普及しているのが**高圧蒸気滅菌装置**である。
- その理由の1つには1度に大量の滅菌が可能であり，またランニングコストが安いことがあげられる。
- しかし，この装置ですべての医療材料が滅菌できるわけではない。それは高温環境に耐えられるものは高圧蒸気滅菌装置でよいが，そのほか高温には耐えられない製品は**EOG滅菌**，または**プラズマ滅菌装置**が必要である。

- **高圧蒸気滅菌装置**
- **過酸化水素ガス滅菌装置**
- **プラズマ滅菌装置**
- **エチレンオキサイドガス滅菌装置**
- **乾熱滅菌装置**
- **ホルムアルデヒドガス滅菌**
- **濾過滅菌**
- **電子滅菌装置**※
- **ガンマ滅菌装置**※

※電子滅菌装置，ガンマ滅菌装置を保有する医療施設はない。

図1　滅菌の作業手順

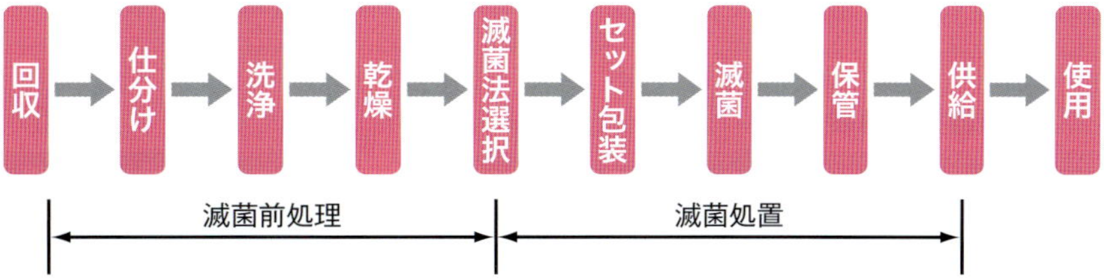
回収
仕分け
洗浄
乾燥
滅菌法選択
セット包装
滅菌
保管
供給
使用
滅菌前処理
滅菌処置

品質の高い滅菌を行うためには，洗浄，乾燥は重要作業である。
特にタンパク質や脂質の洗浄除去が大切である。

❶高圧蒸気滅菌（autoclave：オートクレーブ）（図2）

●原理

- 高圧下において飽和蒸気で高温・高湿にて滅菌する。
- 容器内は2気圧126℃程度である（**表1**）。
- 容器内を真空にしてから飽和蒸気を送り込むため，包装していても内部まで熱が浸透する。
- 包装材を十分乾燥させる工程がある。

図2　高圧蒸気滅菌装置

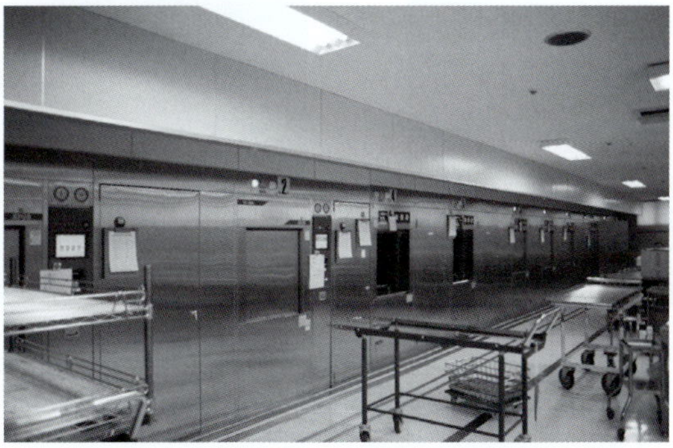

表1　ISO高圧蒸気滅菌条件[1)]

121℃	15分
126℃	10分
134℃	3分

図3　高圧蒸気滅菌の行程表例

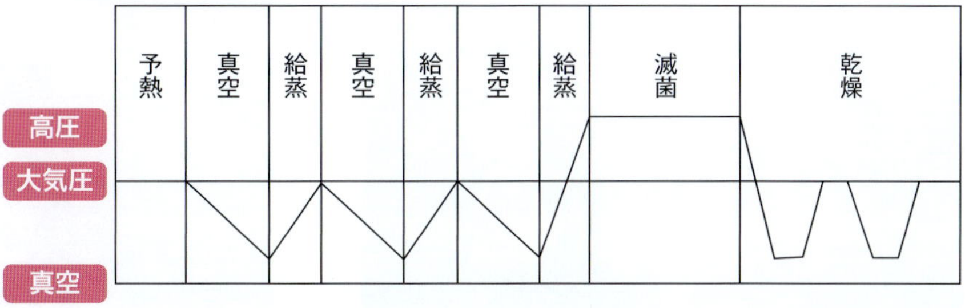
予熱
真空
給蒸
真空
給蒸
真空
給蒸
滅菌
乾燥
高圧
大気圧
真空

- 滅菌対象物は不織布やバッグシーラなどで包装，また専用トレイなどに入れて滅菌する(**図4**)。

図4　医療器材の包装

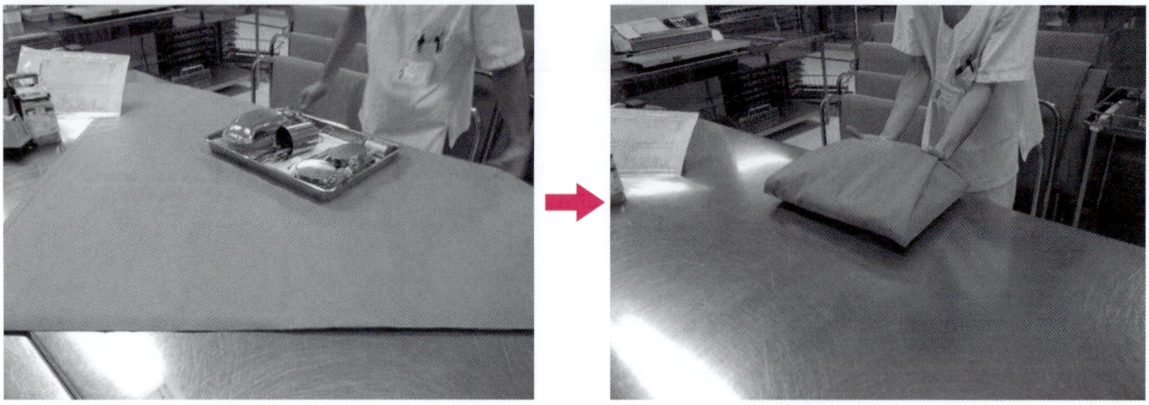

医療器材は包装する。

図5　医療器材の包装

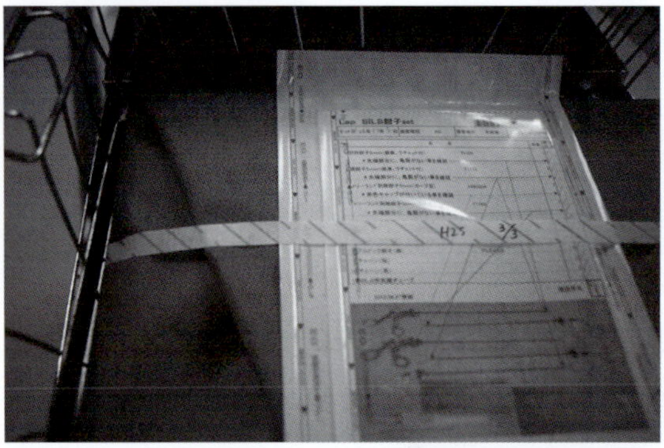

専用トレイで直接滅菌しても保管ができない。
トレイもしっかりと包装する。

図6　バックシールされたマイクロ剪

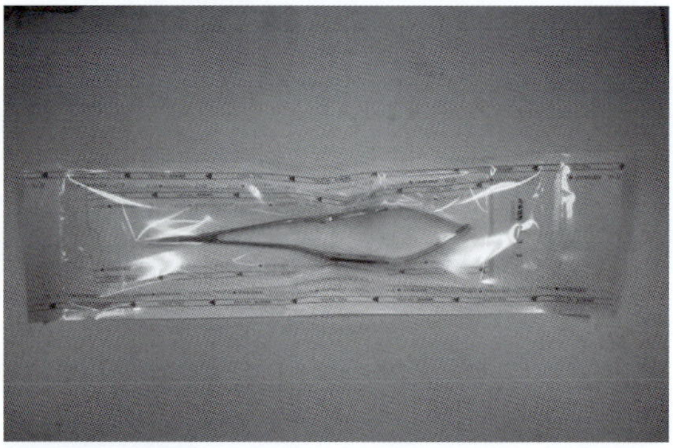

図7　バックシールされた器材

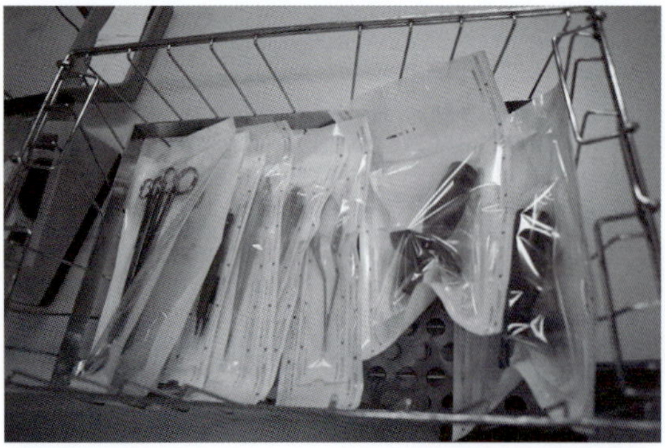

まとめて専用カゴへ入れる。

図8　滅菌容器内に滅菌物をセットした状況

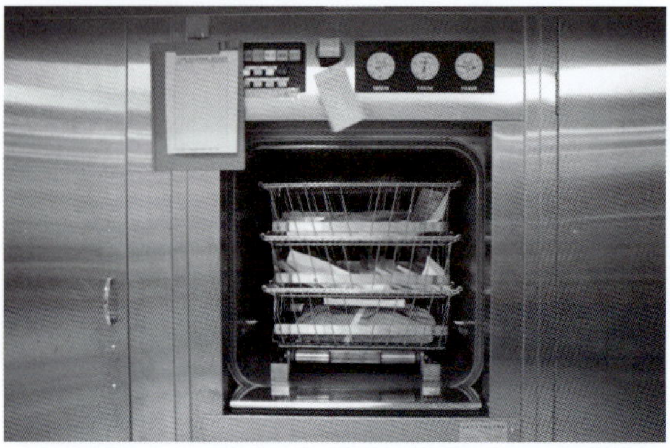

利点

- 大型装置から小型装置まであり，中央材料室や手術室に設置されている。
- 病院内の鋼製器具は高圧蒸気滅菌で行われている。
- 滅菌装置は耐久性があり，長く使用でき，ランニングコストが安い。
- 一度に大量の滅菌ができる。
- 残留物がないため，滅菌行程終了後に即使用できる。

欠点

- 高温，高圧，高湿に耐えられる医療材料が対象となる。
- プラスチック製品やカテーテルなど，非耐熱性や非耐湿性のものは変形や変質してしまうので，高圧蒸気滅菌の対象ではない。
- 第一種圧力容器は，(簡易)容器および小型圧力容器のいずれにも該当しない規模の大きい圧力容器で，製造許可をはじめ，製造または輸入，設置などの各段階での都道府県労働局などによる検査が義務づけられ，また，使用開始後は年に1回登録性能検査機関による性能検査が義務づけられている(**図9**)。

図9　第一種圧力容器検査証

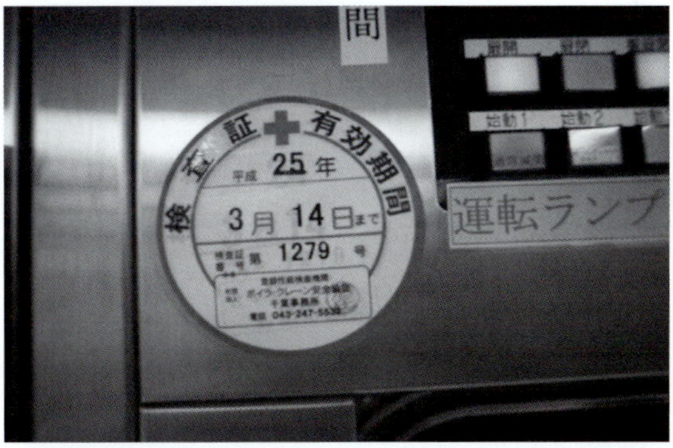
間
検査証
有効期間
平成 25 年
3月 14日まで
1279
運転ランプ

MEMO

❷酸化エチレンガス滅菌（EOG：ethylene oxide gas）（図10）

●原理

- 滅菌容器にEOGガスを充填し化学的滅菌をする。
- 隅々までガスが浸透するように容器内を一度真空状態にする。
- 真空に耐えられないものは滅菌対象にはならない。

●利点

- 高温に耐えられない非耐熱製品が滅菌できる。
- 低温でも滅菌でき，浸透性もあり，適応範囲が広いのが特徴である。
- 高圧蒸気滅菌に耐えられない物品が対象となる。

●欠点

- 酸化エチレンは，残存ガスの毒性問題，可燃性，爆発性があるので，取り扱いには十分な注意が必要である。
- また，EOGガスを大気に排出するこことから環境問題もある。
- また，毒性のガスに曝露しないように，滅菌作業者の十分な環境のエアレーションと換気など整えなければならない。

図10　酸化エチレンガス滅菌装置

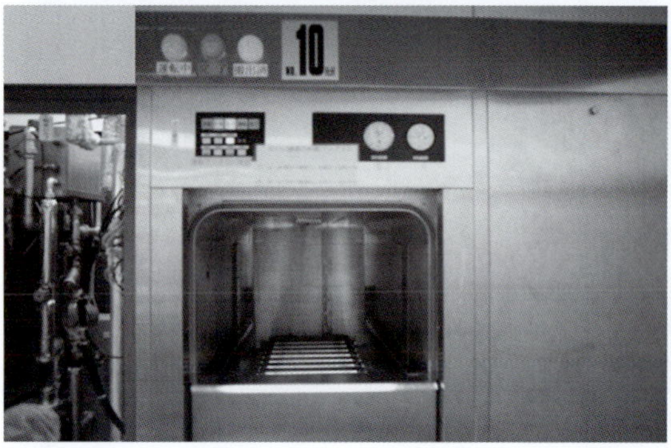
10

図11　換気のよい区域での使用

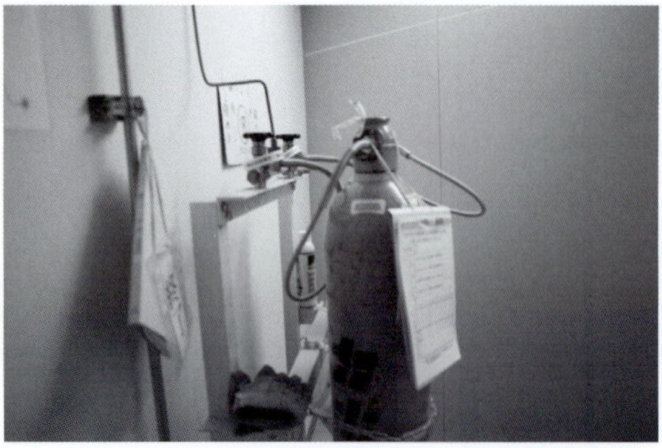

図12　毒性・可燃性のある危険なボンベ

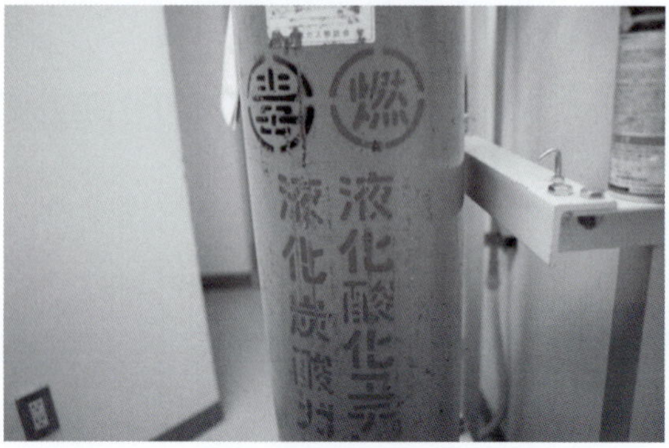
燃

- エチレンオキサイドEOGは，空気中で３～100%の広い燃焼範囲がある。
- 人体に対しても毒性がある。エチレンオキサイド（酸化エチレン）を吸入するとその量により，頭痛，めまい，全身倦怠感，嘔気などの症状が起こる。
- EOGを取り扱う作業環境濃度は，８時間労働における時間荷重平均濃度**１ppm**（日本産業衛生学会1998年勧告値）となっている。

❸過酸化水素ガスプラズマ滅菌（図13，14）

原理

- 気化した過酸化水素ガスに高周波を加え低温プラズマを発生させ，活性物質や紫外線などの複合作用により滅菌する。

利点

- 短時間で滅菌が行える。
- 高熱にならないので，手術器材など滅菌終了後直ちに使える。
- 滅菌時間が短く，滅菌処理温度は50℃程度と低温滅菌できるので，非耐熱製品の滅菌に適している。

欠点

- 水分を吸収する素材は適さない。
- 過酸化水素ガスを吸着・吸引する材料および液体は，滅菌対象外である（リネン，ガーゼ，コットン，紙，粉体などは適さない）。

図13　過酸化水素プラズマ滅菌装置

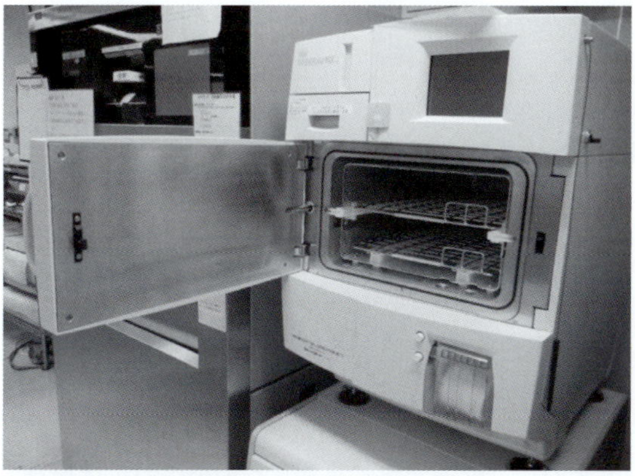

EOガスに代わる滅菌装置として期待される。
紙類，ガーゼ，綿，粉体などは滅菌に適さない。

図14　過酸化水素プラズマ滅菌装置

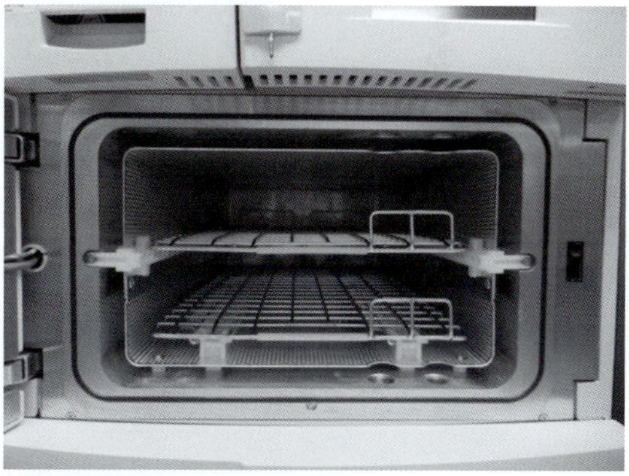

超音波プローベ，内視鏡光学管。
電子カメラの滅菌が可能になった。

利点

- EOGと同様，低温で滅菌できる。
- ハイリスクの手術器材の滅菌に適している。
- 電子機器の滅菌が可能となり，内視鏡下手術用カメラなどが滅菌可能となった。

図15

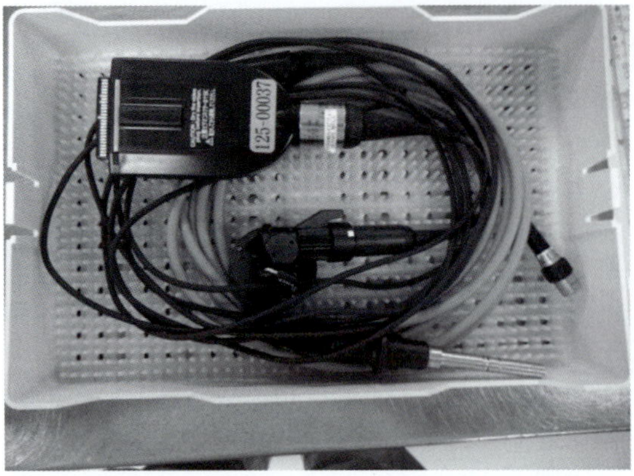

内視鏡下手術で最も重要な映像カメラ。
低温プラズマ滅菌が一部可能になった。

- プリオン病に感染した患者に使用した医療器具のうち廃棄不可能な機器，器具類の滅菌に推奨されているが，有効かは不明である。

図16　プリオン病の滅菌物の識別

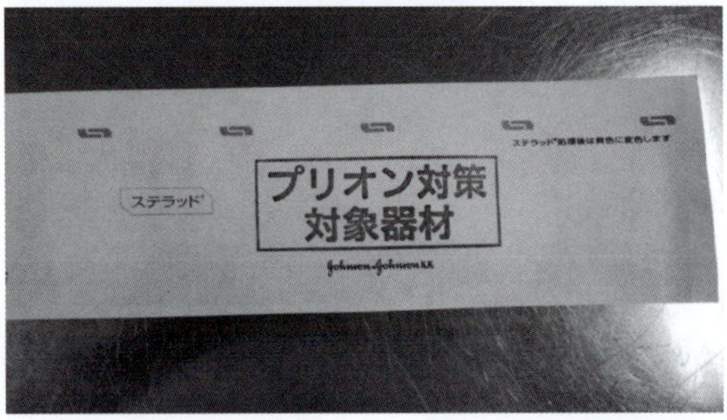
ステラッド
プリオン対策
対象器材

表2　プリオン病感染予防ガイドライン2008年版

- プリオン病とはクロイツフェルト・ヤコブ病（Creutzfeldt-Jakob disease：CJD）も含まれる総称
- 中枢神経の変性疾患で治療法は見つかっていない
- 手術器具からの感染やCJD由来のヒト乾燥硬膜，角膜などの移植時に医原性異常プリオン病が感染したことから社会問題にもなった
- 異常プリオンタンパクが脳内に侵入し，脳組織に海綿状の空洞をつくって脳機能障害を引き起こす
- 発病から1〜2年で死亡する

❹乾熱滅菌

● **原理**：乾燥した160℃～240℃の範囲の熱を利用して滅菌する。熱源は電気ヒータや燃料ガスの燃焼で発生した熱を循環させる。タンパク質など熱変性させ滅菌する。

● **利点**：装置が小型であり，給排水設備は必要としない。

● **欠点**：滅菌対象となる物品はバックシートや不織布で包装できない。

❺電子滅菌

● **原理**

- 電子リニアックによる照射，フリーラジカルが細胞分裂能を阻害する。電子線エネルギーは5 MeV以上で透過性が高い。

● **利点**

- 作業工程が短い。
- 短時間滅菌が可能なので，γ滅菌に代わる装置として期待できる。
- 一度に大量処理が可能である。
- 滅菌装置からの排気や排水による汚染はない。
- クリーンで高速滅菌が可能。
- 医薬品滅菌も行える。

● **欠点**

- 電子線を発生させる加速器が大きい。
- 高価な装置で大型である。
- 病院施設で保有する装置ではない。

❻γ線滅菌

● **原理**

- コバルト60から放出されるγ線を照射することで滅菌する。

● **利点**

- 低温滅菌であるため，プラスチック製品などのディスポーザブル注射器・針，輸液回路などはγ線滅菌である。
- 滅菌にかかるコストは安価である。

● **欠点**

- 国内では，コバルト60 γ照射施設は国内にわずか10施設である。
- 滅菌装置は大規模施設が必要である。
- 病院施設で保有する装置ではない。

滅菌工程保障

- 滅菌の工程で重要なのが洗浄効果であり，次に重要なのが滅菌工程の保障である。
- 滅菌時間や温度が規定値に満たなければ滅菌が完全に終了したことにはならない。
- 滅菌作業が適切に行われたか保障する指標が「滅菌バリテーション（滅菌工程の保障）」である。

●無菌性保証レベル（sterility assurance level：SAL）：滅菌後の物品に微生物が存在している確率[1]

- SALは，通常，10^{-n}と表現する。
- SALが10^{-6}の場合，滅菌された１物品が（生存可能な微生物１個に）汚染されている確率は100万分の１以下である。

滅菌インジケータ

- 滅菌作業工程が必要な条件下で行われたかを肉眼的に効果判定ができる。
- 無菌性を保障するものではない。
  - ・物理的イメージ
  - ・化学的イメージ
  - ・生物的イメージ

❶物理的インジケータ（図17）

- 滅菌装置の動作確認には，温度計，圧力計が設備されている。
- 大型の高圧蒸気滅菌装置は，運転ごとの温度，圧力，時間などが記録紙に印字され滅菌運転の監視ができるようになっている。
- 操作パネル面に運転状況が表示される装置もある。

図17　物理的インジケータ

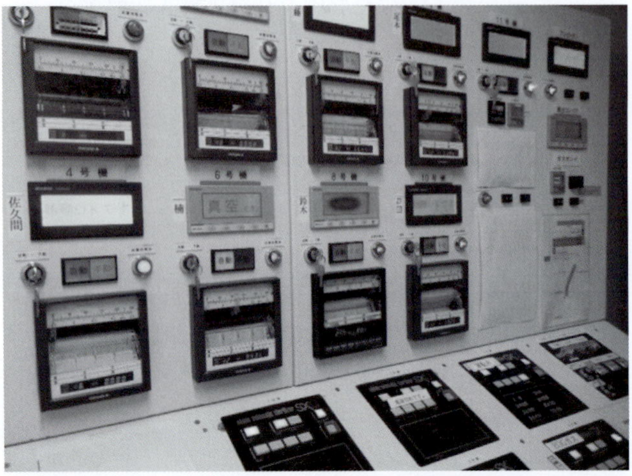

高圧蒸気滅菌装置の缶内温度，圧力状況，時間を測定記録するシステム。

❷化学的インジケータ（chemical indicator：CI）

- 滅菌工程を正常に終了したかを判定するのに使用する。
- 包装内部に化学的インジケータを置いたり包装外部に貼り滅菌工程が適切に終了したことがわかるが無菌保障はない。
- 滅菌の種類によって使い分けなくてはならない。

図18　オートクレーブ用：テープタイプ

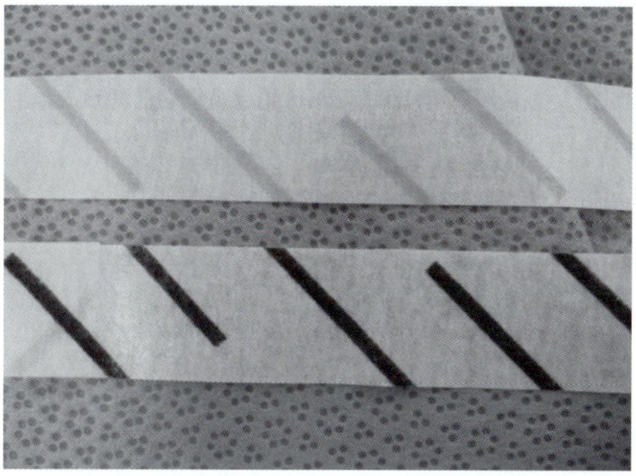

オートクレーブ用インジケータ：テープタイプ
上：未処理
下：滅菌済

図19　オートクレーブ用インジケータ：カードタイプ

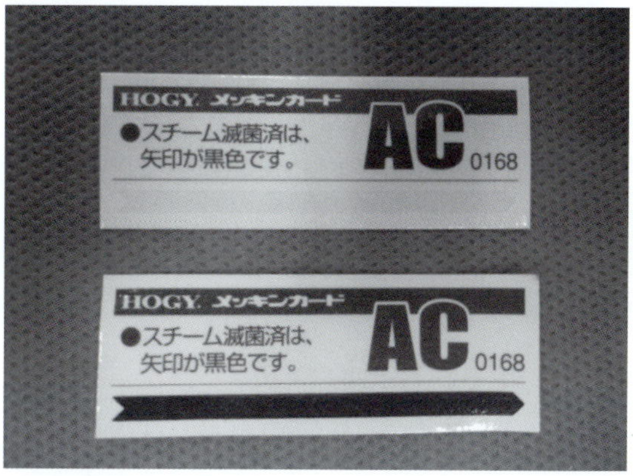
HOGY メッキンカード
●スチーム滅菌済は、
矢印が黒色です。
AC
0168
HOGY メッキンカード
●スチーム滅菌済は、
矢印が黒色です。
AC
0168

〔ホギメディカル〕

上：未処理
下：滅菌済
AC：autoclave（医療では高圧蒸気滅菌器を表す）

図20　EOG用

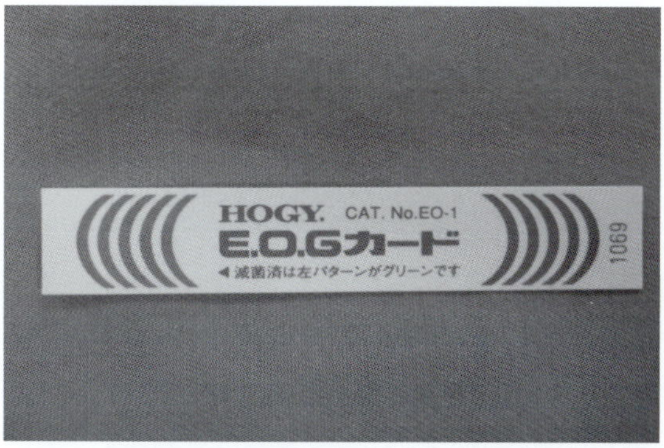
HOGY CAT. No.EO-1
E.O.Gカード
◀滅菌済は左パターンがグリーンです
1069

〔ホギメディカル〕

指標菌［枯草菌ATCC6633（10^6）］の死滅時間を色調変化で表現。
カードは滅菌条件を総合的に満たしたとき，ストライプが赤色から緑色に変化し滅菌完了を表示する。
色調変化の不足は，滅菌不良の警告である。

図21　オートクレーブ用

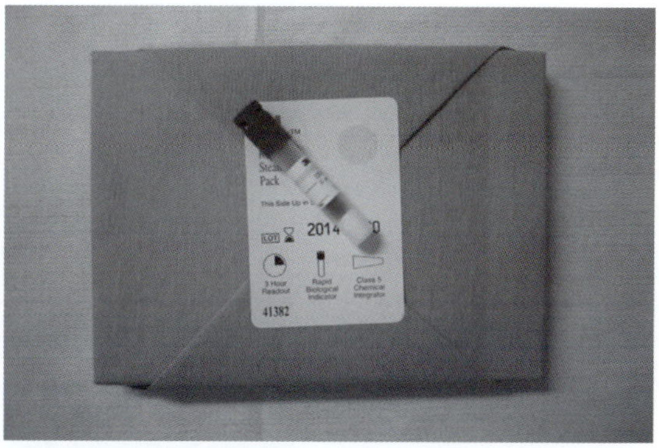

インジケータを直接滅菌物の表面に置くのではなく，包装された箱の中央にセットされている。このことで蒸気の浸透の有無が確認できる。

図22　過酸化水素ガスプラズマ滅菌用

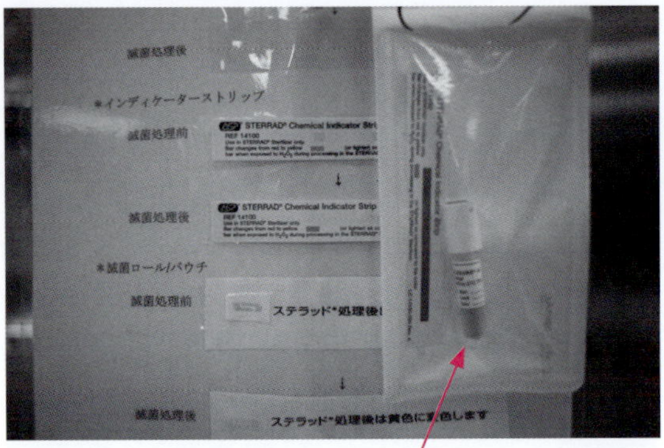
生物学的インジケータ

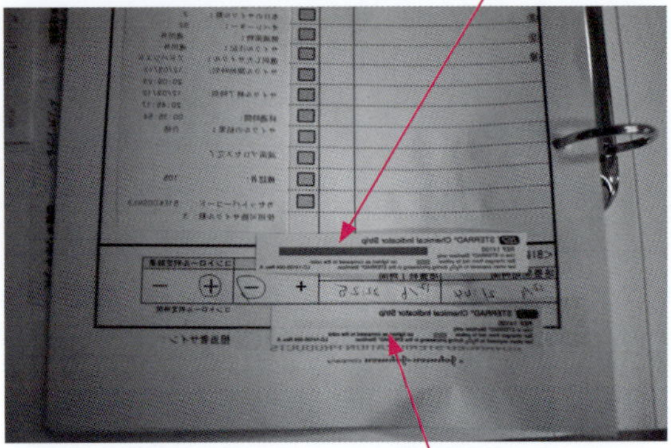
未処理
滅菌済

〔ステラッド®：ジョンソン・エンド・ジョンソン〕

❸生物学的インジケータ（biological indicator：BI）（図23）

- 滅菌包装内に挿入して滅菌効果を判定するためのもの。
- その滅菌方法に最も抵抗性が高いと国際的に認められた微生物（芽胞（がほう））の接種担体からなる生物学的テストシステムで，規定された条件下の滅菌工程に対して検証することができる。

図23　生物学的インジケータ

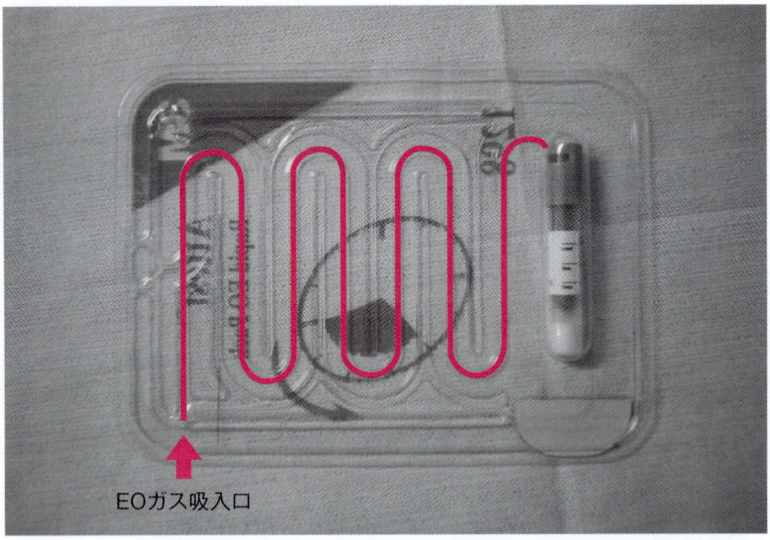
EOガス吸入口

カテーテルなどを想定して細部までガスが進入していき，滅菌したことを検証できるセット。

滅菌物の保管（図24）

- 滅菌終了した器材はできるだけ人の動きのないところに保管する。
- 温度，湿度が管理されている部屋に保管する。
- 保管は，高温，多湿，直射日光を避ける。
- 水のかからない場所であること。
- 使用するときには滅菌保障期間内であることを確認する。
- 床に直接置かない。
- 滅菌バックを無理に積み重ねない。

図24　パスボックス

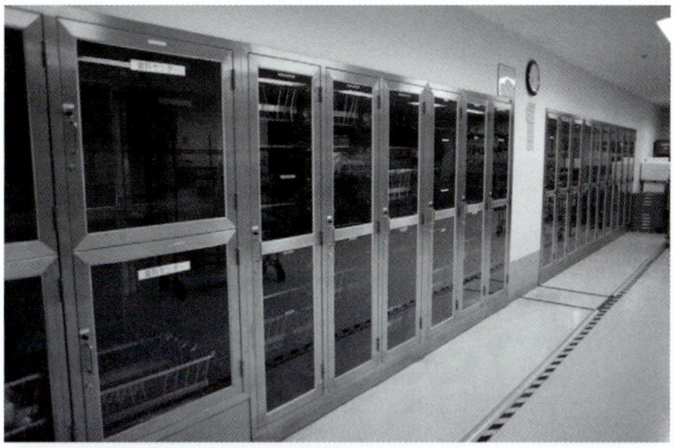

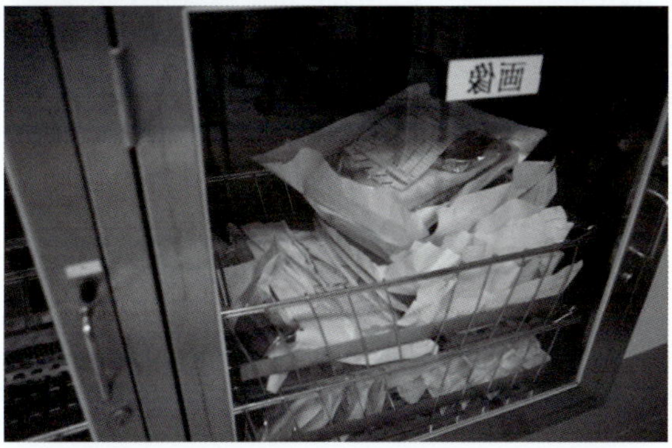

滅菌後の保管も大切である。人の動きが少なく塵の少ないところに保管。湿度，温度も適温に管理できること。

参考文献

1）一般社団法人日本医療機器学会: 医療における滅菌保障のガイドライン2010, 2010.

2 消毒の種類と方法

山下芳久・三輪泰之

消毒の目的

- 消毒は対象とする病原性微生物を殺菌し数を減らしたり，病原となる能力を減退させ不活性化させることで，感染など生体への悪影響を遮蔽（しゃへい）することである。
- すべての微生物を殺滅させる滅菌（めっきん）とは異なる。

消毒法の分類

補　足

- 物理的消毒の利点は安全性である。
- 消毒薬でみられるような残留薬剤や耐性菌発現もなく，健康被害もない。

❶物理的消毒

- 消毒薬を使用しないで微生物を殺滅（さつめつ）する方法。

❶流通蒸気法

- 100℃の水蒸気を30～60分間流通させて消毒する方法。

❷煮沸法

- 沸騰した水中に15分以上沈めて消毒する方法。
- 炭酸ナトリウムを１～２％添加すると殺菌力が増加する。

❸間欠法

- 80℃～100℃の熱水中または流通蒸気中で１日１回30～60分間ずつ，３～５回くり返し消毒する方法。
- 60℃～80℃の熱水を用いる低温間欠法もある。

❷化学的消毒

- 薬剤を用いた消毒法で，生体および環境（床，ベッド周辺，ドアノブなど）や非耐熱性医療機器などが対象となる。

❶浸漬（しんせき）法

- 消毒薬に完全に浸漬させることで，消毒液を十分に接触させることで消毒する方法。

❷清拭（せいしき）法

- 消毒薬を雑巾やモップ，ガーゼなどに染み込ませ，消毒対象の表面を拭き取ることで消毒する方法。
- 消毒薬は十分な量を染み込ませる。

警　告

- 血液や体液などは肉眼的に見えなくなるまで清拭しても，完全に取り除くことは困難である。
- 汚染された場所は必ず消毒液を用いた清拭を行う必要がある。

❸散布法・スプレー法

- 霧吹きなどを用いて消毒液を撒(ま)く方法。
- 霧状になった消毒薬は空気中を浮遊して広範囲に拡散するため，生体に有毒な消毒薬の使用は控える。

❹灌流(かんりゅう)法

- チューブやカテーテルといった細長い管の内腔に消毒薬を流して消毒する方法。

❸その他の消毒

- 健康被害や消毒効果が乏しく，他の消毒法を推奨する。

❶紫外線殺菌法

- 物理的消毒の一種。紫外線は浸透力がなく紫外線が照射された部位のみが殺菌される。

❷ホルマリン燻蒸(くんじょう)法

- ホルマリンは室温で気化し，吸入による呼吸器系障害を生じやすい。
- 発癌性を示す。

❸オゾンガス

- オゾンは毒性および腐食性が強い。
- 発癌性も示すとの報告もある。

消毒効果による消毒薬の分類

- 消毒薬の効能により3つの水準に分類される（**表1**）。

表1　効能による分類

分類	対象	消毒薬
高水準消毒 (high-level disinfection)	芽胞が多数存在する場合を除き，すべての微生物を死滅させる	グルタラール フタラール 過酢酸
中水準消毒 (intermediate-level disinfection)	結核菌，栄養型細菌，ほとんどのウイルス，ほとんどの真菌を殺滅する	次亜塩素酸ナトリウム 消毒用エタノール ポビドンヨード クレゾール石鹸
低水準消毒 (low-level disinfection)	ほとんどの栄養型細菌，ある種のウイルス，ある種の真菌を殺滅する	クロルヘキシジングルコン酸塩 ベンザルコニウム塩化物 両性界面活性剤

One Point Advice

・なんでも高水準の消毒液で消毒すればよいわけではない。消毒の対象となる微生物に対して適切な消毒薬を用いることが重要である。
・高水準ほど生体や環境に及ぼす影響も大きい。

消毒薬使用上の注意

●消毒対象となる病原微生物に対し適切な消毒液を用いる（**表2**）。

- 芽胞（がほう），ウイルス，真菌，一般細菌などの違いで有効な消毒薬は変わるので，必ず目的とする微生物を明確にする。

●消毒する対象物に適した消毒薬を用いる（**表3**）。

- 消毒薬には生体に使用できるものとできないものがある。

厳重注意

生体に使用できる消毒薬であっても消毒部位によって濃度が決まっている。不適切な濃度で消毒すると炎症やショックを起こす。

- 消毒薬には金属を腐食や変色させるものがある。

●微生物を殺滅するのに適切な濃度，接触時間，温度で消毒する。

- 消毒液の濃度が薄いと十分な消毒効果が得られない。
- 微生物と消毒液の接触時間が短いと十分な消毒効果が得られない。

注　意

・即効性をもつ消毒液は存在しない。
・効果が発現する時間は，消毒用アルコールで15〜30秒，ポビドンヨードで15秒〜2分は必要とされる。

MEMO

消毒液の温度が高いほど消毒効果は強まるが，あまり高温だと消毒成分の気化や作業者の火傷，消毒物を傷める。

- 消毒薬は20℃〜30℃程度で使用する。

MEMO

事前洗浄は汚物の除去のみならず，消毒時の細菌数を減少させ消毒をより効果的にする働きもある。流水での洗浄が基本である。

●消毒する前に洗浄を行う。

- 汚物などの有機物が付着していると消毒効果が減弱する。
- 乾燥血液などの強固な汚れにはブラッシングによる除去が必要となる。

●適切な場所・温度で保管する。

- 消毒薬は化学物質であり，直射日光や温度によって品質が低下する。

注　意

アルコールが気化すると引火する危険が生じる。火気の近くでは使用および保管しない。

表2　主な消毒薬の抗菌スペクトル＊1

水準	消毒薬	対象微生物						
		一般細菌	MRSA	緑膿菌	結核菌	真菌※1	HBV	芽胞
高水準	グルタラール	○	○	○	○	○	○	○
	フタラール	○	○	○	○	○	○	○
	過酢酸	○	○	○	○	○	○	○
中水準	次亜塩素酸ナトリウム	○	○	○	○	○	○	△※2
	消毒用エタノール	○	○	○	○	○	×	×
	ポビドンヨード	○	○	○	○	○	×	×
	クレゾール石鹸	○	○	○	○	△	×	×
低水準	クロルヘキシジングルコン酸塩	○	△	△	×	△	×	×
	ベンザルコニウム塩化物	○	△	△	×	△	×	×
	両性界面活性剤	○	△	△	△	△	×	×

○：有効　△：十分な効果が得られない場合がある　×：無効
※1　糸状真菌を含まない。
※2　1,000ppm＊2以上の高濃度を維持。

用語アラカルト

＊1　抗菌スペクトル
抗菌薬や消毒液の各種病原微生物に対する殺菌効果を示す範囲をいう。

＊2　ppm（parts per million）
「100万分の1」の意味。10,000ppm＝1％となる。

表3　対象による分類

区分	消毒薬	消毒対象					
			器具				
		環境	金属	非金属	手指・皮膚	粘膜	排泄物
高水準	グルタラール 過酢酸 フタラール	×	○	○	×	×	×
中水準	次亜塩素酸ナトリウム	○	×	○	×	×	○
	アルコール	○	○	○	○	×	×
	ポビドンヨード	×	×	×	○	○	×
	クレゾール石鹸	△	×	×	×	×	○
低水準	第四級アンモニウム塩	○	○	○	○	○	△
	クロルヘキシジン	○	○	○	○	×	×
	両性界面活性剤	○	○	○	○	○	△

（Spauldingの分類をもとに改変）

厳重注意（図1）

・同じ形状の容器は隣同士に置かないこと。
・可能なら形状の異なる商品を購入するべきである。
・棚に置く場合は商品ラベルを必ず表にして目に見えるようにする。くれぐれも取り間違いに注意する。

図1　各種消毒薬の容器形状

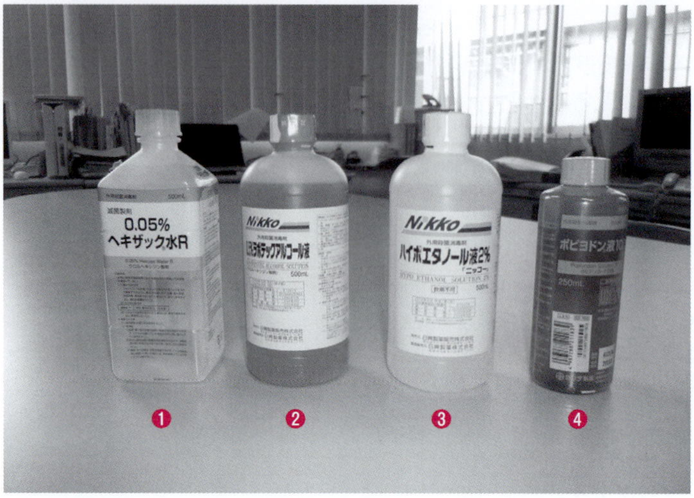
0.05%
ヘキザック水R
Nikko
Nikko
ハイポエタノール液2%
❶
❷
❸
❹

左から，
❶0.05%クロルヘキシジン（吉田製薬）
❷0.5%クロルヘキジン（アルコール添加）（ニッコー）
❸2%ハイポエタノール（ニッコー）
❹ポビドンヨード（吉田製薬）
0.5%クロルヘキジンとハイポアルコールはキャップの色は変えているが，容器が同一である。消毒液の色でも判断できるが，残量が少ないと見落とす可能性もあるので注意する。

補　足

残留消毒液が患者に対してアナフィラキシーや中枢神経障害，皮膚炎などの副作用を及ぼす危険がある。

補　足

気化した消毒液は通常のマスクでは防止できないため専用マスクを推奨する。

●残留消毒薬には注意する。
• 消毒後の洗浄は十分に行い，残留消毒液を残さない。

●消毒作業時には適切な環境および防護を行う。
• 気化する消毒液もあるため十分に換気された場所で作業する。
• 作業者が消毒薬による曝露（ばくろ）を防ぐため，防護眼鏡，手袋，防水エプロン，マスクを用いる。

●消毒後は十分に乾燥させる。
• 液体中は微生物にとって繁殖しやすい環境である。
• 乾燥が不十分だと微生物が増殖する。

- 消毒薬の作り置きや注ぎ足しはしない。
  - 消毒薬の濃度が変化したり微生物による汚染が生じるため，一定期間を過ぎた消毒液は廃棄して新しいものと交換する。

注 意

低水準消毒薬などは抗微生物スペクトルが狭く，消毒液中でも生存できる微生物が繁殖することもある。

Spaulding(スポールディング)による器具分類（表4）

- 消毒対象の器材が患者のどの部位で使用されるか考慮したうえでの消毒水準を3段階に選択する。

表4 感染リスクによる分類

器具分類	用途	器材	処理方法
クリティカル	無菌の組織や血管に挿入するもの	手術用器具，尿路カテーテル，採血針	滅菌
セミクリティカル	粘膜または傷のある皮膚と接触するもの	呼吸療法器具，麻酔器具，内視鏡	高水準消毒
ノンクリティカル	健常な皮膚と接触するも	聴診器，体温計，ベッド柵，テーブルなど	低～中水準消毒

参考文献

1）小林寛伊: 消毒と滅菌のガイドライン, へるす出版, 2011.
2）森兼啓太 訳, 小林寛伊 監訳: サーベイランスのためのCDCガイドライン, メディカ出版, 2012.
3）尾家重治: ここが知りたい！ 消毒・滅菌・感染防止のQ＆A, 照林社, 2007.
4）神谷　晃, 尾家重治: 消毒剤の選び方と使用上の留意点, じほう, 2006.

3 管理とトレーサビリティ

石井宣大

はじめに

- トレーサビリティとは，対象となる医療機器について，材料および部品，処理の履歴，出荷後の配送および所在を管理，記録することである。つまり，医療機器について製造時の材料や部品まで遡れること，販売後の医療機器がいつ，どこで，だれに使われたかという履歴，適応，所在を追跡できる状態をいう。
- 例えば，体内植込み型ペースメーカでは，安全性確保のために危害の発生，または拡大を防止する目的で所在が把握されている必要があり，植込み患者の氏名，住所などの定められた事項を記録し，適切に保存することが薬事法で規定されている。

薬事法について

- 2005年施行の改正薬事法では，医療機器のリスク分類，市販後の安全対策，承認・申請業務などの規制改革，生物製剤の安全対策など，制度を大きく変更されている。
- 医療機器の製造では，QMS（Quality Management System：製造管理および品質管理の基準）省令[1]が適応されており，これは品質マネジメントシステムとして医療機器に関する国際的な品質保証である「ISO13485」に適応している。
- 製造販売業者に適応するGQP省令（Good Quality Practice：品質管理の基準）[2]，GVP省令（Good Vigilance Practice：製造販売後安全管理に関する省令）が制定されている。このなかで，QMSは，全面的に「ISO13485」を採用したものとなり，製造販売業者はGQPのなかでQMSに従った製造が行われることとその管理を行うことが求められる。

- 滅菌の管理では，

> **❶各滅菌ロットについて，その滅菌工程の工程指標値の記録の作成と保管**
> **❷記録を各製造ロットまで追跡することが可能とすること**
> **❸滅菌工程のバリデーションに関する手順書の作成**
> **❹滅菌工程のバリデーションの実施と記録の保管など**

　がえげられる。

- 改正薬事法では，従来の「医療用具」という名称が「医療機器」と変更されている。医療機器は一律に規制することは難しいことから，種類や素材，目的，リスクに応じた分類と安全対策が求められる。
- 改正薬事法では，医療機器について，種類，使用方法，リスクの程度により分類し，クラスに応じた規制処置をとっている。また，クラス分類とは別に特定保守管理医療機器として，保守点検，修理などの管理に専門的な知識および技能を必要とする医療機器を指定している。

表1　医療機器のクラス分類

国際分類	リスクの程度	薬事法の分類	医療機器例
クラスⅠ	不具合が生じた場合でも，人体へのリスクは極めて低い	一般医療機器	X線フィルム，鋼製小物，体外診断用機器など
クラスⅡ	不具合が生じた場合でも，人体へのリスクは比較的低い	管理医療機器	X線撮影装置，MRI装置，電子内視鏡，消化器用カテーテルなど
クラスⅢ	不具合が生じた場合，人体へのリスクが比較的高い	高度管理医療機器	透析器，人工呼吸器，血管用カテーテルなど
クラスⅣ	患者への侵襲性が高く，不具合が生じた場合，生命の危険に直結する恐れがある		心臓ペースメーカ，人工心臓弁，ステントなど

手術用資材の管理

- 手術に使用される医療機器や医療材料の有効期限や在庫管理を行うことは，患者の安全確保と正確な医事請求のために必要である。
- 手術に使用する医療材料や鋼製小物は，消耗，劣化による不具合を予防するため保守点検が重要となり，滅菌管理を含む品質管理が必要である。
- クロイツフェルト・ヤコブ病（CJD）患者に使用した鋼製器具の滅菌処理では，個々に3～5 mm角の鋼製器具2次元シンボルQRコードを表示することで安全に選別できる。
- 滅菌コンテナや鋼製小物，医療材料にバーコードを貼付し手術に使用するときにバーコードスキャナで読み取る手術資材管理システムは，伝票処理の作業を軽減し，医療材料の追跡可能な管理が可能となる。

医療機器，医療材料のコード

- 従来，病院内の医療材料の使用状況把握が困難であり，不良在庫や有効期限切れ在庫の問題から，独自のコード用いた院内物流システムが導入されている。
- 日本医療機器産業連合会は，医療における流通基盤の整備，院内物流システムの要求，医療安全の拡充に向け，医療材料の統一商品コードおよび統一バーコードの基本仕様を「医療材料商品バーコード標準化ガイドライン」として発表している。
- 当初，医療材料商品コードは，商品識別にJAN（Japanese Article Number）を用いたが，有効期限，ロット番号，入り数などの情報量が不足することから現在は，汎用国際標準バーコードであるGS1-128（旧UCC/EAN-128）を採用している。また，「（財）医療情報システム開発センター」は，医療材料データベースを構築し，医療機器データベースを利用できる体制を整えた。
- 一方，厚生労働省では，医療材料への標準コード付与を整備されたことを踏まえ，医療機器などの流通の効率化および高度化，トレーサビリティの確保，医療事故の防止ならびに医療事務の効率化の観点から，医療機器の製造販売において，商品コード，有効期限，ロット番号，製造番号から構成する標準バーコードであるGS1-128を原則として，医療機器，医療材料に個別表示することを通知した[3]。

滅菌と消毒過程における管理

- 滅菌と消毒過程における管理とトレーサビリティとは，洗浄・消毒・滅菌の工程，精度を管理することで，精度を確認することで標準的な精度に近づける仕組みである。
- 医療器材，機器などが安全に管理され，機材の洗浄・消毒・滅菌が適切に行うことが求められている。
- 日常の滅菌は，滅菌保障が十分得られるような条件で行い，各種滅菌インジケータを使用し，記録，保存する必要がある。

日常のモニタリングと管理[4)]

- 以下が病院で実施すべきこととしてあげられている。

❶日常の滅菌を実施し，滅菌工程をモニタリングし，管理する。
❷モニタリングの結果を記録し，滅菌責任者の判断により滅菌の適否を判断する。
❸モニタリングするべきデータは各滅菌法に従って選定する。
❹モニタリングの結果は記録する。記録の方法を規定し，文書化する。

滅菌バリデーション

- バリデーションとは，洗浄・消毒・滅菌の工程において目的どおり機能しているか検証・記録するために文書化することである。一般的なバリデーションの範囲は，機器・ソフトウエア・システム・分析方法・データがある。
- 滅菌では，微生物が存在する確率である「無菌性保証レベル（sterility assurance level：SAL）」は10^{-6}以下が国際的に求められており，日本国内でもこの基準が適用されている。
- 滅菌バリデーションとは，

❶滅菌装置が正しく運転できるか確認し，
❷適切なSALが達成されること，
❸滅菌された器械の性能，機能が保たれる滅菌方法の設定と検証，
❹その滅菌方法が日常で再現できることを確認し，
❺定期的に滅菌装置や滅菌方法の効果が維持できているかを検証する一連の作業を，
❻教育訓練を受けた作業員が実施するシステム

である。
- 基本的には，滅菌の工程において，据付時適格性確認（installation qualification：IQ），運転時適格性確認（operational qualification：OQ），可動性能性確認（performance qualification：PQ）を実施する。

3 管理とトレーサビリティ

洗浄消毒

- 使用後の医療器材には，感染性を有する血液，体液，組織片が付着する。
- 使用後の機材は，再使用するために滅菌または消毒の工程を経るが，残留物が人体に影響を与えないよう，また，滅菌精度を維持するために，洗浄により可能な限り付着物を分解・除去することが求められる。

> **・使用器材の洗浄は，現場で一次洗浄するのではなく，中央の滅菌供給部門で行うことが望ましい[5]。**
> **・使用した器械などを洗浄前に消毒薬で処理する一次消毒は，汚染物を凝固・固着させて，分解・除去の障害となるために行ってはならない[6]。**
> **・洗浄担当者は，洗浄液の飛散や感染予防から個人防護具を着用すること[7]。**

● 洗浄方法

- 用手的洗浄方法では，ブラッシング法，浸漬（しんせき）洗浄法があり，機械的洗浄法では，ウォッシャーディスインフェクタ（Washer dis infectors：WD），超音波洗浄がある。

● ウォッシャーディスインフェクタ（Washer dis infectors：WD）

- ジェット水流により，洗浄，消毒，すすぎ，乾燥の工程を自動的に行う。
- 耐熱性器械では熱水消毒を行い，非耐熱性の器械では化学的消毒を用いる。
- 病院内の中央材料室などでは，一度に大量の器械を均一の精度で洗浄できるため，よく使用されている。
- 内視鏡装置では，管状構造が多数あり，内腔の洗浄に専用のラックを使用する。
- 洗浄消毒として，WDの国際規格（ISO 15883）が規定されている。

● WDのバリデーション

- 洗浄・消毒工程の選定，条件の設定で取り決めたWDを使用して，洗浄消毒工程が正しく機能するかを検証する。

❶較正

- WDの装置，バリデーションに使用する器材を確認，較正を実施して記録する。
- 計器類の有効期限を確認する。

❷据付時適格性確認（installation qualification：IQ）

- WDが設定した範囲内で，要求したとおりに据え付けられていることを検証し，文章化する。

❸運転時適格性確認（operational qualification：OQ）

- OQは，IQが確認された後に，操作手順通りに運転した場合，運転検査，温度測定試験，洗浄効果試験から，予め定められた範囲でWDが作動することを検証し，結果を文書化すること。

❹稼働性能適格性確認（performance qualification：PQ）

- PQは，運転性能適格性が検証されたWDに実際の洗浄物を使用して，温度測定試験，洗浄効果試験，すすぎ効果試験を行い，基準に適合する洗浄物をとなることを検証し，文書化すること。

WDの日常のモニタリングと管理[4)]

- WDの計器や記録から，洗浄消毒工程が正常に完了したことを毎回確認する。
- 洗浄インジケータを使用する場合，一定の間隔で洗浄消毒工程が正常に完了したことを確認する。
- 日常点検を終業または始業時に実施する。
- WD付属の計器，記録，日常点検結果を記録し，保管する。
- 記録された情報を過去の記録と比較し，WDの正常性や洗浄消毒効果の有効性を検証する。

供給について

- 洗浄消毒工程が終了し，目視検査，モニタリング結果から担当者が可否を判断する。

MEMO

滅菌バリデーション

- エチレンオキサイドガス（EOG）滅菌を例として解説する。
- EOG滅菌法は，滅菌剤として酸化エチレンを気体状態で用いる化学的滅菌法。
- 長所は，低温で滅菌できること，ガスの浸透力が高く複雑な形状にも適している。
- 短所は，滅菌に要する時間が長いこと，可燃性があり，毒性があること，２次化合物やEOの残留に注意が必要であることがあげられる。
- EOGは毒性があることから，労働安全衛生法に基づき，健康確保・労働環境悪化の防止を目的として，特定化学物質等障害予防規則（特化則）が省令施行されている。

特定化学物質等障害予防規則（特化則）

[エチレンオキシドに対しての主な事項]

1）使用に関して密閉設備（構造）であること〔滅菌器，消毒器の重要性の再確認〕
2）管理濃度：1ppm（＝10分間以上の検出平均値による）〔安全値の再設定〕
3）作業主任者（管理者）の選任〔責任所在の明確化〕
4）作業記録の作成，保管〔実態の把握〕
5）作業環境測定（年2回の測定）30年間の保存〔安全の確保〕
6）消毒器の定期的な自主点検〔装置の継続的安全使用〕
7）作業従事者の一般健康診断（年2回）〔健康維持管理〕
8）使用指定化学物質の掲示〔管理・取扱いの注意と徹底〕
9）『特定化学設備』に準拠した対応〔管理内容の明確化〕

参考：労働安全衛生規則，および特定化学物質等障害予防規則の一部を改正する省令（エチレンオキシド追加措置の件）2001（平成13）年5月1日施行

滅菌条件

- EOG滅菌法では，SAL 10^{-6}以下を実現できる条件として製造業者からの情報を参考に，一般的には，滅菌温度を35℃～70℃の範囲で設定し，湿度は40%RH以上で設定する。
- EOG濃度は，400mg/L～1,100mg/Lの範囲に設定される。
- EOGの作用時間は，バイオロジカルインジケータ（BI）を用いてSAL 10^{-6}以下を達成できる条件を設定する。
- EOGの残留性が限度値以下になるようなエアレーション条件を設定する。

●EOG滅菌のバリデーション

- 滅菌工程の選定，条件の設定で取り決めたEOGを使用して，滅菌毒工程が正しく機能するかを検証する。

❶較正

- EOG装置，バリデーションに使用する器材を確認，較正を実施して記録する。
- 計器類など定期的に較正を実施している場合は有効期限を確認する。

❷据付時適格性確認（installation qualification：IQ）

- EOG滅菌装置と付属機器が仕様書の設定した範囲内で，要求したとおりに据え付けられていることを検証し，文章化する。
- 具体的には，EOGに供給される水，水蒸気，圧縮空気，缶体復圧用フィルタ，排気設備，環境温度・湿度および電源が正しく作動する範囲か確認する。

❸運転時適格性確認（operational qualification：OQ）

- OQは，滅菌物を入れない状態で運転した場合，リーク試験，運転試験，温度分布試験から定められた範囲で作動することを検証し，結果を文書化すること。

表2　EOG滅菌装置の定期点検チェックリストの例

〔点検記号：異常なしV、調整A、清掃C、交換E〕

チェック項目	判　定	チェック項目	判　定	チェック項目	判　定
電源電圧（トランス2次元側230V±10%）		ストップ（アボート）スイッチ動作		パンクチャーソレノイドのチェック	
絶縁抵抗（2MΩ以上）		ドアインターロック動作		RHソレノイドのチェック（5XLe．8XLe）	
カウンター数		ドアスイッチ動作		REF電圧2.5V $\pm^{0.016}_{0}$（5XLe、8XL）	
コンプレッサーの点検		ドアラッチスイッチ動作		DC電圧　5V $\pm^{0.05}_{0}$ V DC	
排気系の漏れ		給水スイッチ動作		24V±0.5V DC	
圧縮空気系の漏れ		バキュームテスト		スイッチテスト	
Dipsw1　up sw2　up		4XL（120mb以下）		記録計テスト（ビデオテスト）	
ドアソレノルドのチェック		5XL, 5XLe（104mb、10.4kPa以下）		オフセット調整	
ポンプソレノイドのチェック		8XL（120mb、12kPa以下）		ROMバージョンNo.	
ベントソレノイドのチェック		チャンバーリークテスト		サイトセットアップのチェック（5XLe．8XLe）	
水シリンダーの動作（除5XLe、8XL）		4XL, 5XL, 5XLe（40mb/10分以下）		トレンド情報のチェック（8XL）	
水ソレノイドの動作		8XL（15mb、1.5kPa以下/10分以下）			
加湿量1回当り（除5XLe、8XL）		ベンチュリーの汚れチェック		アベータチエック項目	
ドアオープン指示圧		初期真空時間		異音、振動チェック	
シールカートリッジのチェック		4XL　8分以内		表示盤ランプ切れ確認	
エアレギュレーターキットのチェック		5XL, 5XLe　15分以内		滅菌器との連動確認	
エアレギュレーター指示圧（静圧）		8XL　18分以内		準備完了までの時間（40分以内）	
チャンバーヒータの総合抵抗		チャンバー温度		エアフローの確認（6～8m/sec）	
ドア、チャンバー、ドアガスケットの掃除		ヒートシンク温度		流量不足点灯確認	
バクテリアフィルターのチェック		加速サイクルテスト		ヒーター電流値　L1　13～16A	
		ディスプレイ表示		L2　13～15A	
		エアレーション時間表示		L3　23～25A	

〔資料提供：スリーエムヘルスケア〕

❹稼働性能適格性確認（performance qualification：PQ）

- PQは，IQ，OQが確認されたEOG装置に実際に使用する包装，積載条件で模擬滅菌物を入れて運転し，物理的PQ，微生物学的PQを行い，設定した条件で滅菌が達成したか検証し，文書化すること。

  ①物理的PQ　：滅菌物の中に温度センサを入れて，温度分布が設定範囲内であること，また最高・最低温度部位を特定する。

  ②微生物学的PQ：**工程試験用具（process challenge device：PCD）**[*1]の中に**生物学的インジケータ（biological indicator：BI）**[*2]（**図1**），化学的インジケータ（chemical Indicator：CI）[*3]（**図2, 3**）を入れ，チャンバ内の最低温度部位に置く。設定した滅菌条件で運転し，SALが達成できるかを検証する。

- 高気圧蒸気滅菌では，週1回以上（必ず実施），EOG滅菌では，毎回（可能な限り実施），過酸化水素低温ガスプラズマ滅菌では，1日1回以上（可能な限り実施）することが勧告されている[4]。

図1　生物学的インジケータ（biological indicator：BI）

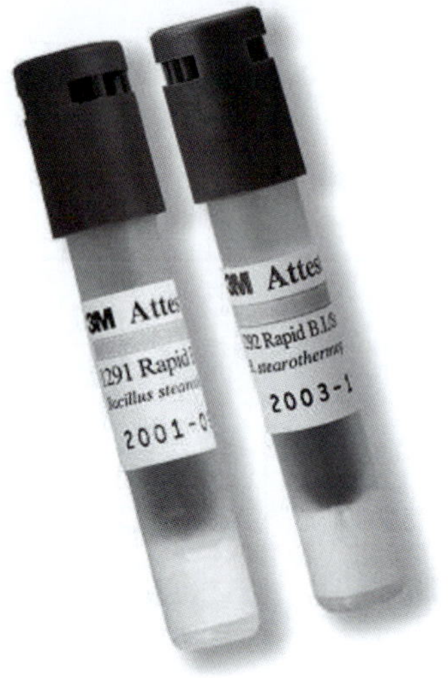

〔資料提供：スリーエムヘルスケア〕

用語アラカルト

＊1　工程試験用具（process challenge device：PCD）
模擬滅菌物として工程の稼働性能評価を目的とした試験用具。外科用タオルを使用したものや，コットンシーツ，管状型のものがあるが，いずれも用途に合ったものを選択する。

＊2　生物学的インジケータ（biological indicator：BI）
指定された細菌を一定量含むインジケータ。滅菌工程により実際に微生物の死滅が確認できることから，無菌性の保証に使用する。BIは滅菌方法ごとに専用に作られていることから，他の滅菌法には使用できない。

＊3　化学的インジケータ（chemical Indicator：CI）
滅菌剤などの重要条件に感応性を示す化学物質が印刷されたテープ，カート，シートなどCIの使用用途は，主に包装外部用，包装内部用，ボウィーディックテスト用（高圧蒸気滅菌用）の3つに分類される。
ガイドラインでは，包装外部用は各包装に使用する（可能な限り実施）。

図2　化学的インジケータ（chemical Indicator：CI）の例①

包装外部インジケータと評価

●インジケータテープ（AC用）

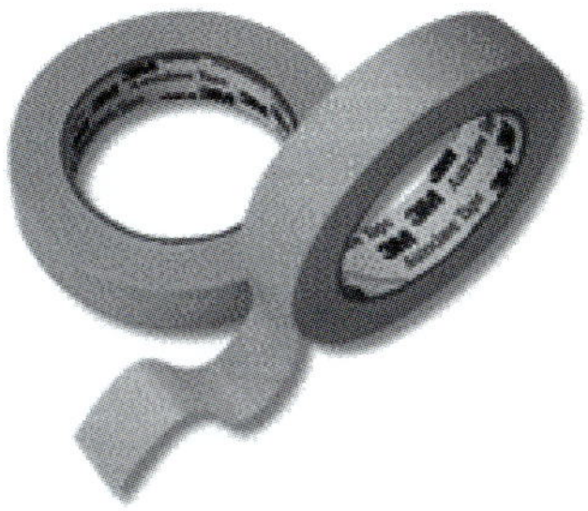

●インジケータテープ（AC用）変色見本

滅菌前

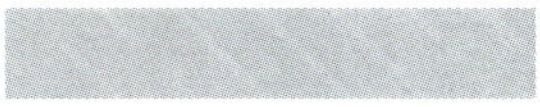

滅菌不全

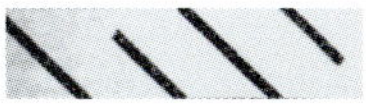

滅菌完了

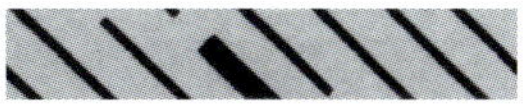

〔資料提供：スリーエムヘルスケア〕

図3　化学的インジケータ（chemical Indicator：CI）の例②

包装内部インジケータと評価

●化学的インジケータストリップ

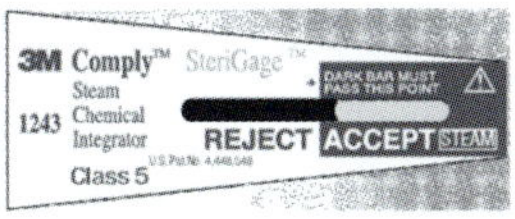
3M Comply™ SteriGage™
Steam
Chemical
Integrator
1243
Class 5
DARK BAR MUST PASS THIS POINT
REJECT
ACCEPT
STEAM

●化学的インジケータストリップ（変色見本）

滅菌前

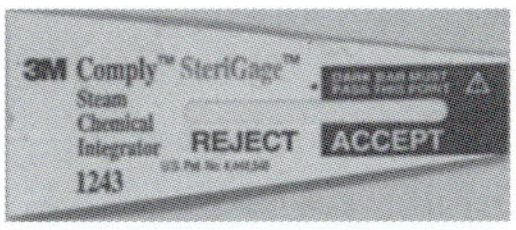
3M Comply™ SteriGage™
Steam
Chemical
Integrator
1243
REJECT
ACCEPT

滅菌不全

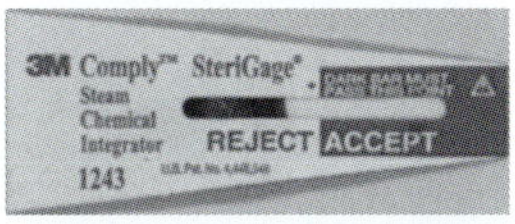
3M Comply™ SteriGage®
Steam
Chemical
Integrator
1243
DARK BAR MUST PASS THIS POINT
REJECT
ACCEPT

滅菌完了

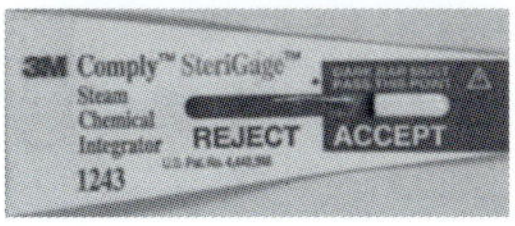
3M Comply™ SteriGage™
Steam
Chemical
Integrator
1243
REJECT
ACCEPT

〔資料提供：スリーエムヘルスケア〕

MEMO

包装内部用
CIが容易に視認できる場合は使用しなくてよい。包装内部用CIは，各包装に使用する（可能な限り実施），ボウィーディックテスト用CIは，毎日実施することが勧告されている（可能な限り実施）[4]。

EOG滅菌の日常のモニタリングと管理[4)]

- バリデーションで設定したパラメータが範囲内で運転し，装置の正常稼働を確認し，物理的パラメータが滅菌条件で設定した値の範囲内であることを記録する（**表3**）。
- 供給されるEOG，水蒸気，空気，水の品質が正常であることを確認する。
- CIおよびBIを用いて，滅菌工程が適切に実施されていることを確認する。必要であれば，日常的に滅菌する材料を用いてPCDを作成し，これにBIおよびCIを入れて滅菌の確認をすることもできる。

表3　高圧蒸気滅菌装置の運転時記録表の例

高圧蒸気滅菌装置　号機運転記録表　　　平成　24年　月　日

元蒸気圧 Kgf/cm2	配管漏の有無	暖気運転
		有　無

		看護師長	責任者

回目	Lot:												
運転開始時間	開始確認者	日付け・コンテナ確認	破れ・汚れ確認	滅菌方法確認	フィルター確認	滅菌時間	前真空圧 MPa	内缶圧 MPa	滅菌温度	行程確認者	記録紙確認	ボウィーディック	終了確認者
：						10分	−0.95	0.2.1～0.2.2	135℃ ℃				

※記録紙は裏面に貼付。

物品名・数量

手術器械	コンテナ	セット	単包	ブラシカスト	メイヨ板・ベースン	ボール・膿盆	シャーレ・ビーカー
病棟・外来	セット	単包	注射器	ボール・膿盆	ガーゼ類	滅菌依頼	その他

借用・院外　※

CI 貼り付け（下段）

バイオロジカルインジケーター記録（週1回以上実施）

培養開始時間	培養終了時間	実施者印	培養結果			BI Lot.No.	コントロール	確認者印
：	：		下段	＋	−		＋　−	
			中段	＋	−			
			上段	＋	−			

〔資料提供：日本ステリ〕

供給について

- 滅菌工程が終了し，日常管理の結果から担当責任者が供給可否を判断する。
- 確認事項は，物理的パラメータ記録，CIの結果，BIの結果，滅菌工程のロット番号，滅菌物の種類，滅菌器の保守記録，滅菌器計器の定期的な較正状況，包装に破損や汚れの有無，使用期限の表示などがあげられる。

工程の有効性維持

❶滅菌器の保全

- 滅菌器は適切な間隔で保全の実施が求められており，年に１回の定期点検が義務づけられている。また，計器類は年に一度は校正を実施する。

❷再バリデーション

- 滅菌バリデーションで確認した滅菌器の性能維持を保証するため，一年ごとにバリデーションした内容を実施する。

❸滅菌物のリコール（回収）

- BIのモニタリングを実施しない滅菌工程は，CIや装置のモニタリングを行ったとしても無菌性の保証は得られない。もし，BIが陽性な場合は，前回BI陰性となる滅菌工程までさかのぼり，その期間に払い出した滅菌物をリコールしなければならない。
- BIの間隔がリコール対象期間となる。

参考文献

1）医療機器及び体外診断用医薬品の製造管理及び品質管理の基準に関する（QMS）省令．（厚生労働省令第169号）平成16年12月17日．
2）医薬品，医薬部外品，化粧品及び医療機器の品質管理の基準に関する（GQP）省令（厚生労働省令第136号）平成16年9月22日．
3）医療機器等へのバーコード表示の実施について．医政経発第0328001号平成20年3月28日．http://www.jsmi.gr.jp/senjyou.pdf（平成24年11月閲覧時）
4）日本医科機器学会: 医療現場における滅菌保証のガイドライン2010．http://www.jsmi.gr.jp/2010guideline.html（平成24年11月閲覧時）
5）平成15年度厚生労働科学研究費補助金「国，自治体を含めた院内感染対策全体の制度設計に関する緊急特別研究」（主任研究者: 小林寛伊）分担研究報告書「医療施設における院内感染（病院感染）の防止について」
6）伏見　了，中田精三，野口悟司，ほか: 一次消毒された汚染物の洗浄障害について，医科器械学，73: 281-289, 2003;
7）一般社団法人日本医療機器学会滅菌技士認定委員会洗浄評価判定の指針を調査・作成するための検討WG洗浄評価判定ガイドライン2012年8月 http://www.jsmi.gr.jp/senjyou.pdf（平成24年11月閲覧時）

2章

ME機器の滅菌・消毒法

1 透析用監視装置

田口彰一

装置外観

図1 多用途透析用監視装置

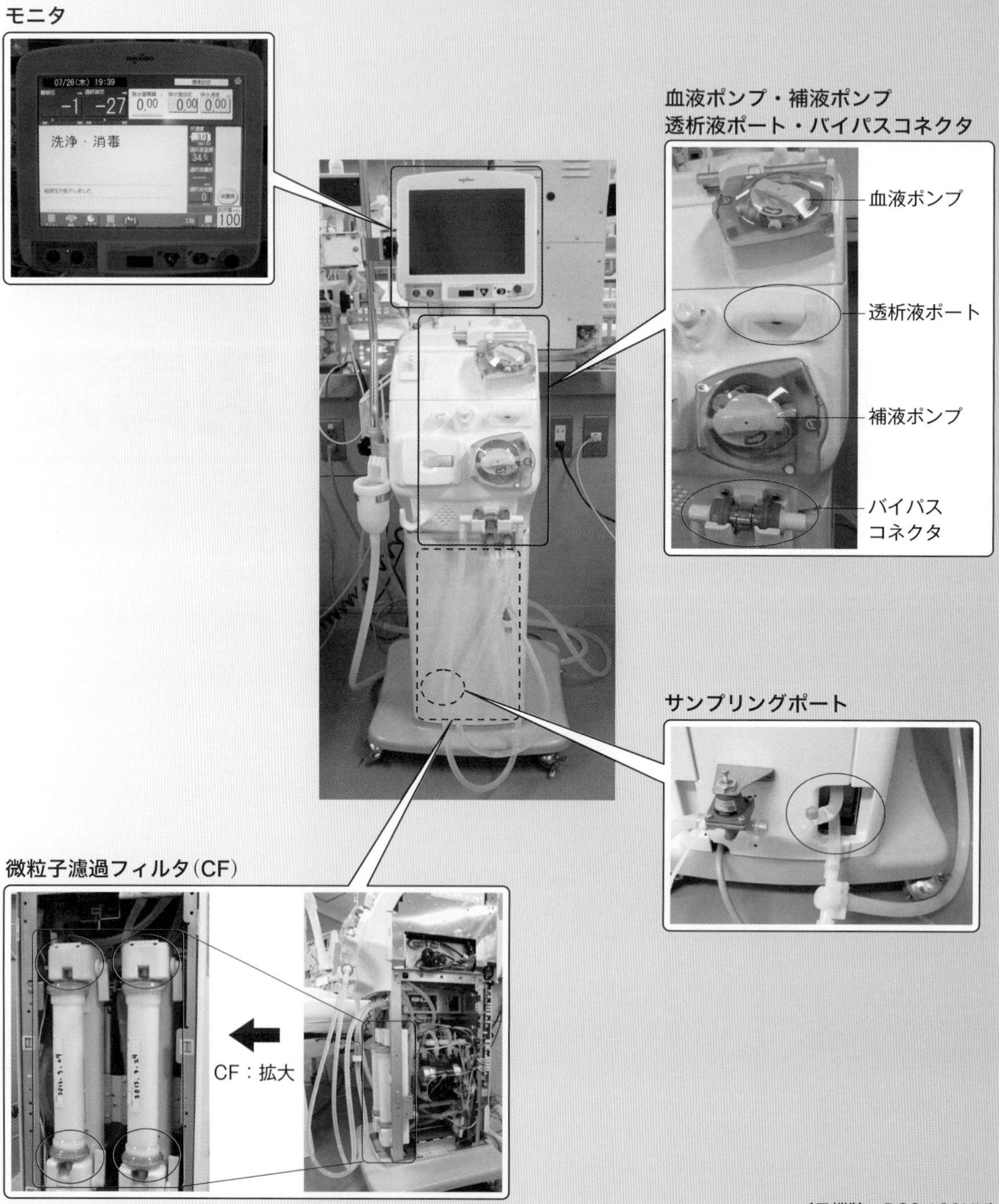
モニタ
07/26(木) 19:39
-1
-27
0.00
0.00
0.00
洗浄・消毒
34.5
100
血液ポンプ・補液ポンプ
透析液ポート・バイパスコネクタ
血液ポンプ
透析液ポート
補液ポンプ
バイパス
コネクタ
サンプリングポート
微粒子濾過フィルタ(CF)
CF：拡大

〔日機装：DCS-100NX〕

何をする装置？

定義

- 人工腎臓により血液透析を行う場合に，透析液流量，温度および静脈圧などをモニタする装置をいう。

使用目的，効能または効果

- 慢性または急性腎不全など腎機能が著しく低下した症例に使用すること。

> **MEMO**
>
> **血液浄化療法の分類**
> **Ⅰ 腹膜透析**
> **（Peritoneal Dialysis：PD）**
> 患者自身の腹膜を透析膜として利用する手法。腹腔にカニューレを留置し，腹腔内に透析液を貯留することで時間をかけて老廃物を濾過する。
> **Ⅱ 血液透析**
> **（Hemodialysis：HD）**
> 血液透析は，まず内シャント造設術を行い，週に3回4～5時間の透析を医療機関にて行う。人工腎臓（ダイアライザー）を用いる。

人工腎臓装置基準の他の装置

人工腎臓装置基準ではほかに以下の装置がある。

❶個人用透析装置

- １人の患者の血液透析を行うために必要な機能を備えた装置をいう。吸着剤を用いた透析液再循環型の装置を含む。

❷多用途透析装置

- 血液透析，または血液透析濾過，または血液濾過，または持続緩徐式血液濾過などを行うことができる透析用監視装置（図1），または個人用透析装置をいう。

> **MEMO**
>
> ❶血液透析
> （Hemodialysis：HD）
> ❷血液濾過
> （Hemofiltration：HF）
> ❸血液透析濾過
> （Hemodiafiltration：HDF）
> ❹持続的血液透析濾過療法
> （continuous hemodiafiltration：CHDF）
> ❺慢性維持透析濾過
> （on-line Hemodiafiltration：on-line HDF）

❸血液透析濾過用装置

- 血液透析濾過器で血液を浄化するために用いる装置をいう。通常の血液透析装置に限外濾過量と補液量を制御する機能を組み込んだものである。

❹血液濾過用装置

- 血液濾過器を用いて血液浄化を行うために使用する装置をいう。

付属する機器

❶多人数用透析液供給装置

- 人工腎臓により血液透析を行うために透析液を作製し，２人以上の患者に供給する装置をいう。

❷逆浸透法精製水製造装置（RO装置）

- 水道水中に含まれる不純物の除去を逆浸透（Reverse Osmosis）法より行い，純度および清浄度の高い水を精製する装置である。透析では，透析液を調製するための希釈水として用いられている。

用語アラカルト

＊1　バイパスコネクタ
この部品は小さな円筒状の形状をしており，この筒の中を薬液や洗浄液，置換液，透析液が通過し，動脈と静脈のそれぞれのカップリングにバイパスし，洗浄，消毒が行われる。治療では，動脈，静脈カップリングの間に人工腎臓（ダイアライザーやヘモダイヤフィルター）が組み込まれる。

＊2　グルタラール製剤
ステリハイド，ステリスコープサイデックス，クリンハイドグルトハイド，ステリコールステリゾール，ソレゾールデントハイド，ワシュライトなど

＊3　次亜塩素酸ナトリウム製剤
ミルトン，ピュリファンP テキサント，ハイポライト ピューラックス，ヤクラックスDなど

日常のお手入れ

装置の性能を長期にわたって維持し，かつ円滑に透析運転するためには，正しい操作と日頃の手入れと点検が重要である。

●外装の清掃・消毒方法

- 装置の使用後は，必ず清掃・消毒を行う。
- 柔らかい布で汚れている部分を乾拭きする。
- 汚れがひどいときは，水で薄めた中性洗剤または希釈した消毒用アルコールを含ませ，堅くしぼった柔らかい布で拭き取る。最後に乾いた布で水気を拭き取る。ただし，**バイパスコネクタ**[＊1]（図2-❷）は**せっかく洗浄，消毒で清潔になっているので，清拭して不潔にしては元も子もないないので拭かないこと。**
- 透析液ポート（図2-❶）は消毒用アルコール（イソプロ70%）で消毒する。
- サンプリングポートは消毒用アルコール（イソプロ70%）で消毒する（図3）。
- 外装に付着した血液およびその他の有機物が塗装面に付着した場合は**グルタラール製剤**[＊2]，**次亜塩素酸ナトリウム溶液**[＊3]など（最大希釈濃度0.5%）にて消毒後すぐに水，微温湯で湿らせた柔らかい布で拭く。
- 消毒効果は薬品の種類，濃度などにより影響するのでメーカ推奨方法を確認のうえ行うこと。

図2　外装の清掃・消毒

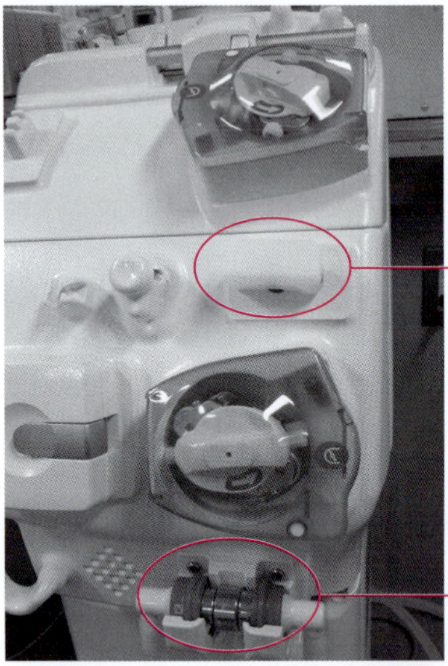
❶透析液ポート
❷バイパスコネクタ

図3　サンプリングポートの消毒

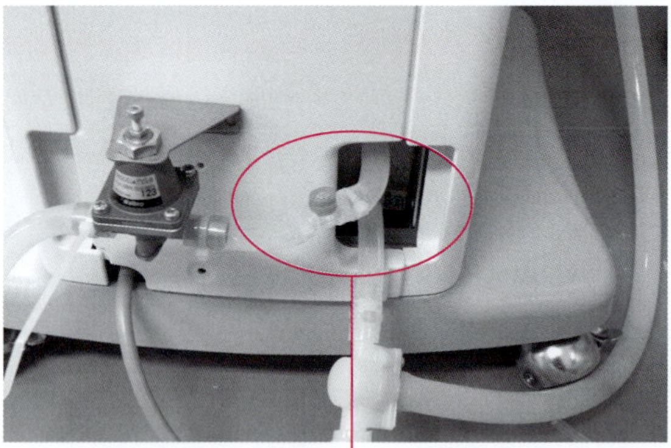
イソプロ70%消毒用アルコールで消毒する。

注　意

1. 薬品の常時使用は塗装を痛めるので注意する。
2. シンナー，ベンジンなどは使用しない。
3. 清掃用薬剤のなかには血液ポンプカバーなどの表面を荒らすものがあるので，注意が必要である。
4. センサの故障原因となるので，静脈圧受圧口に液体が入らないよう十分に注意する。

補　足

院内感染や合併症を引き起こさないための注意。

警　告

静脈圧受圧口の清掃・消毒は患者間交叉感染を防ぐために入念に行う。

MEMO

薬液洗浄消毒には…
①次亜塩素酸ナトリウム
②酢酸
③過酢酸
④クエン酸熱水
⑤熱水など
洗浄には…
①RO水
②液置換（透析液）

補　足

微粒子濾過フィルタ（CF）各工程（洗浄・消毒・液置換など）運転時間は，微粒子濾過フィルタ内の液置換も考慮した時間で行う。

●内装の清掃方法

- 装置の使用後は，必ず清掃・消毒を行う。
- 液回路内装の汚れは，水で湿らせた布で拭く。
- 液回路部に透析液または各種原液が付着した場合は，すぐに拭き取る。錆の原因となる。
- パウダー状や析出した塊は，歯ブラシなどでソフトに落とす。
- 微粒子濾過フィルタ（CF）交換：150透析（透析時間750h）

図4　内装の清掃・消毒

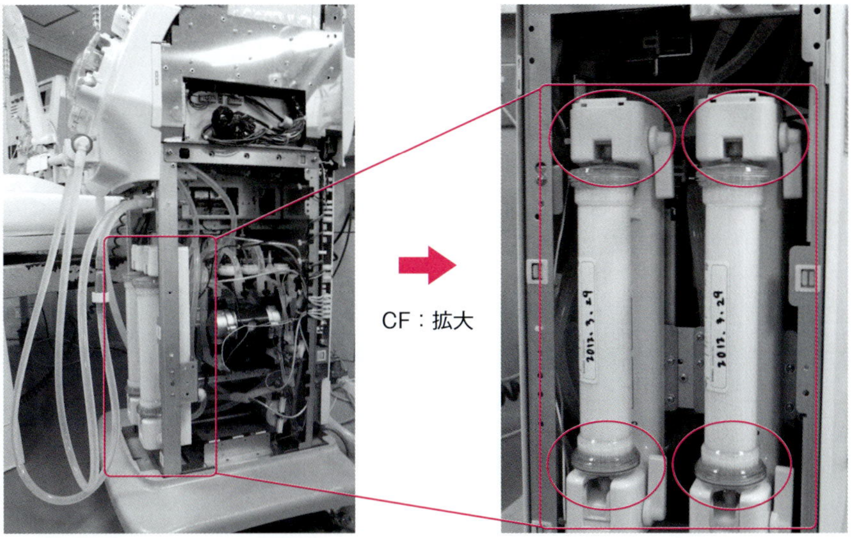
CF：拡大

注意点

消毒効果…
水質（温度，組成，pHなど）・周囲温度，配管内に残存する有機物の量などさまざまな因子の影響を受けるため，十分に確認のうえ消毒条件を設定する。
消毒が不十分な場合，感染症や合併症など患者への重大な障害を及ぼすおそれがある。

図5　微粒子濾過フィルタ（CF）の交換手順

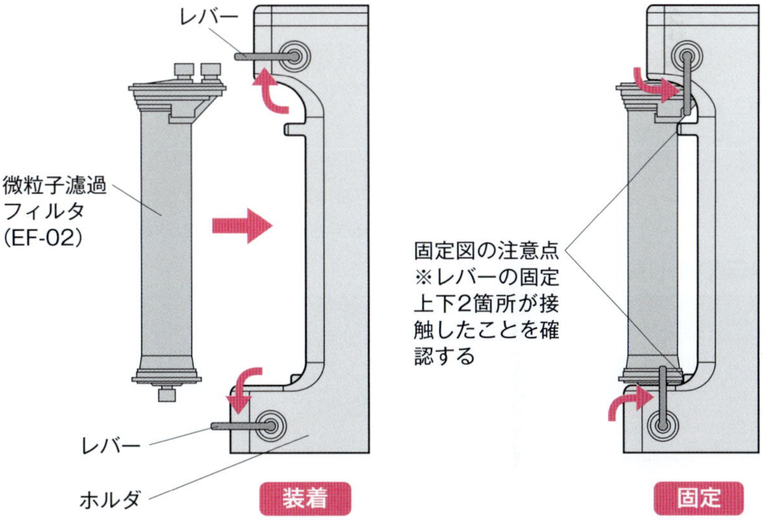
レバー
微粒子濾過
フィルタ
(EF-02)
レバー
ホルダ
装着
固定図の注意点
※レバーの固定
上下2箇所が接
触したことを確
認する
固定

厳重注意

●内装の清掃時は，主電源スイッチを必ずOFFにする。ONのまま作業を行うと感電や機器の故障原因になる。

警告

●装置電気回路部の清掃を行うことは大変危険。教育を受けた専門家以外は，電気回路部のカバーを開けないように徹底する。

洗浄・消毒方法

- 施設の使用方法にもよるが，毎回使用前には，事前洗浄，液置換，使用後には事後洗浄，消毒，洗浄，液置換など組み合わせて洗浄・消毒を行う。
- 消毒方法は，流して行う「**シングルパス法**」や「**貯留（封入）**」させて行う方法などがあり，メーカーの推奨方法を検討されたい。
- 消毒液には，**次亜塩素酸ナトリウム**，**クエン酸**，**酢酸**，**過酢酸**などを使用する。
- 各薬剤の濃度は，シングルパス法や貯留法，消毒時間などにより濃度が異なる。各メーカーからの推奨方法により行う。
- 誤った方法は，医療機器の故障，不具合の原因や機器に多大なダメージを与えてしまう恐れがある。

※過去の事例では，高濃度の薬液による機器の不具合と透析開始時の残留薬液による事故例がある。

- 開始時には，残留薬液の有無を試験紙などで確認することを推奨する。
- 消毒時間は，薬剤および薬液濃度により異なるので，メーカー推奨方法を用いる（**表1**）。
- 透析液供給装置は，薬剤に応じた消毒方法を設定することができる（**図6**）。

注意点

洗浄・消毒の注意

薬剤の濃度や洗浄・貯留時間により，高濃度・長時間により機器のダメージにより錆の発生や機器の不具合・故障の原因ともなることから，施設の諸条件・環境を考慮すること。

警　告

消毒・洗浄後は十分に水による洗浄を行うこと。機器内部および配管内に消毒・洗浄剤が残留した場合，患者に重大な障害を及ぼすおそれがある。

用語アラカルト

＊4　シングルパス
洗い流すこと。

＊5　貯留・封入
薬剤または洗浄剤を機器配管内に停留し一定時間漬け込むこと。

表1　参考例

消毒液	消毒時間	給液温度
次亜塩素酸ナトリウム 0.1%（1000ppm）	30分～40分	30℃
クエン酸熱水2%	30分以上	75℃～90℃
酢酸（0.5～2%）	1時間以内	※1
過酢酸（100～200ppm）	1時間以上	※1

※1：シングルパス法*4と貯留・封入法*5があり，薬剤の濃度と時間個々にある

図6　透析液供給装置：洗浄・消毒設定

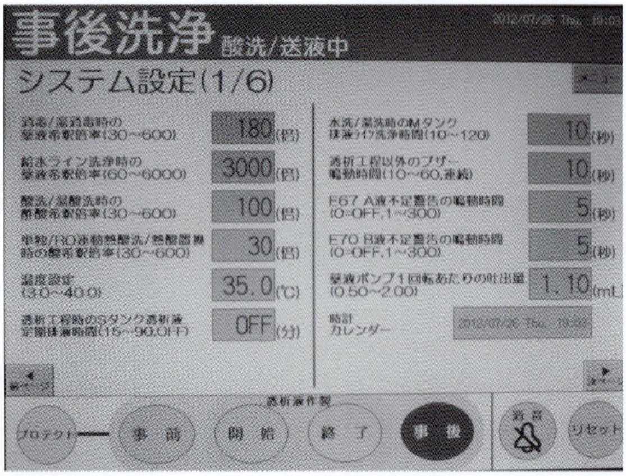
事後洗浄 酸洗/送液中
2012/07/26 Thu. 19:03
システム設定(1/6)
メニュー
消毒/温消毒時の 原液希釈倍率(30~600) 180(倍)
給水ライン洗浄時の 原液希釈倍率(60~6000) 3000(倍)
酸洗/温酸洗時の 酢酸希釈倍率(30~600) 100(倍)
30(倍)
温度設定 (30.0~40.0) 35.0(℃)
OFF(分)
10(秒)
10(秒)
E67 A液不足警告の鳴動時間 (0=OFF,1~300) 5(秒)
E70 B液不足警告の鳴動時間 (0=OFF,1~300) 5(秒)
1.10(mL)
時計 カレンダー 2012/07/26 Thu. 19:03
透析液作製
プロテクト
事前
開始
終了
事後
消音
リセット

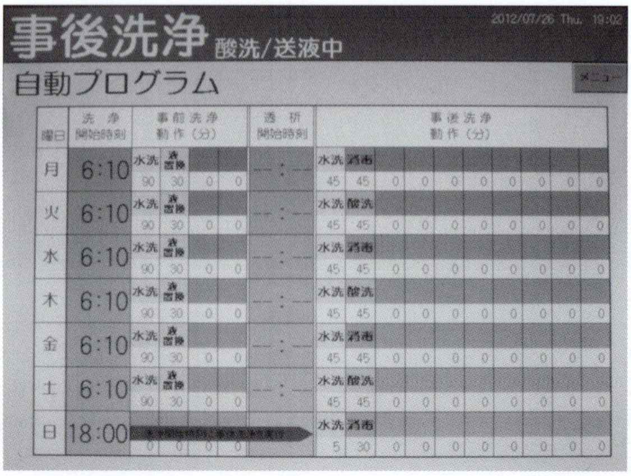
事後洗浄 酸洗/送液中
2012/07/26 Thu. 19:02
自動プログラム
メニュー
曜日
洗浄 開始時刻
事前洗浄 動作（分）
透析 開始時刻
事後洗浄 動作（分）
月 6:10 水洗 90 30 0 0 水洗 消毒 45 45 0 0 0 0 0 0 0 0
火 6:10 水洗 90 30 0 0 水洗 酸洗 45 45 0 0 0 0 0 0 0 0
水 6:10 水洗 90 30 0 0 水洗 消毒 45 45 0 0 0 0 0 0 0 0
木 6:10 水洗 90 30 0 0 水洗 酸洗 45 45 0 0 0 0 0 0 0 0
金 6:10 水洗 90 30 0 0 水洗 消毒 45 45 0 0 0 0 0 0 0 0
土 6:10 水洗 90 30 0 0 水洗 酸洗 45 45 0 0 0 0 0 0 0 0
日 18:00 0 0 0 0 水洗 消毒 5 30 0 0 0 0 0 0 0 0

図7　逆浸透装置：薬液洗浄・熱水消毒設定

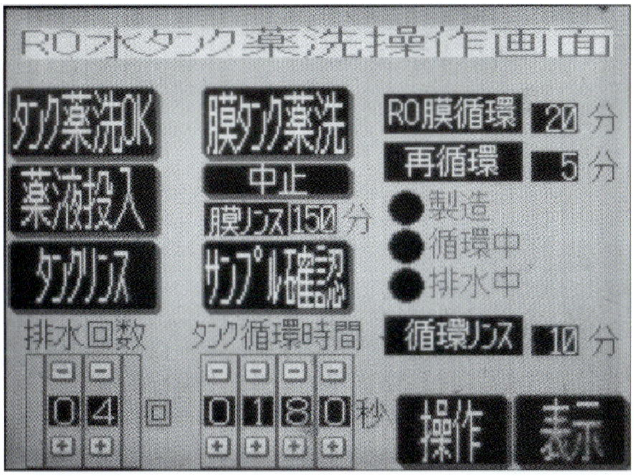
RO水タンク薬洗操作画面
タンク薬洗OK
膜タンク薬洗
RO膜循環
20 分
再循環
5 分
中止
薬液投入
膜リンス150分
製造
循環中
排水中
タンクリンス
サンプル確認
排水回数
タンク循環時間
循環リンス
10 分
04 回
0180 秒
操作
表示

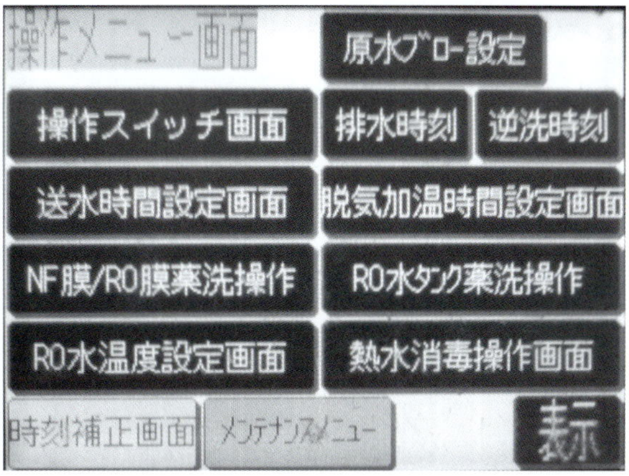
操作メニュー画面
原水ブロー設定
操作スイッチ画面
排水時刻
逆洗時刻
送水時間設定画面
脱気加温時間設定画面
NF膜/RO膜薬洗操作
RO水タンク薬洗操作
RO水温度設定画面
熱水消毒操作画面
時刻補正画面
メンテナンスメニュー
表示

One Point Advice

過酢酸によるNF膜[*6]消毒	全工程：170分
過酢酸によるRO膜[*7]消毒	全工程：170分

・過酢酸溶液（6%濃度の場合）過酢酸循環：20分，リンス：150分

注意事項

薬剤は必ず薬洗運転直前に薬液タンクに投入する。
保護具の着用
過酢酸の臭気を吸入しないこと。

炭酸塩析出防止とバイオフィルム対策

- バイカーボ透析において，長時間の運転では装置内および液回路配管内の各所に炭酸塩が析出し，装置が正常に作動しなくなることや析出部に細菌やバクテリアの温床となることが知られることから，十分な洗浄・消毒が求められている。
- 定期的な装置内および日常的な洗浄・消毒方法は，今もなお研究テーマとされる。

バイオフィルム対策

- 身近な例としては，歯垢や台所のヌメリなどがある。自然界にも広く存在し，基質と水があれば，あらゆる場所に存在する。水中の石の表面についている膜状のものなどが当てはまる。バイオフィルム内では嫌気性菌から好気性菌までさまざまな種類の微生物が存在し，そのなかでさまざまな情報伝達を行いながらコミュニティを形成していると考えられている。異種微生物間の情報伝達物質として「**クオルモン**[*8]」が注目されている。
- 医療においては，カテーテル内に黄色ブドウ球菌などがバイオフィルムを形成することが問題となる。これは，バイオフィルム内の細菌は，抗生物質や免疫に対する抵抗性が高くなるからである。

用語アラカルト

＊6　NF膜（Nanofiltration Membrane）
孔の大きさが大体1～2ナノメートルで，イオンや塩類などの阻止率が概ね70パーセント以下。形態や原理，使用法は逆浸透膜と同様であり，本来の意味でのフィルタとは異なるもの。

＊7　RO膜（Reverse Osmosis Membrane）
孔の大きさは概ね2ナノメートル以下。逆浸透膜は濾過膜の一種であり，水を通しイオンや塩類など水以外の不純物は透過しない性質をもつ膜。

補　足

ストレーナの清掃
多人数用透析液供給装置内は，ストレーナ内のフィルタの清掃を行うこと。

用語アラカルト

＊8　クオルモン
動植物のホルモンや昆虫などのフェロモンに相当する物質が細菌にも存在する。これを「クオルモン」という。

補　足

サンプリングラインの清掃
事前洗浄・事後洗浄の水洗中または湯洗中にサンプリングバルブを開き，サンプリングラインの清掃をする。

注　意

サンプリングバルブを開放状態のまま放置すると，濃度異常や給水不足警報が発報することがある。

図8　バルブ

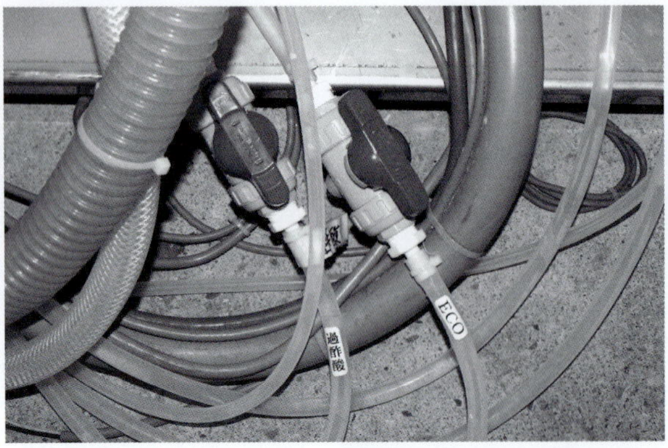
過酢酸
ECO

図9　ECF

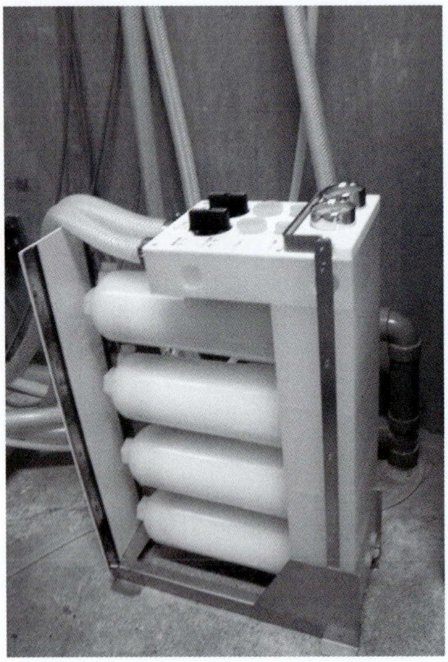

図10　薬液タンク

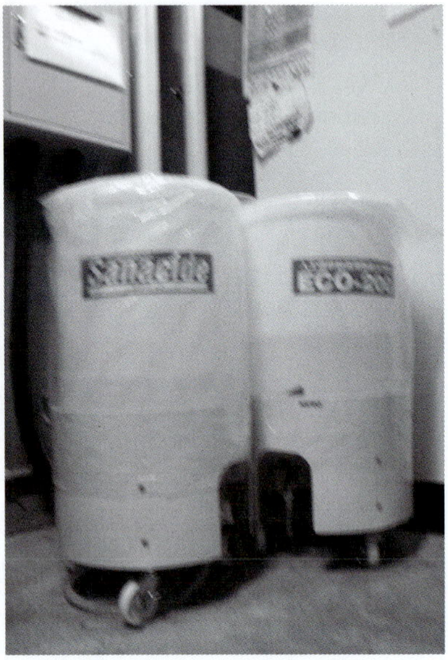

タンク外装をビニールで覆うことで大気中への蒸発飛散を防いでいる。

参考文献

1）透析液水質基準と血液浄化器性能評価基準2008. 透析会誌, 41(3): 159-167, 2008.
2）社団法人日本臨床工学技士会透析液等安全委員会: 透析液清浄化ガイドラインVer.2.00, 2011.
3）日本HDF研究会: HDF療法ハンドブック, 南江堂, 2000.
4）松井　豊, 加藤功一郎 ほか: 熱水消毒対応型装置導入による熱湯・クエン酸の洗浄剤としての評価―2年間の可動経験―腎と透析 別冊, 147-151, 2008.
5）石井健児, 影山晃良 ほか: 当院の熱水消毒システムにおける水質変化. 日本臨床工学技士会会誌号, 39: 113, 2010.
6）星野武俊, 芝本　隆: エンドトキシンカットフィルタの上手な使用法. Clinical Engineering Ver.19 No.8, 2008.
7）高橋修司, 田島　翼, 小須田真也: ETRF使用期間の検討　腎と透析　別冊, 135-138, 2012.
8）兼松秀行, 生貝　初, 黒田大介: バイオフィルムと金属材料　防錆管理/2011-10, 解説, 369～377, 2011.

MEMO

2 水処理装置・多人数用透析液供給装置

山下芳久・三輪泰之

装置外観

図1 水処理装置・多人数用透析液供給装置の構成

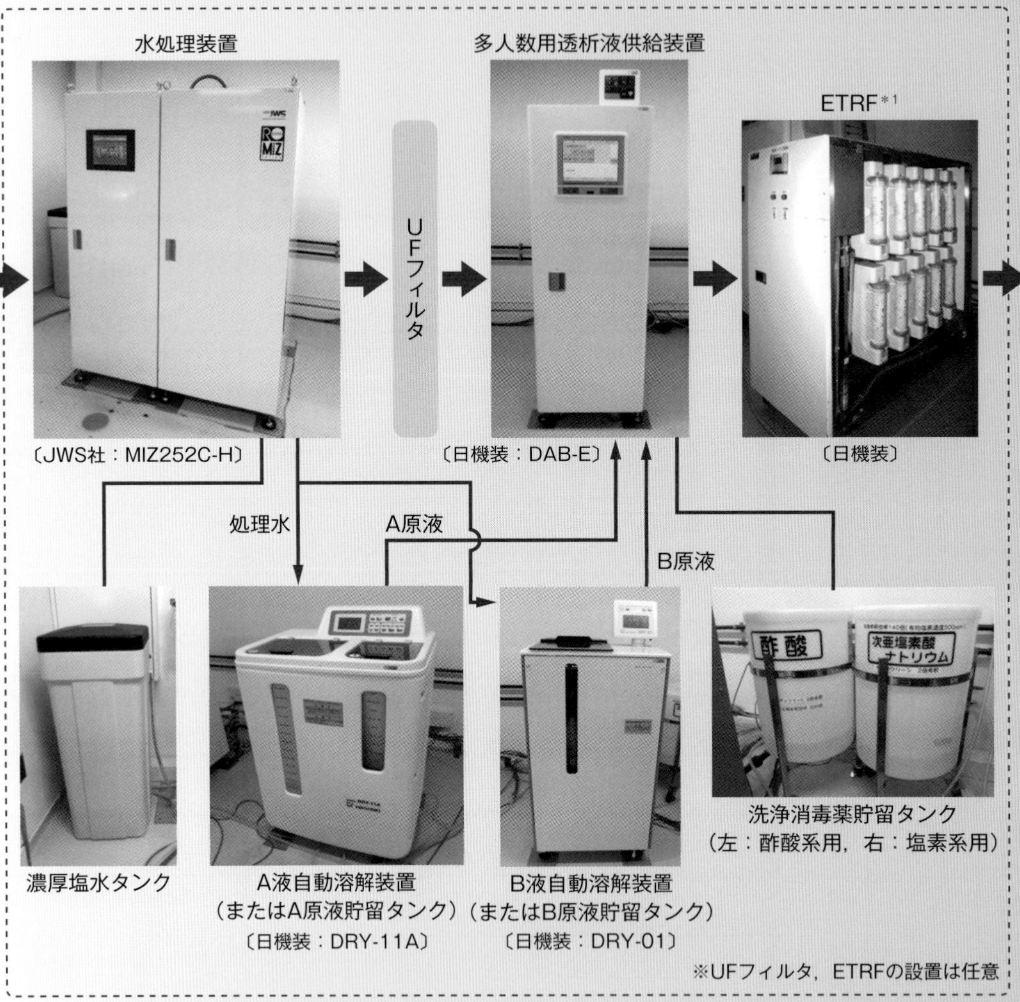

水処理装置
多人数用透析液供給装置
ETRF＊1
原水
UFフィルタ
透析用監視装置
〔JWS社：MIZ252C-H〕
〔日機装：DAB-E〕
〔日機装〕
処理水
A原液
B原液
酢酸
次亜塩素酸ナトリウム
濃厚塩水タンク
A液自動溶解装置
（またはA原液貯留タンク）
〔日機装：DRY-11A〕
B液自動溶解装置
（またはB原液貯留タンク）
〔日機装：DRY-01〕
洗浄消毒薬貯留タンク
（左：酢酸系用，右：塩素系用）
※UFフィルタ，ETRFの設置は任意

用語アラカルト

＊1 ETRF（Endotoxin Retentive Filter）
「エンドトキシン捕捉フィルタ」。エンドトキシンカットフィルタとも呼ばれていたが，ISO基準と統一を図るため，現在はこの名称で呼ばれている。

何をする装置？

水処理装置とは？

- 原水（水道水や井戸水など）の中に含まれる不純物を取り除き，清潔で純度が高い処理水を生成する装置をいう。
- 処理水は透析液作成に必要な希釈水や個人用透析装置に使用される。

水処理装置の構成（図2）

❶一次フィルタ（プレフィルタ，前段フィルタ，ファーストフィルタ）

- 原水中に含まれる錆（さび）や砂などの比較的大きな混濁物質を除去する。

❷軟水化装置（硬水軟化装置）

- 原水中に含まれるMgイオンやCaイオンなどの硬度成分を除去する。

❸活性炭濾過装置

- 多孔質活性炭の吸着能力により，遊離残留塩素やクロラミン，有機物を除去する。

❹二次フィルタ（後段フィルタ，セカンドフィルタ）

- 一次フィルタで除去しきれなかった混濁物質，軟水化装置や活性炭濾過装置から流出した微小破片を除去する。

❺RO装置（逆浸透装置）

- **RO膜**を介して原水に高圧を加えることで，水成分がRO膜を通過する現象を利用した膜分離法。
- RO膜でほぼすべての物質を除去することができる。

❻RO水タンク

- RO装置で作成された処理水を一時貯留するタンク。
- タンク内には細菌増殖抑制のための紫外線殺菌灯が設置されている。

補足

❶一次フィルタ
一次フィルタの孔径は10～50 μm程度が用いられる。孔径が小さいほど細かい物質を取り除けるが，膜寿命は短くなる。

❸活性炭濾過装置
活性炭濾過装置には大きな容器に活性炭を充填して長期間使用するものと，カートリッジフィルタ形状で定期的に交換するものがある。

❹二次フィルタ
一次フィルタより孔径は小さく5～10 μm程度が用いられる。活性炭濾過装置がカートリッジフィルタタイプだと二次フィルタの設置を省略する場合もある。

MEMO

RO膜
「Reverse Osmosis Membrane：逆浸透膜」のこと。

図2　水処理装置の構成

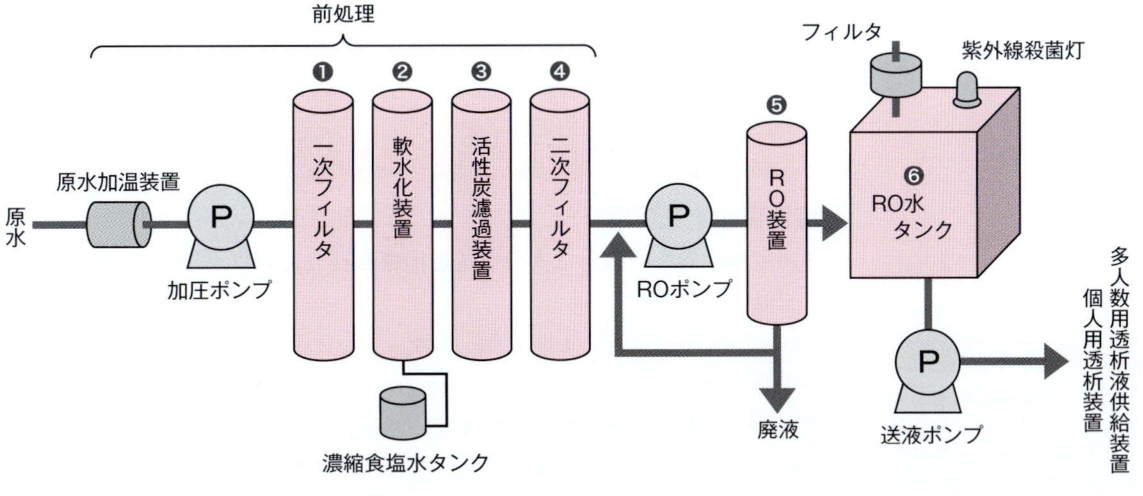
前処理
❶
❷
❸
❹
一次フィルタ
軟水化装置
活性炭濾過装置
二次フィルタ
原水
原水加温装置
P
加圧ポンプ
濃縮食塩水タンク
P
ROポンプ
❺
RO装置
廃液
フィルタ
紫外線殺菌灯
❻
RO水タンク
P
送液ポンプ
多人数用透析液供給装置
個人用透析装置

MEMO

透析液製剤は液体（リキッド）と粉末（パウダー）があり，組合せは以下の3種類がある。A液を溶解するには専用の溶解装置が必要となる。
❶ A液—液体，B液—液体
❷ A液—液体，B液—粉末
❸ A液—粉末，B液—粉末

多人数用透析液供給装置とは？

- 透析液の元となる透析製剤を処理水で希釈し，透析液を多量に作成する。
- 作成した透析液は，ベッドサイドにある透析用監視装置に供給する。
- １日の透析が終了すると透析用監視装置を自動で洗浄消毒する機能も備わっている。

付属する機器

❶A原液貯留タンク

- リキッドタイプのA原液や，溶解装置で作成したA原液を貯留するタンク。

❷B原液貯留タンク

- リキッドタイプのB原液の貯留や，粉末状のB液を手動で溶解するのに用いられるタンク。

❸粉末型透析液溶解装置

- 粉末状の透析製剤を処理水で適正濃度に溶解する装置をいう。
- A液専用装置，B液専用装置，A・B一体型装置がある。

One Point Advice

・原液貯留タンクや粉末型溶解装置に透析製剤を投入時に落下細菌による汚染が生じる恐れがあるため，速やかに透析製剤を投与し，開放状態を短時間にするよう心掛ける。
・透析液作成装置が存在する機械室の扉は開放したままにしない。

❹微粒子濾過フィルタ（UFフィルタ：ultrafiltration filter）

- RO膜で完全に阻止できないエンドトキシンを補足するためのフィルタ。
- 処理水の清浄度向上に寄与する。

❺洗浄消毒薬貯留タンク

- 洗浄消毒薬を貯留するタンク。

日常の点検，お手入れ

毎日実施する項目

- 各装置の性能を維持して安全な透析治療を行うために，以下の点検を実施し記録する。

補　足

フィルタ前後の圧較差が大きくなるとフィルタの目詰まりを意味する。正常時の圧較差を把握することが重要である。

❶水処理装置

- 装置内の配管から異音や液漏れがないか確認。
- 原水温度の確認。原水温度が低いときはヒータの故障を疑う。
- フィルタ類の前後の圧力の観察。

● **RO装置の回収率**＊2の確認。通常は50〜70％程度に設定する。

● **軟水装置再生**＊3に必要な塩（NaCl）の補充。

警　告
不足すると軟水装置再生不良が生じる。

One Point Advice
食塩は粒が細かく大量に補充すると，塊となって空洞化が生じやすいので注意する。顆粒タイプを用いれば塩同士が付着せず塊にならない。

● **電導度の確認**

● **硬度の確認**

- サンプル採取場所：軟水装置通過後（**図3**）
- 検査方法：硬度測定用試験紙（**図4**）やドロップテストにて確認。
- 軟水でないときは？
  再生に必要な塩が補充されているか。
  再生工程のタイマ確認。
  再生工程回数の見直し。
  軟水装置の使用期間の確認。

● **塩素濃度の確認**

- サンプル採取場所 → 活性炭濾過装置通過後（**図3**）
- 検査方法：残留塩素濃度：**DPD比色法**＊4（**図5**）またはこれと同等以上の精度を有する検査法で測定。
- 残留塩素が検出されたときは？
  ❶**充填タイプ**：逆洗浄工程のタイマ確認，洗浄回数の見直し，使用期間の確認。
  ❷**カートリッジフィルタタイプ**：使用期間を確認し必要ならばカートリッジの交換。

図3　水処理装置内部の構造（前処理部分）

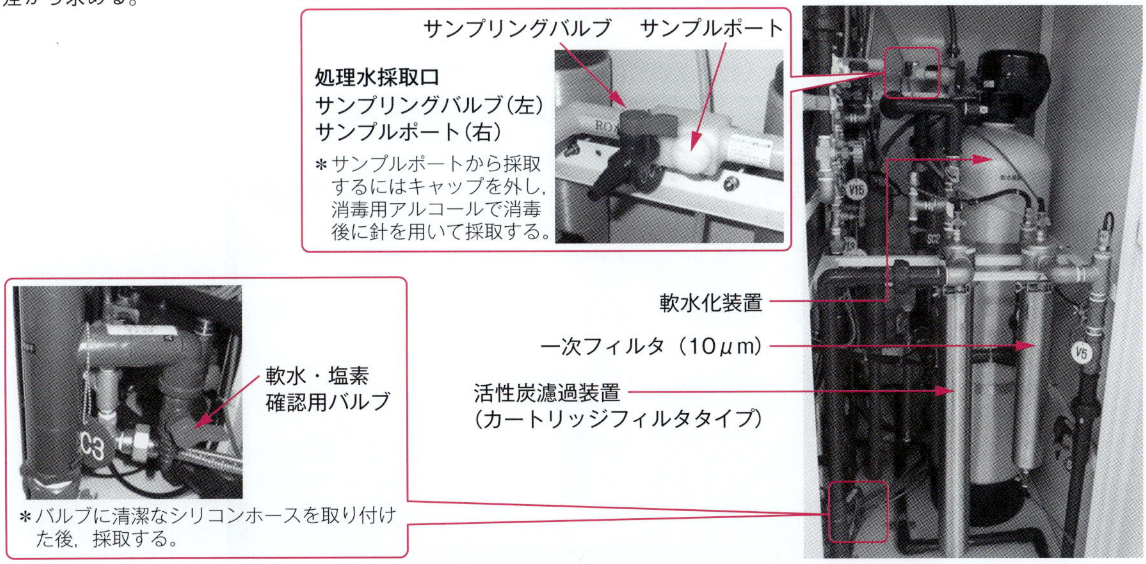
サンプリングバルブ
サンプルポート
処理水採取口
サンプリングバルブ（左）
サンプルポート（右）
＊サンプルポートから採取するにはキャップを外し，消毒用アルコールで消毒後に針を用いて採取する。
軟水化装置
一次フィルタ（10μm）
活性炭濾過装置
（カートリッジフィルタタイプ）
軟水・塩素
確認用バルブ
＊バルブに清潔なシリコンホースを取り付けた後，採取する。

用語アラカルト

＊2　回収率
「RO膜を通過した水量÷RO膜に供給した原水量」で表す。RO膜を通過しなかった原水は一部を除き廃棄される。回収率が高いほど原水を無駄にしないが，原水中に含まれる有機物やシリカなどがRO膜表面に堆積してRO膜の性能を低下させる。

＊3　軟水装置再生
軟水装置に高濃度塩水を流すことで吸着した硬度成分を剥がして，吸着能力を回復させる工程をいう。

＊4　DPD比色法
DPD（ジエチル-p-フェニレンジアミン）と遊離塩素が反応すると赤紫色に変色するのを利用した測定法。色が濃いほど塩素濃度が高い。

補　足

結合塩素の測定
自施設で地下水を汲み上げて原水とする場合，消毒に使用する遊離塩素が土壌から析出したアンモニアと結合し，結合塩素（クロラミン）が生成される危険がある。結合酸素を測定するには総塩素濃度を測定し，総塩素濃度と残留塩素濃度の差から求める。

図4　硬度測定用試験紙

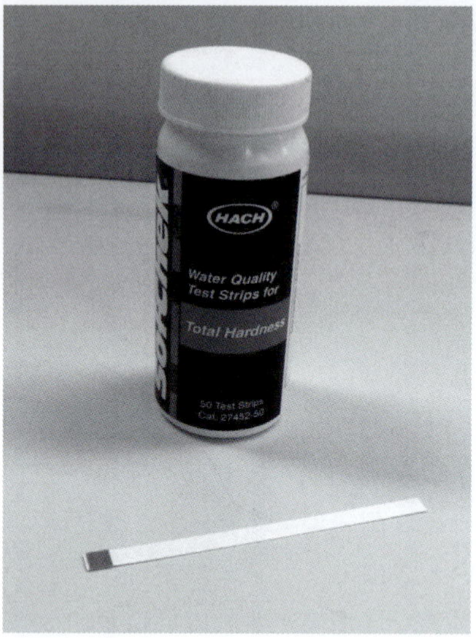

HACH
Water Quality Test Strips for
Total Hardness
50 Test Strips
Cat. 27452-50

試験紙の先をサンプルに浸して，色調から硬度を判断する簡易的な測定法。
〔HACH〕

図5　残留塩素測定装置（DPD法）

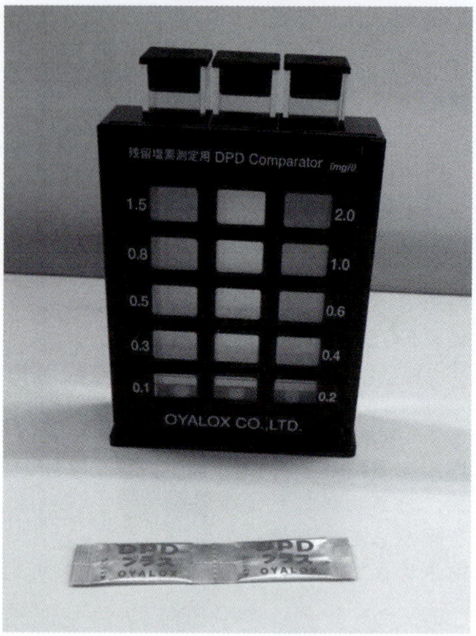

残留塩素測定用 DPD Comparator (mg/l)
1.5
0.8
0.5
0.3
0.1
2.0
1.0
0.6
0.4
0.2
OYALOX CO.,LTD.

サンプルに試薬を入れ測定器両側にある色調と比較して塩素濃度を判定する方法。
〔OYALOX〕

注意事項

- 硬度や塩素濃度確認のためのサンプルを採取するときはバルブ式を少しずつ開く。
- 配管内は高流量かつ高圧でありバルブを一気に開くとサンプルが噴き出てくる。

補　足

多人数用透析液供給装置の濃度測定

透析液などの濃度測定は電導度によって行われる。電導度とは，ある物体がどれだけ電気を流しやすいかを表したもの。ほとんどがイオンである透析液は，濃度と電導度に比例関係が成立するため濃度計として用いられる。

透析用監視装置や透析液溶解装置も同様な方法で測定している。

❷多人数用透析液供給装置

- 装置内の配管から異音や液漏れがないか確認。
- 透析液温度の確認。
- 透析液，B液の**濃度**確認（図6）。

図6　多人数用透析液供給装置：モニタ画面

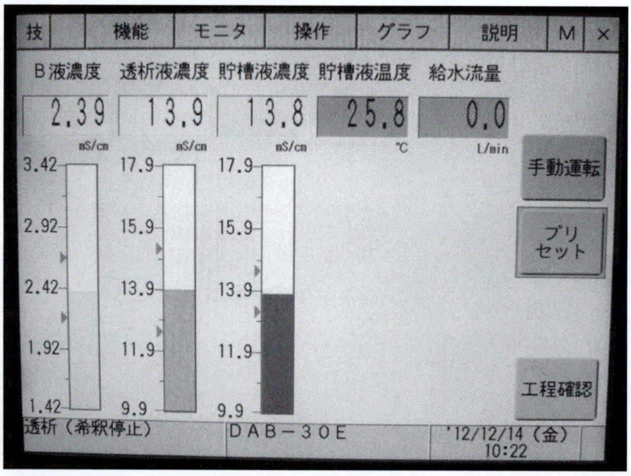

技
機能
モニタ
操作
グラフ
説明
M
×
B液濃度
透析液濃度
貯槽液濃度
貯槽液温度
給水流量
2.39
13.9
13.8
25.8
0.0
mS/cm
mS/cm
mS/cm
℃
L/min
3.42
2.92
2.42
1.92
1.42
17.9
15.9
13.9
11.9
9.9
17.9
15.9
13.9
11.9
9.9
手動運転
プリセット
工程確認
透析（希釈停止）
DAB－30E
'12/12/14（金）10:22

❸粉末型透析液溶解装置

- 装置内の配管から異音や液漏れがないか確認。
- 濃度の確認。
- 透析液原液の温度確認。
- 透析製剤残量の確認。

❹洗浄消毒薬貯留タンク

- 薬液量の確認。
  - 洗浄消毒薬は作り置きせずに1日に必要な量を作成する。

One Point Advice

塩素系洗浄剤は直射日光や高温度により分解が促進するため，貯留タンクの設置場所には注意する。

厳重注意

塩素系洗浄消毒薬と酢酸系洗浄消毒薬を誤混合すると高濃度の塩素ガスが発生し危険。

❺透析用監視装置

- 多人数用透析液供給装置から一番遠い透析用監視装置と個人用透析装置から透析液を採取し，以下の検査を実施する。

One Point Advice

透析用監視装置へ透析液を供給する配管が分岐する場合は，分岐したそれぞれの末端の透析用監視装置から透析液を採取し検査する。

- 透析液の組成確認（浸透圧計，電解質計，pH計）
- 残留消毒薬の確認
  - 次亜塩素酸系の洗浄消毒薬　⇒　遊離塩素濃度の測定
  - 過酢酸系の洗浄消毒薬　⇒　過酸化水素濃度の測定

注意事項

安全のため水処理装置での塩素濃度測定，透析用監視装置での残留消毒薬測定，透析液組成確認は必ず透析治療前に実施する。

注 意

メーカー推奨期間より短期間で劣化や異常が生じた場合は，メーカーと協議して適切な対策を講じる。

定期的に実施する項目

- 消耗品はメーカーの推奨期間または時間に従って定期的に交換する。

水処理装置

- 一次フィルタ，二次フィルタ
- 活性炭カートリッジフィルタ
- 紫外線殺菌灯（図7）
- エアフィルタ（図7）

厳重注意

紫外線は人体に有害なため，交換作業は消灯して作業する。目視点検が必要な場合は防護眼鏡や防護面，手袋を用いて点検すること。

図7　RO水タンク，紫外線殺菌灯，エアフィルタ

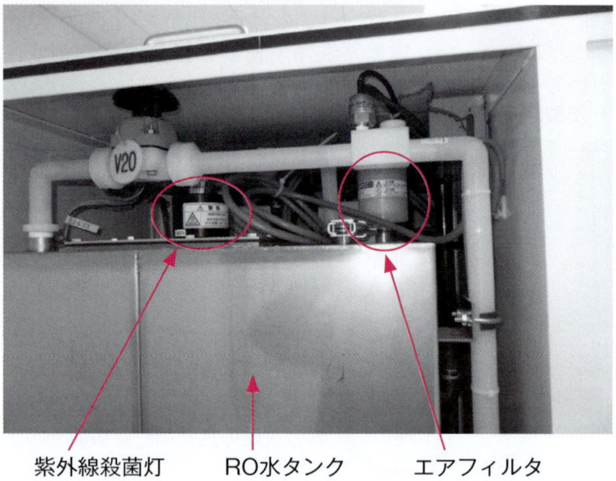
V20
紫外線殺菌灯
RO水タンク
エアフィルタ

UFフィルタ，ETRF

ラインフィルタ（図8）

図8　ラインフィルタ

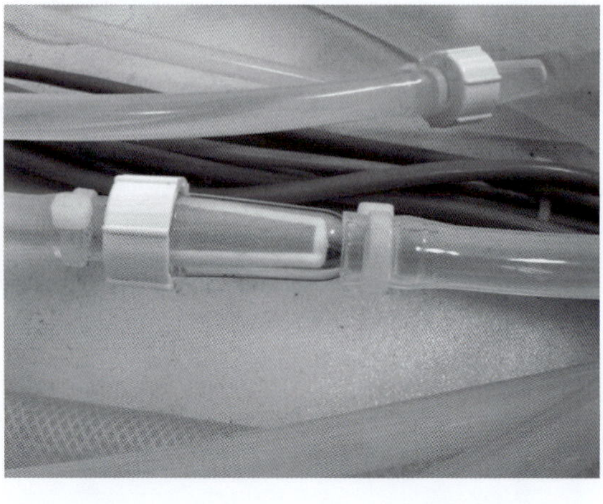

洗浄・消毒

- 透析治療が終了した後に多人数用透析液供給装置で洗浄消毒薬を適正濃度に調整して透析用監視装置に供給することで，供給装置から透析用監視装置まで消毒・洗浄する。
- 透析治療を開始する前にも事前洗浄を行う。

補 足

細菌やエンドトキシンに汚染された透析液で透析を行うと貧血や発熱の発生，透析アミロイドーシスなどの長期透析合併症やMIA症候群の発生リスクが高くなる。

❶なぜ洗浄が必要か？

- 細菌繁殖の温床となる有機物や炭酸塩を除去。
- 細菌の殺菌，バイオフィルムの除去。

❷洗浄消毒薬の種類は？

- **塩素系**：**次亜塩素酸ナトリウム**に代表されるもので，殺菌作用や洗浄作用を有する。洗浄力強化のための界面活性剤，防錆剤（ぼうせいざい），炭酸塩除去のためのイオン封鎖剤などを配合した透析装置専用の洗浄消毒薬もある。
- **過酢酸系**：過酢酸に過酸化水素と酢酸を混合した洗浄消毒薬。除菌効果と炭酸塩除去効果のほかに配管に付着した**バイオフィルムの剥離除去に優れる**。
- **熱水消毒**：65℃～100℃の熱水を利用した物理消毒法。**熱水が通らない場所でも熱伝導により消毒が可能**である。

補 足

熱水だけでは除去しきれないタンパク質や炭酸塩，クエン酸を加えることで効率的に除去する熱水クエン酸消毒も用いられる。

❸洗浄消毒の方法

●多人数用透析液供給装置・透析用監視装置

- **シングルパス方式**（図9a）：高濃度の洗浄消毒液を一定時間流し続けたのち水洗を行う方法。次回の透析開始まで透析用監視装置や配管内に処理水が滞留するため，細菌が繁殖し，汚染の危険度は増加する。
- **貯留封入方式**（図9b）：洗浄消毒薬を一定時間流し続けたのち，洗浄せずに次回の透析開始まで消毒薬を透析用監視装置や配管内に滞留させる方法。消毒効果が長時間持続するため細菌の繁殖を抑制する効果が高い。

One Point Advice

洗浄消毒液は，高濃度ほど効果が大きくなるが，装置に対する侵襲も大きくなる。逆に低濃度では，十分に効果が発揮されない場合がある。適正濃度で用いることが重要である。

図9 洗浄・消毒時間設定の一例

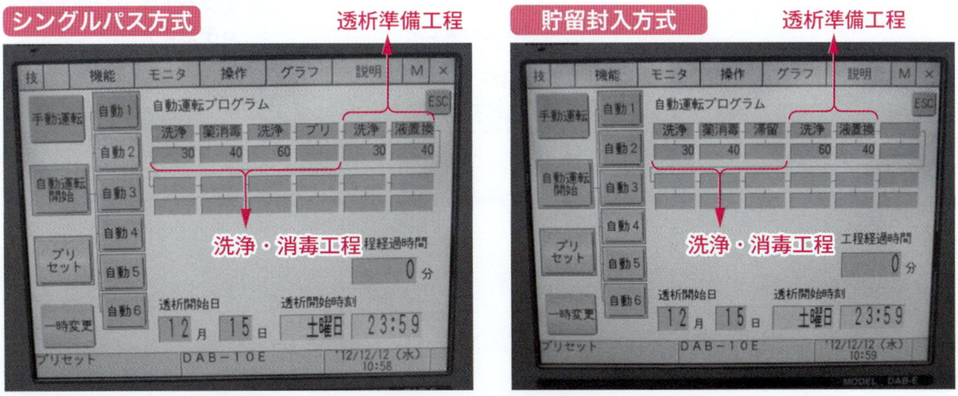

シングルパス方式
透析準備工程
洗浄・消毒工程
自動運転プログラム
洗浄 薬消毒 洗浄 プリ 洗浄 液置換
30 40 60 30 40
透析開始日 12月 15日
透析開始時刻 土曜日 23:59
貯留封入方式
透析準備工程
洗浄・消毒工程
洗浄 薬消毒 滞留 洗浄 液置換
30 40 60 40

シングルパス方式：前洗浄30分 → 消毒薬40分 → 後洗浄60分 → プリセット（停止状態）
貯留封入方式　　：前洗浄30分 → 洗浄消毒薬40分 → 滞留状態

B原液貯留タンク

- 原液を全量廃棄して処理水でタンクを洗浄後，100ppm程度の次亜塩素酸ナトリウムを充填する。消毒後は処理水で十分に洗浄する。

A原液貯留タンク

- 1カ月に1回程度，定期的にB原液貯留タンク同様に洗浄消毒を行う。

> **警　告**
> - タンクの洗浄に水道水は使用しない。
> - 水道水の基準では一般細菌100個/mL以下となっており，無菌水ではない。細菌の死骸であるエンドトキシンを大量に含んでいる。

粉末型透析液溶解装置

- 洗浄・消毒は，ほぼ全自動に行われる。
- メーカー推奨の洗浄消毒薬を適正濃度で使用する。

水処理装置

- メーカー推奨の洗浄消毒薬を適正濃度で使用する。

❹洗浄・消毒の確認法

- 正しく洗浄消毒ができているか確認するために，**エンドトキシン活性値測定**と**生菌検査**を定期的に実施する（図10）。

> **注　意**
> - A原液は浸透圧が高く，酢酸が含まれていることから，細菌は生存不可能な環境と考えて，A原液を注ぎ足して使用する施設も見受けられるが，近年，A原液タンク中に微生物が検出されたとの報告もあるため，A原液は透析終了後に廃棄することが望ましい。

図10　細菌検査用のR2A寒天培地とエンドトキシン測定装置

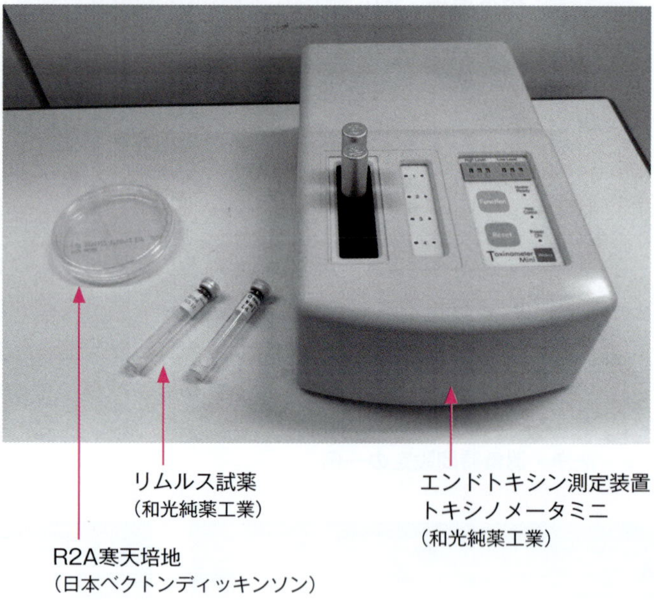
リムルス試薬
（和光純薬工業）
エンドトキシン測定装置
トキシノメータミニ
（和光純薬工業）
R2A寒天培地
（日本ベクトンディッキンソン）

❺測定法

注 意

コンタミネーション*5を防止するために測定環境を整え，測定手技を向上させること。

- エンドトキシン活性値測定 ⇒ リムルス試験法（比濁法または比色法）を用いる。
- 生菌検査 ⇒ 平板表面塗抹法またはメンブランフィルタ（MF）法を用いる。

❻サンプリングの場所と頻度

- 汚染状況を把握しやすくするため，装置ごとにサンプリングする（図11）。
- **月1回以上**の検査を定期的に実施するのが好ましい。

用語アラカルト

＊5 コンタミネーション（contamination）
細菌検査やエンドトキシン測定時に生じる手技的または環境（落下細菌など）による汚染。

MEMO

透析液を作成する部屋に殺菌灯やHEPAフィルタ（high efficiency particulate air filter）を搭載した空気清浄器を設置することで，埃や落下細菌による汚染のリスクは軽減する。

図11　採取ポイント

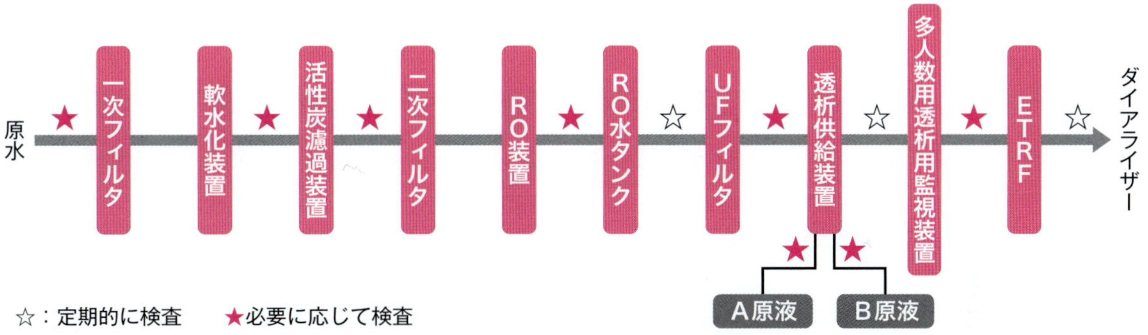

原水
★
一次フィルタ
軟水化装置
★
活性炭濾過装置
★
二次フィルタ
RO装置
★
RO水タンク
☆
UFフィルタ
★
透析供給装置
☆
多人数用透析用監視装置
★
ETRF
☆
ダイアライザー
★
★
A原液
B原液
☆：定期的に検査　★必要に応じて検査

採取場所が多いほど汚染部位の特定は容易だが，経済的負担も大きくなる。まずは☆の部位を定期的に検査する。汚染が確認されたときは，他の部位も検査して汚染源を特定し，対策を講じる。

2 代謝関連機器：水処理装置・多人数用透析液供給装置

❼サンプリング方法

●**処理水の採取**（図3）

- **サンプルユニットからの採取**：１分以上処理水を流したのち採取する。可能なら採取前に消毒用アルコールを封入し消毒しておく。
- **サンプルポートからの採取**：消毒用アルコールで消毒してから採取する。

厳重注意

サンプリングバルブを長時間解放すると，水処理装置や供給装置が停止する恐れがある。

●**透析液の採取**

- **多人数用透析液供給装置**：サンプルユニットより流量500mL/min以上で，５分以上透析液を流したのち採取する。可能なら採取前に消毒用アルコールを封入し消毒しておく。
- **透析用監視装置**：流量500mL/min以上で５分以上透析液を流したのち，サンプルポート（図12）の針貫通部を消毒用アルコールで消毒したのち採取する。

補　足

ダイアライザー透析液入口側のホースに専用の採取部品を装着しておく。部品はディスポーザブルが望ましい。

図12　サンプルポート

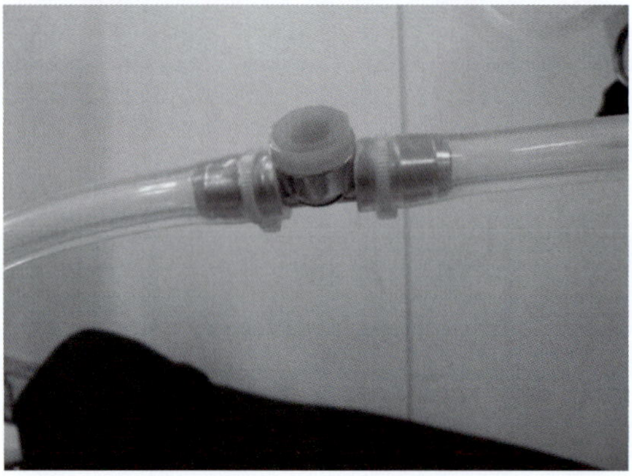

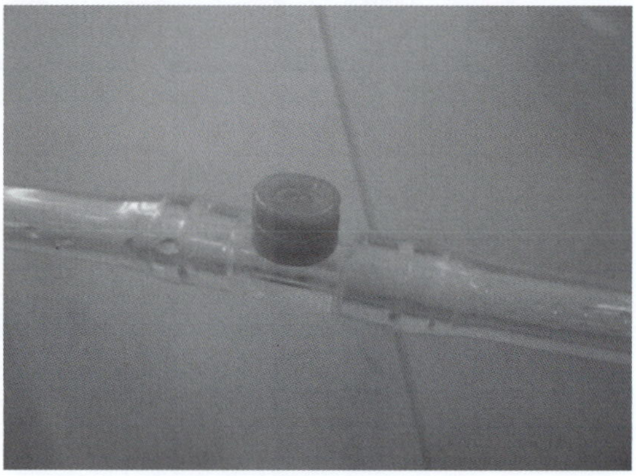

●**粉末型透析液溶解装置**

- サンプルユニットより流量500mL/min以上で，５分以上流したのち採取する。
- 可能なら採取前に消毒用アルコールを封入し消毒しておく。

❽管理基準値

●処理水

- エンドトキシン活性値：0.01EU/mL未満（目標値0.001EU/mL未満）
- 生菌数：10CFU/mL未満（目標値 1 CFU/mL未満）

●透析液

- エンドトキシン活性値：0.001EU/mL未満
- 生菌数： 1 CFU/mL未満

●逆濾過透析液を用いた装置を使用する場合

- エンドトキシン活性値：0.001EU/mL未満
- 生菌数： 1 CFU/mL未満

●オンラインHDF/HF

- 処理水・透析液ともに注射用水の水質レベルを推奨。

❾もし汚染が確認されたら！

- 汚染を放置すると清浄化に要する時間および労力が格段に上昇する。
- 汚染源を特定し速やかに対策を講じる。

参考文献

1）（社）日本臨床工学技士会透析液等安全委員会: 透析液清浄化ガイドラインVer.2.00, 2011.
2）（社）日本透析医学会学術委員会: 透析液水質基準と血液浄化器性能評価基準, 2008.
3）「臨床透析」編集委員会: 血液浄化機器2007, 日本メディカルセンター, 2007.
4）特定非営利活動法人日本医工学治療学会: 血液浄化装置メンテナンスガイドブック, 秀潤社, 2006.

1 人工呼吸器

宮地哲也

装置外観

図1　人工呼吸器の構成

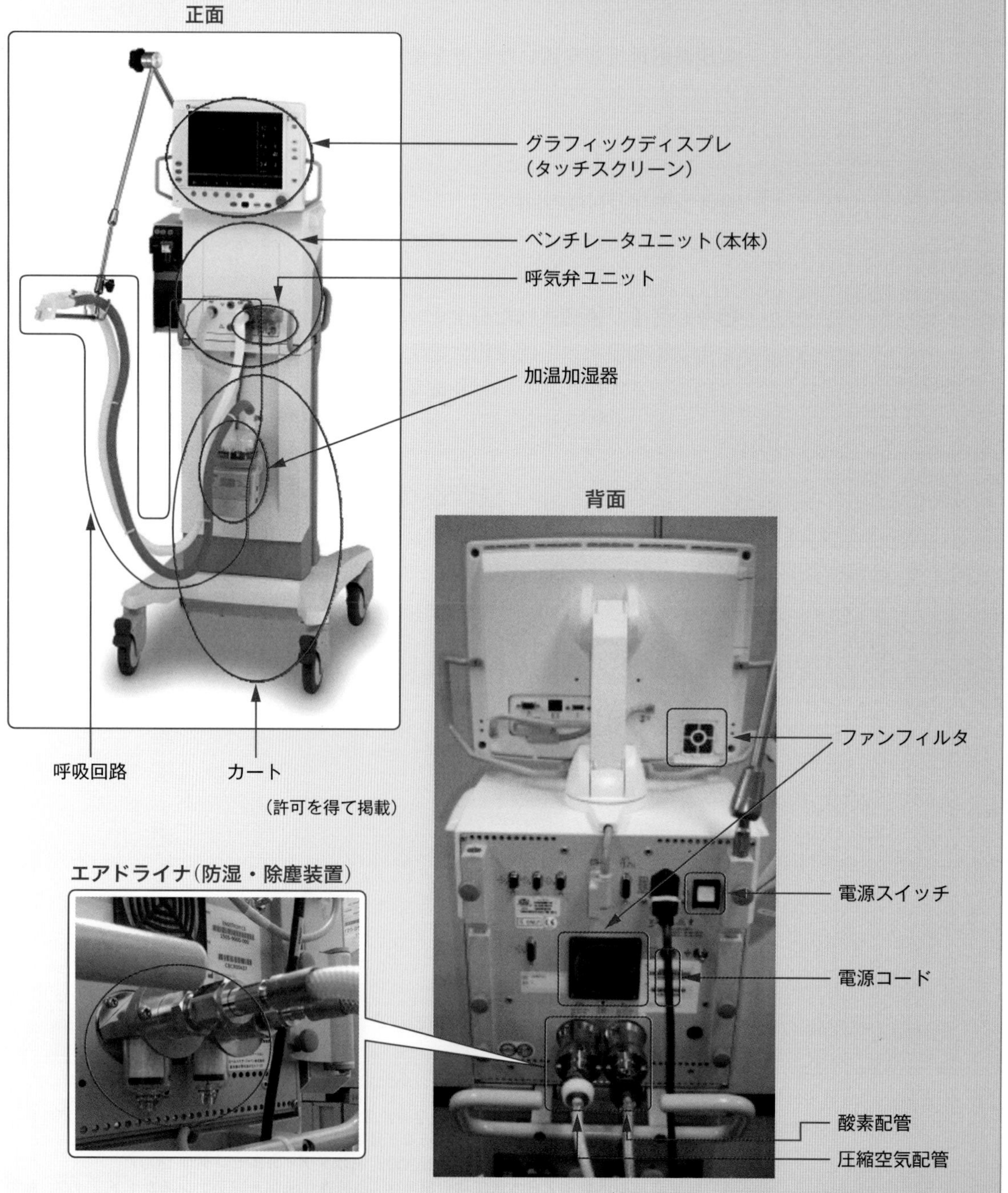
正面
グラフィックディスプレ（タッチスクリーン）
ベンチレータユニット（本体）
呼気弁ユニット
加温加湿器
呼吸回路
カート
（許可を得て掲載）
エアドライナ（防湿・除塵装置）
背面
ファンフィルタ
電源スイッチ
電源コード
酸素配管
圧縮空気配管
〔GE Healthcare社製：Engstrom Carestation〕

何をする装置？

定義

- 呼吸気道に適量のガスを供給することによって，肺胞換気を支援・管理するために用いる自動循環機能を備えた装置をいう。
- 呼吸ガスは，マウスピース，マスク，気管チューブを経て患者の気道に供給される。
- 多数の異なる用途（麻酔，集中治療，新生児，搬送，高周波，特定の患者に関連する特殊用途など）において呼吸支援を行うことができる。
- 呼吸回路とともに用いる。

使用目的

- 酸素化の改善，換気の改善，呼吸仕事量の軽減に使われる。

> **MEMO**
>
> 1. **酸素化改善の目的**：動脈血酸素分圧（PaO_2）の改善
> PaO_2の正常値：100-age/4mmHg（80–95mmHg）
> 2. **換気改善の目的**：CO_2排泄の補助，$PaCO_2$の正常化（正常：35-45mmHg）
>   一回換気量の改善・補助，あるいは呼吸リズムの改善・補助を目的とする。
> 3. **呼吸仕事量の軽減目的**：適切な換気補助により，呼吸仕事量が減少し，患者は安楽となる。

人工呼吸器の動作原理

- 現在主流となっている「陽圧式人工呼吸器」の作動原理は，吸気時には自動的に呼気弁が閉じ，患者の肺に陽圧がかかって吸気が起こる。
- 呼気時には呼気弁が開き，気道内圧と大気圧の差で呼気ガスが呼出される。
- また，呼気は胸郭と肺の弾性収縮力によりガスが呼出されており，人工呼吸器による呼出操作は行われない。

人工呼吸器の基本構造（図2）

- 人工呼吸器の内部構造は非常に複雑になっているが，基本的な構造および構成は図2に示すように，
  ❶駆動（動力）源接続部
  ❷人工呼吸器本体
  ❸呼吸回路
  から構成されている。

図2　基本構造

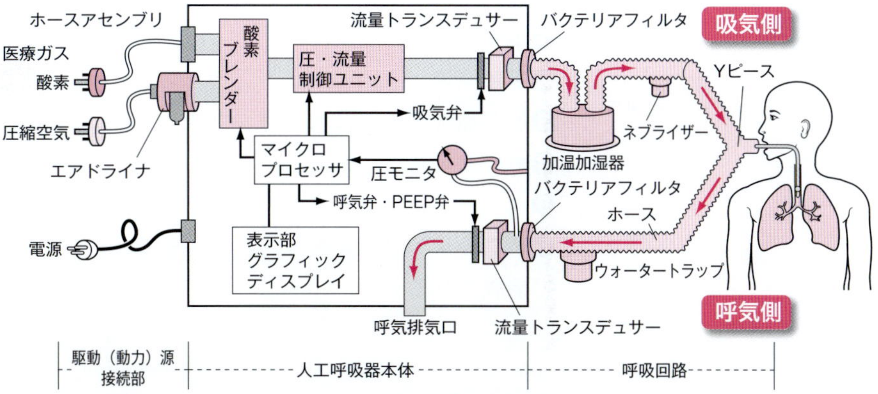

ホースアセンブリ
医療ガス
酸素
圧縮空気
エアドライナ
電源
酸素ブレンダー
圧・流量制御ユニット
流量トランスデューサー
吸気弁
マイクロプロセッサ
圧モニタ
呼気弁・PEEP弁
表示部 グラフィックディスプレイ
呼気排気口
流量トランスデュサー
バクテリアフィルタ
吸気側
Yピース
ネブライザー
加温加湿器
バクテリアフィルタ
ホース
ウォータートラップ
呼気側
駆動（動力）源接続部
人工呼吸器本体
呼吸回路

（沼田克雄 監修: 人工呼吸療法 改訂第3版—各種人工呼吸器の使用法と患者管理の実際—, 秀潤社, 2001. 改変引用）

❶駆動源接続部

- 人工呼吸器を作動させる駆動源は，電気および医療ガス（酸素・圧縮空気）が必要となるため，それらに接続する電源コード，電源プラグ，酸素・圧縮空気のホースアセンブリ，アダプタプラグを示す。
- 酸素と圧縮空気の供給接続口には「**エアドライナ**（防湿・除塵装置）」が装着されている。
- 圧縮空気はコンプレッサにより空気を圧縮して作るため，空気中の塵埃や水分などを含んでいる。これを解消するためにフィルタや除湿装置がコンプレッサ本体に取り付けられているが，異常をきたした場合には塵埃や水分などが医療ガス配管を通り，配管末端器より人工呼吸器に送り込まれ故障の原因になる。
- これを防止するためにエアドライナが人工呼吸器本体のガス取り入れ口に装着されている。

❷人工呼吸器本体

MEMO

最近は酸素と窒素を混合し，人工的に合成空気（酸素濃度22%）を作り使用している施設が多くなってきている。合成空気の場合にはエアドライナの装着は不要となる。

- 酸素ブレンダは，酸素と空気を混合して設定された酸素濃度に調節する部分。
- 圧・流量制御ユニットは，濃度が調節されたガスの送気を調節する部分で，換気量や流量の測定や医療ガス供給圧や気道内圧の測定に関わるセンサ類が内蔵され，得られた情報をもとにCPUによって制御しながら適切に設定し患者にガス送気する。
- 吸気弁は患者が吸気する間は開き，呼気の間は閉じる弁。呼気弁は患者が呼気をする間，開かれる弁。この吸気弁と呼気弁の一連の制御方式はさまざまであるが，2つの弁とモニタ機能によりコントロールされる。
- 表示部・グラフィックディスプレイからは換気条件や警報設定の入力ができることや，患者の気道内圧，換気量，流量に関する表示や換気力学評価（換気量－圧曲線，流量－換気量曲線），警報状態の情報が表示され容易に患者状態を把握できる。

❸呼吸回路

- 呼吸回路は吸気側回路と呼気側回路に分けられ，
  ❶ホース
  ❷Yピース
  ❸加温加湿器または人工鼻
  ❹ネブライザ
  ❺ウォータートラップ
  ❻バクテリアフィルタ
  で構成される。

❶ホース

- 人工呼吸器本体から送気されたガスを患者まで運搬し，患者から呼出されたガスを大気中に排出させる管のことで「蛇管」ともいう。
- 用途によって成人用，小児用，新生児専用があり，再生使用回路と使い捨て回路がある。
- さらに，加温・加湿された送気ガスが室温との温度差で起こる回路内結露を防ぐためと，加湿効果を維持するためにホースヒータが吸気側回路内に備えたものもある。
- また，呼気側回路内の水分による人工呼吸器本体の影響を防ぐために，呼気側回路にもホースヒータを備えたものもある。

❷Yピース

- 吸気回路および呼気回路の接続口と気管チューブや気管切開チューブとの接続口で先端部が内径15mm，外径22mmと規格が定められており，人工呼吸器には，いろいろな機種があるが呼吸回路は口径が統一されている。

❸加温加湿器・人工鼻

- 患者に送気されるガスの加温および加湿を行うもので，「能動的加温加湿器（加温加湿器）」と「受動的加温加湿器（人工鼻）」がある（「3　加温加湿器（76ページ）」「4　ネブライザ（86ページ）」参照）。

❹ネブライザ

- 気管支拡張剤や粘液溶解剤などの投薬を細かい粒子（10μm程度）をつくり，吸気ガスと一緒に吸入させる装置である（「3　加温加湿器（76ページ）」「4　ネブライザ（86ページ）」参照）。

❺ウォータートラップ

- 呼吸回路内に貯留した水を溜める部分で，貯留した水は適時捨てる必要がある。
- ウォータートラップの位置は呼吸回路で最も低い部位に位置することが必要である。

❻バクテリアフィルタ

- 人工呼吸器本体の吸気側出口部や人工呼吸器本体と呼気側呼吸回路の接続部にはバクテリアフィルタを装着した機種もある。
- 吸気側フィルタは，医療ガス内の塵埃や細菌・異物除去やガスの汚染を防止するフィルタで，本体の吸気口に接続する。
- 呼気側フィルタでは，患者の肺内・気道から排出された菌が除かれる。

日常のお手入れ

外装の清掃と消毒方法

- 人工呼吸器は機種により異なるが，本体・グラフィックディスプレイ・加温加湿器・呼吸回路で構成され，背面には電源スイッチ・電源コード・酸素と圧縮空気の耐圧管と冷却用ファンフィルタが配置されている（**図1**）。
- 患者使用中の外装清掃は，最低でも週に1回は清掃することが望まれる。刺激性の低い医療用洗浄剤（**表1**）を染み込ませた柔らかい湿った布で本体の表面を清掃する。
- フェノール，アンモニウム塩，塩素化合物，グルタールアルデヒド（2％以上）が入った洗浄剤で清掃するとプラスチックパーツや操作パネルの表面にダメージを与える恐れがあるため，各取扱説明に従って清掃・消毒を行う。

表1　ノンクリティカル器具の消毒

ベンザルコニウム塩化物	0.1～0.2%
クロルヘキシジングルコン酸塩	0.1～0.2%
ベンゼトニウム塩化物	0.1～0.2%
アルコール系消毒薬 （消毒用エタノール，70%イソプロパノール，イソプロパノール添加エタノール液）	
次亜塩素酸ナトリウム液	200～1,000ppm

（文献1より改変引用）

- グラフィックディスプレイ（タッチスクリーン）は，柔らかい布をイソプルアルコールまたは非研磨性のガラス洗浄剤で湿らせ，スクリーンを拭き取る。
- 人工呼吸器本体とグラフィックモニタの背面にあるファンフィルタは必要に応じて，清掃または交換すること（**図1**）。埃でフィルタが詰まると機器内の温度が上昇しオーバーヒートを招く恐れがある。
- 人工呼吸器には呼気弁ユニットが外付けになっている機種と本体内蔵の機種がある。本体外付けユニットは，呼気弁ハウジング，ダイヤフラム（呼気弁）ウォータートラップ，フローセンサがあり，人工呼吸器使用後ごとに分解・洗浄・乾燥・滅菌を行う（**図2**）。
- 呼気弁ユニットが本体に内蔵型された人工呼吸器は，患者呼気の汚染における医療従事者および周辺患者への感染防止対策や，加湿器によるダイヤフラム（呼気弁）や，換気量計への水滴防止として本体外付けでバクテリアフィルタが装着されている機種がある。このフィルタはヒータが内蔵されていて，フィルタ内の水分除去機能を備えて，加温加湿器やネブライザの水滴による目詰まりを抑えることができる（**図3**）。

MEMO

フローセンサの役割と種類
換気量をモニタするために吸気や呼気のガス流を測るセンサで，
①差圧トランスデューサ
②熱線フローセンサ
③超音波フローセンサ
がある。

図3　呼気弁ユニット：分解図

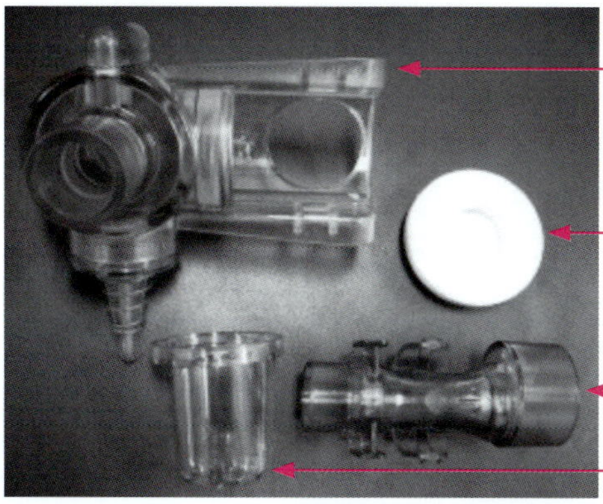
呼気弁ハウジング
ダイヤフラム（呼気弁）
フローセンサ
ウォータートラップ

- 使用後の人工呼吸器本体および酸素・圧縮空気の耐圧管や電源コード類はノンクリティカル器具[1)]であるので，通常，**表1**のような消毒薬で清掃を行う。
- また，血液や痰などで汚染された場合には，よく清拭した後，1,000ppm（0.1％）次亜塩素酸ナトリウムやアルコールで消毒する。アルコールを含む消毒剤を使用すると材質によっては，ひび割れが起きることがあるので，メーカー推奨の方法を確認のうえ清掃を行うこと。
- エアドライナには，①ボウル，②Oリング，③フィルタエレメントの3点で構成され，定期的に点検を行い，水滴や汚れがある場合はフィルタエレメントを交換する。
- ボウル下部には水抜き一方向弁が付いていて，ボタンを押すことでボウル内の水分を除去できる（**図4**）。

MEMO

単身用コンプレッサで圧縮空気を使用するときは，中央配管の大型コンプレッサより水分除去能が低くエアドライナ内に水が溜まりやすいので注意する。

図4　エアドライナ：分解図

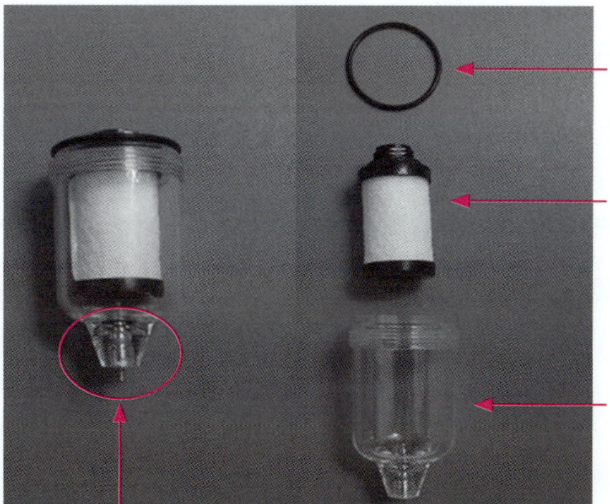
Oリング
フィルタ
エレメント
ボール
水抜き弁

警告

人工鼻使用の禁忌

①大量の気道分泌がある。
②粘度の高い痰を喀出する。
③血性の気道分泌がある。
④低体温療法中(<32℃)。
⑤完全に自発呼吸があり，分時換気量が多い(>10L)。
⑥持続的ネブライザの使用。
⑦気道熱傷がある。

人工呼吸回路

- 人工呼吸回路は，機種によって形態はさまざまである。ここでは代表的な構成として加温加湿器使用と人工鼻使用を示す(図5)。
- 人工鼻を使用する場合，加温加湿器やウォータートラップが不要となるため，回路がシンプルになる。使用に際してのメリットと，禁忌事項を理解したうえで使用することが大切である。

図5　呼気口にフィルタが搭載されている機種

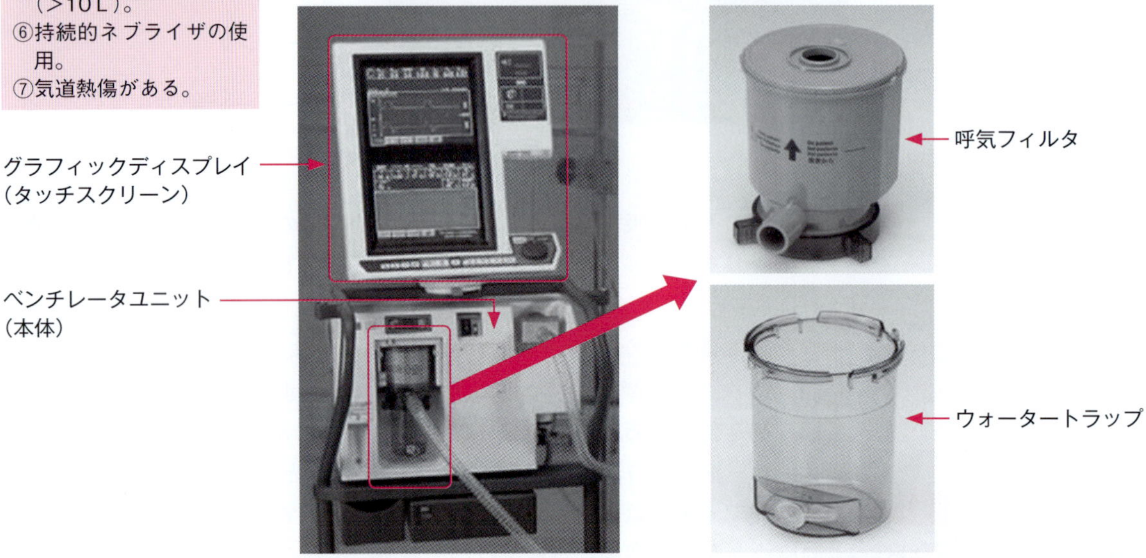

グラフィックディスプレイ
(タッチスクリーン)
ベンチレータユニット
(本体)
呼気フィルタ
ウォータートラップ

〔COVIDIEN社製：Puritan Benntt™840〕
(許可を得て掲載)

図6　呼吸回路の組み立て方法

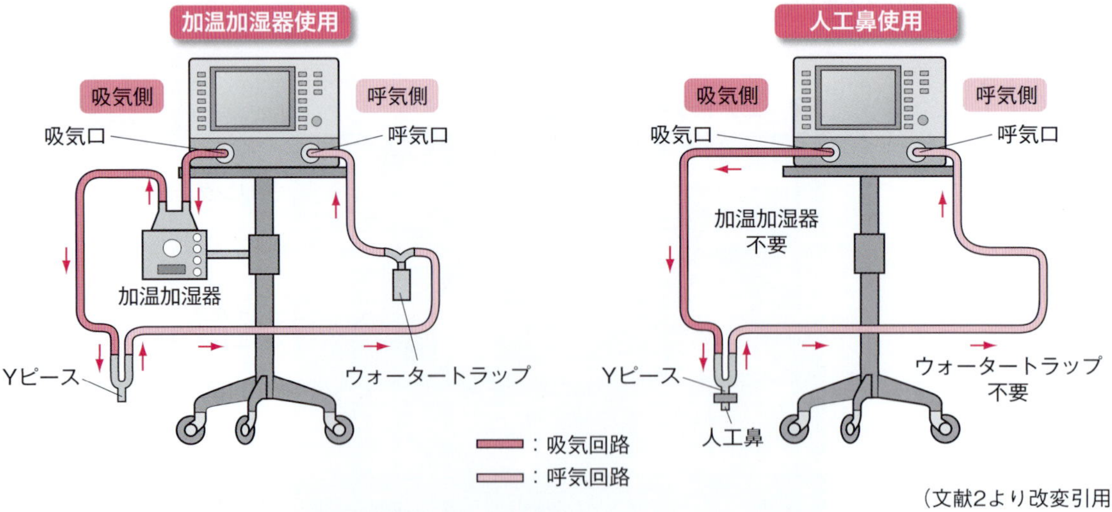

加温加湿器使用
吸気側
呼気側
吸気口
呼気口
加温加湿器
Yピース
ウォータートラップ
人工鼻使用
吸気側
呼気側
吸気口
呼気口
加温加湿器
不要
Yピース
人工鼻
ウォータートラップ
不要
：吸気回路
：呼気回路

(文献2より改変引用)

呼吸回路の消毒と滅菌

- 呼吸回路の汚染は人工呼吸器使用の開始と同時に始まり，患者間の相互感染だけでなく医療スタッフへの感染防止のために消毒や滅菌の必要がある。
- スポルディングの指標によれば，呼吸回路はセミクリティカル物品(粘膜や健康でない皮膚に用いる物品)であり，高いレベルでの消毒ないし中等度レベル以上の消毒が必要とされる（**表2**）。

- 呼吸回路には「❶ディスポーザブル回路（１回限り使用）」と「❷リユーザブル回路（再使用可能）」の２種類がある。「日本呼吸療法医学会」の人工呼吸器安全使用のための指針では，呼吸回路はディスポーザブル製品の使用を推奨している[5]。

❶ディスポーザブル（使い捨て）回路

- 使用後は再滅菌や再消毒を行わないで廃棄する。

❷リユーザブル（再使用）回路

- 各医療施設の定める交換サイクルに則って，使用後は呼吸回路の各パーツごとに分解し消毒液に侵浸した後，流水で十分に洗い流し，乾燥後に滅菌を行う。
- 回路の滅菌は，一般的にガス滅菌（EOG：Ethylene Oxide Gas）または，オートクレーブ（AC：Autoclave）（高圧蒸気滅菌）で行う（**表3**）。

表2　スポールディング分類例

クリティカル滅菌	セミクリティカル消毒	
	高レベル消毒	中等度レベルの消毒
物品に付着した微生物をすべて芽胞を含めて除去・殺滅する	芽胞を除くすべての微生物を取り除く，または殺滅する	ほとんどの栄養型の細菌，ウイルス，真菌，結核菌を殺滅する
高圧蒸気滅菌 乾熱 EOG プラズマ 放射線	熱水 グルタールアルデヒト 安定化過酸化水素 塩素化合剤	塩素 フェノール ヨードホルム エチルアルコール

（文献3，4より改変引用）

表3　再使用呼吸回路の滅菌・消毒

オートクレーブ	132℃　3～5分
	126℃　10分
	121℃　15分
エチレンオキサイドガス（EOG）	55℃

（文献1より改変引用）

人工呼吸器の使用前・使用中・使用後の点検[6]

- 人工呼吸器に関する有害事象は，保守管理の不備と使用中の操作・設定などの確認が不十分だったことが原因で発生している。
- 人工呼吸器を使用する際のトラブルを未然に防止するために，平成18年6月に「医療法」が改正され，医療機関において医療機器の保守点検・安全使用に関する管理体制を整備して，定期点検，使用前・使用中・使用後点検のチェックリストを常備し，適切な点検を実施することが義務づけられた。
- ここでは，使用前・使用中・使用後の具体的な点検ポイントを説明する。

● 使用前点検[7]

- 患者に人工呼吸器を装着する前に，現場において人工呼吸器本体や呼吸回路，および加温加湿器が安全に正しく作動することを点検する（**表5**）。

表5　使用前点検表

	点検項目	内容	合否
a 駆動源	①供給電源の警報の確認	電源プラグがコンセントに差し込まれていない状態で，電源スイッチを入れたとき，供給電源の警報が鳴ること（【例】電源遮断，供給電圧低下など）	
	②電源の確保	電源プラグやコードに破損などがないこと。電源スイッチを切った状態で，電源プラグを所定の電源コンセントに差し込む。医療機器用無停電電源を用いること	
	③供給ガスの警報の確認	空気および酸素の耐圧管に破損などがないこと。空気または酸素のいずれかの耐圧管をガス供給源につなぐとき，供給ガス警報がなること（【例】供給ガス圧低下，空気・酸素供給圧異常など）	
	④供給ガスの確保	空気と酸素耐圧管を所定のガス供給源につなぐ。双方の供給圧が適正なとき供給ガスの警報が鳴らないこと。供給ガス圧力計がある機種では，双方の値を確認して記録する	
b 呼吸回路・加温加湿器	①呼吸回路の接続確認	清潔で破損などがない完全な呼吸回路セットを取扱説明書に従って正しく接続する	
	②加温加湿器の準備と確認	取扱説明書に従い，加湿チャンバのセットアップ，滅菌蒸留水の注入など必要な操作をする。人工鼻を使う場合は，使用前の点検がすべて終了してから使用直前に所定の部位につなぐ	
	③気道内圧計のゼロ指示確認	人工呼吸器を作動させていない状態で，気道内圧計がゼロを示していること	
	④テスト肺の接続	清潔で破損などがないテスト肺を呼吸回路の患者接続部につなぐ	
	⑤加温加湿器の動作確認	加温加湿器の電源スイッチを入れて，温度設定など必要な設定を行う	
c 換気動作の確認	①電源投入	電源スイッチを入れたとき，電源ブレーカ作動やヒューズ遮断がないこと	
	②呼吸回路の気密度の確認	呼吸回路内を一定の圧力で保つ気密チェックができる機種で行う（いわゆるリークテストを行う）	
	③換気条件の設定	調節呼吸のみとなる換気モードを選び，必要な条件設定を行う。酸素濃度，呼吸回数，吸気・呼気時間，一回（または分時）換気量（従量式で使うとき），最大吸気圧（従圧式で使うとき），PEEP/CPAP	
	④換気動作の目視確認	③で設定した条件で作動していることをテスト肺の動きを見て確かめる。このとき，異常な動作音や異臭がないこと	
	⑤酸素濃度の確認	酸素濃度計を用いて供給酸素濃度を測って記録し，許容される誤差内にあること	
	⑥換気量の確認	換気量モニタやスパイロメータを用いて，一回または分時換気量を測って記録し，設定値と実測値が許容される誤差内にあること	
	⑦気道内圧の確認	気道圧モニタや気道内圧計で最大吸気圧，PEEP（CPAP時の差圧）を測って記録し，設定値と実測値が許容される誤差内にあること	
	⑧手動換気の確認	手動換気を行うごとに呼吸回路にガスが送られ，テスト肺が膨らむこと	
	⑨換気回数の確認	モニタ内臓機種では換気回数測定値を読み取る。ストップウォッチで30秒または1分を測り，実際の換気回数を数える	
d 警報動作の確認	①気道内圧警報の確認	C）-③で設定した換気条件に従って上限および下限警報を設定する。換気条件を変えないでそれぞれの警報設定を変えるとき警報が鳴ること（【例】気道内圧上限・加減，低圧・高圧）	
	②換気量警報の確認	C）-③で設定した換気条件に従って上限および下限警報を設定する。換気条件を変えないでそれぞれの警報設定を変えるとき警報が鳴ること（【例】一回または分時換気量上限・下限）	
	③酸素濃度警報の確認	C）-③で設定した酸素濃度に上限・下限警報を設定する。濃度設定を変えないでそれぞれの警報設定を変えるとき警報が鳴ること（【例】酸素濃度上限・下限）	
	④回路はずれ時の警報確認	患者接続部を大気開放にしたとき気道内圧の低下を示す警報が作動すること（【例】気道内圧下限，低圧，あるいは無呼吸）	
	⑤消音動作の確認	気道内圧あるいは換気量に関する警報を作動させ，消音スイッチを押してから所定の時間が過ぎたとき，再び警報が鳴ること	
	⑥バッテリ作動	非常用バッテリ内蔵機種では，バッテリ容量が十分であることの確認	
e 最終チェック	①-a 加温加湿の状態	患者接続部において，適正な温度にガスが暖められ，かつ十分な湿度があること	
	①-b 人工鼻の状態	未使用の清潔なものが正しく取り付けられていること	
	②ネブライザ動作の確認	ネブライザから噴霧される薬液が患者接続口に到達していること。ネブライザ動作により，換気条件の見直し・変更の必要がある機種では取扱説明書に従って行う	

（文献5より改変引用）

❶人工呼吸器本体の外観点検

- 人工呼吸器本体やパネルなどの表示部，各ダイヤルやスイッチなどの破損や亀裂，緩み，紛失，汚れがないことや内部バッテリの充電容量を確認する。

❷駆動源の点検

①**電気の供給**：電源コード・電源プラグの破損や亀裂がないことを確認する。

- 人工呼吸器は生命維持監視装置であるため，停電時や災害時でも電源を供給する非常電源コンセントに必ず接続する。

②**医療ガスの供給**：人工呼吸器は酸素（緑色）と圧縮空気（黄色）を使用するため，各ホースアッセンブリホース（耐圧ホース）の亀裂や破損，アダプタプラグの破損がないことを確認する。

- 医療ガス配管設備の配管末端器（アウトレット）に確実に接続し，接続部からの漏れがないことを確認する。

● 呼吸回路・加温加湿器の点検

- 加温加湿器本体および温度プローブなどの付属品に破損や亀裂，接続不良がないことを確認し，滅菌水を適量レベルまで入っていることを確認後，加温・加湿の電源を投入，設定温度まで加温されることを確認する。

❶テスト肺による作動点検

①換気量動作の確認：呼吸回路のリークテストは電源投入後，自己診断機構などに異常がないことを確認した後，呼吸回路のYピースを塞ぎ，次のａ～ｃの設定によりリークの有無について気道内圧計を見ながら確認をする。

a　吸気時間を長く設定する（吸気時間を遅く）。

b　気道内圧上限設定を最高に設定する。

c　吸気終末ポーズまたは吸気終末プラトー（EIP：end-inspiratory pause, end-inspiratory plateau）を長く設定する。

②呼気終末陽圧（PEEP：positive end-expiratory pressure）を設定する。

・気道内圧計の圧指針の低下がない場合はリークなし。低下が確認された場合は，Yピースから人工呼吸本体に向けてリーク箇所を確認する。リークテストは各機種により異なるので，機種ごとの手順表により実施する。

③換気条件の設定

・調節換気モードまたは指示どおりに設定し，動作確認を行う。

④酸素濃度計により酸素ブレンダの設定と表示が同等であることを確認する。

・表示が違う場合や異常のランプが点灯している場合は，酸素センサの寿命などを考慮する。また，人工呼吸器に酸素濃度計が搭載されている機種は，各メーカーの定める基準により酸素センサの交換を適時行う。

⑤トリガ感度：テスト肺を操作し，トリガ感度の動作確認を行う。
⑥警報動作の確認：重要なアラームが正常に作動するか確認を行う。
・気道内圧警報(上下限)，換気量警報(上下限)，酸素濃度警報，消音スイッチの動作確認などを行う。

❷使用中点検[7)]

• 使用中点検には人工呼吸施行中の患者の状態を評価することともに，人工呼吸器に異常なく適正に使用されていることを確認する(**表6**)。

表6　使用中点検表

	点検項目	内容	合否
a　呼吸路器・加温加湿器	①呼吸回路の確認	呼吸回路のチューブやコネクタ類の接続がしっかりしており，ひび割れや破損がなくリークがないこと	
	②加温加湿器の動作確認	設定温度や湿度で安定していること。滅菌蒸留水の補給を要する機種では加湿チャンバ内の水位をチェックすること。人工鼻の場合，交換時期に備えて新しいものを用意する	
	③呼吸回路内過剰水分排出	呼吸回路内に水の貯留などがみられるとき，回路内ウォータートラップからこれらを排出する。必要であれば呼気弁も点検すること	
b　換気動作の確認	①換気条件の設定	医師から指示された設定条件が維持されていること	
	②換気動作の目視確認	患者の胸の動きと気道内圧計の指示を見て，所定の換気動作が行われていること。また，異常な動作音や異臭がないこと	
	以下③～⑥は患者より呼吸回路をはずして行う場合もあるので，必ず容態を確認し，医師の許可を得ること		
	③酸素濃度の確認	酸素濃度計を用いて供給酸素濃度を測って記録し，許容される誤差内にあること	
	④換気量の確認	換気量モニタやスパイロメータを用いて，一回または分時換気量を測って記録し，設定値と実測値が許容される誤差内にあること	
	⑤気道内圧の確認	気道圧モニタや気道内圧計で最大吸気圧，PEEP〔CPAP(持続気道陽圧)時の差圧〕を測って記録し，設定値と実測値が許容される誤差内にあること	
	⑥手動換気の確認	手動換気を行うごとに呼吸回路にガスが送られ，テスト肺が膨らむこと	
	⑦気道ケア(吸引操作)前後の確認	特に吸引操作の後で100%酸素によるフラッシュを行った場合，人工呼吸器の換気動作と警報機能	
c　警報設定の確認	①警報条件の設定	医師から指示された設定条件が維持されていること	

(文献5より改変引用)

❸患者状態の確認

• 医療スタッフ間で，胸部X線写真，胸部CT，動脈血液ガス分析値，原疾患，既往歴，呼吸管理の方針の確認を行い，以下の項目について定期的に評価を行う。
①胸部X線写真
②血液検査データ
③一般身体所見(脈拍数，血圧，聴診，視診，意識レベル)
④原疾患の治療
⑤血液ガス分析値
⑥水分バランス
⑦人工気道の固定位置，カフ圧
⑧加温加湿状態

> **警告**
> **エアリーク**
> エアリークが起きると最大の問題は，設定された換気量が患者に供給されなく換気不全状態になることである。エアリークの箇所がすぐにわかればよいが，見つけるのに手間どると患者の呼吸状態が悪化してくる。まず，患者の換気状態がどのようになっているかを確認し，換気ができていなければ用手人工呼吸で換気を確保する。リーク箇所の特定といった作業は，患者の生命が確保された後に行う。
> リークが起きやすいワースト4には下記の箇所が考えられる。
> ①呼気弁周辺
> ②加温加湿器周辺
> ③蛇管のピンホール（センサや温度プローブ接続口）
> ④気管チューブのカフ漏れ

❹人工呼吸器の動作点検

- 人工呼吸器の点検を以下の項目で毎日実施する。
  ①電源コードの破損および電源プラグの接続状態。
  ②酸素と圧縮空気のホースアセンブリの破損や亀裂および接続状態。
  ③呼吸回路内の水貯留の有無。
  ④加温加湿チャンバの水量レベルの確認，もしくは人工鼻の汚染の有無および加温加湿の度合い。
  ⑤吸気側と呼気側フィルタにおける汚染や水貯留の有無。
  ⑥換気様式，吸入酸素濃度，一回換気量，吸気圧，吸気時間，PEEP値，I：E比，呼吸回数などの設定と作動状況。
  ⑦換気量，気道内圧，換気回数，吸入酸素濃度などの警報装置の設定。
  ⑧人工呼吸器本体からの異常音の有無。

呼吸回路交換時の対応

- 呼吸回路交換実施者は呼吸回路構成や人工呼吸器の原理を理解している者で，２名以上で用手人工呼吸を実施しながら交換を行う。
- 呼吸回路交換終了後，テスト肺を用いて設定された人工呼吸器条件どおりに作動するか確認する。
- 次に呼吸回路を患者に接続し，呼吸音の聴取，換気量の確認，パルスオキシメータやカプノメータ（呼気二酸化炭素モニタ）の測定結果を確認する。

❶使用後（終業）点検[7]

- 患者からはずした後で，人工呼吸器や加温加湿器などの付帯するものに，不具合や破損が生じて安全を損ね危険を招くようなことが起きていないこと確認する。
- 次回の使用に備えて，始業点検に準じた点検を行い安全確保する（**表7**）。

表7　使用後点検表

	点検項目	内容	合否
a　呼吸回路・加温加湿器	①呼吸回路の取り外し	ディスポーザブルのものは廃棄し，リユーザブルのものは定められた方法で消毒または滅菌を行う	
	②加湿チャンバ，人工鼻の取り外し	これらはディスポーザブルである場合が多いので廃棄する	
	③機種固有部品の扱い	取扱説明書に従い，新品との交換，あるいは消毒や滅菌を行う	
	④加温加湿器の作動停止	必ず先に電源スイッチを切り，電源コンセントから電源プラグを抜くこと。破損した箇所がないこと。薬液や血液で汚染された箇所があれば清掃すること	
b　人工呼吸器	①人工呼吸器の作動停止	必ず先に電源スイッチを切り，電源コンセントから電源プラグを抜くこと。破損した箇所がないこと。空気と酸素耐圧管を供給ガス源からはずす。耐圧ホースや接続部に不具合や破損がないこと。薬液や血液で汚染された箇所があれば清掃すること	
	②定期点検時期の確認	精算時間あるいはメンテナンス記録を見て，製造元などの定期点検時期にある場合，速やかに定期点検を実施する	
	③取扱説明書	人工呼吸器や加温加湿器，および付帯するものについての取扱説明書がいつでも見られる状態になっていること	

（文献5より改変引用）

①人工呼吸器本体および再使用呼吸回路などの亀裂，破損，紛失の有無を確認する。

②ディスポーザブル回路などは廃棄する。再使用回路は部品ごとに分解後洗浄消毒を行う

③感染症の有無を確認する。

④人工呼吸器本体の清掃。

⑤冷却用ファンフィルタの清掃。

⑥ 呼吸回路を装着

・すぐに使用できるように始業点検に準じた点検を行い，清潔に保っておく。

・定期点検の時期の確認，点検記録は必ず保管する。

参考文献

1）伏見両了, 島崎　豊, 吉田葉子 編著: これで解決！ 洗浄・消毒・滅菌の基本と具体策, ヴァンメディカル, 2008.

2）磨田　裕 編著: 早わかり人工呼吸ケア・ノート, 照林社, 2008.

3）Spaulding EH: Chemical disinfection of medical and surgical materials. In: Lawrence CA, Block SS, eds. Disinfection, sterilization and preservation., 517-31, Philadelphia: Lea & Febiger, 1968.

4）Rutala WA: APIC Guideline for selection and use of disinfectants, Am J Infect Control, 24: 313-342, 1966.

5）日本呼吸療法医学会: 人工呼吸器安全使用のための指針 第2版, 2011.

6）厚生労働省医薬局通達「生命維持装置である人工呼吸器に関する医療事故防止対策について」の通知（医薬発第248号）平成13年3月.

7）岡本和文 編著: はじめての人工呼吸器管理: 人工呼吸器の使用前・使用中・使用後のチェックを行う, 中外医学社, 2012.

8）沼田克雄 監修: 人工呼吸療法 改訂第3版—各種人工呼吸器の使用法と患者管理の実際—, 秀潤社, 2001.

MEMO

2 小児用人工呼吸器

松井 晃

装置外観

図1 小児用人工呼吸器

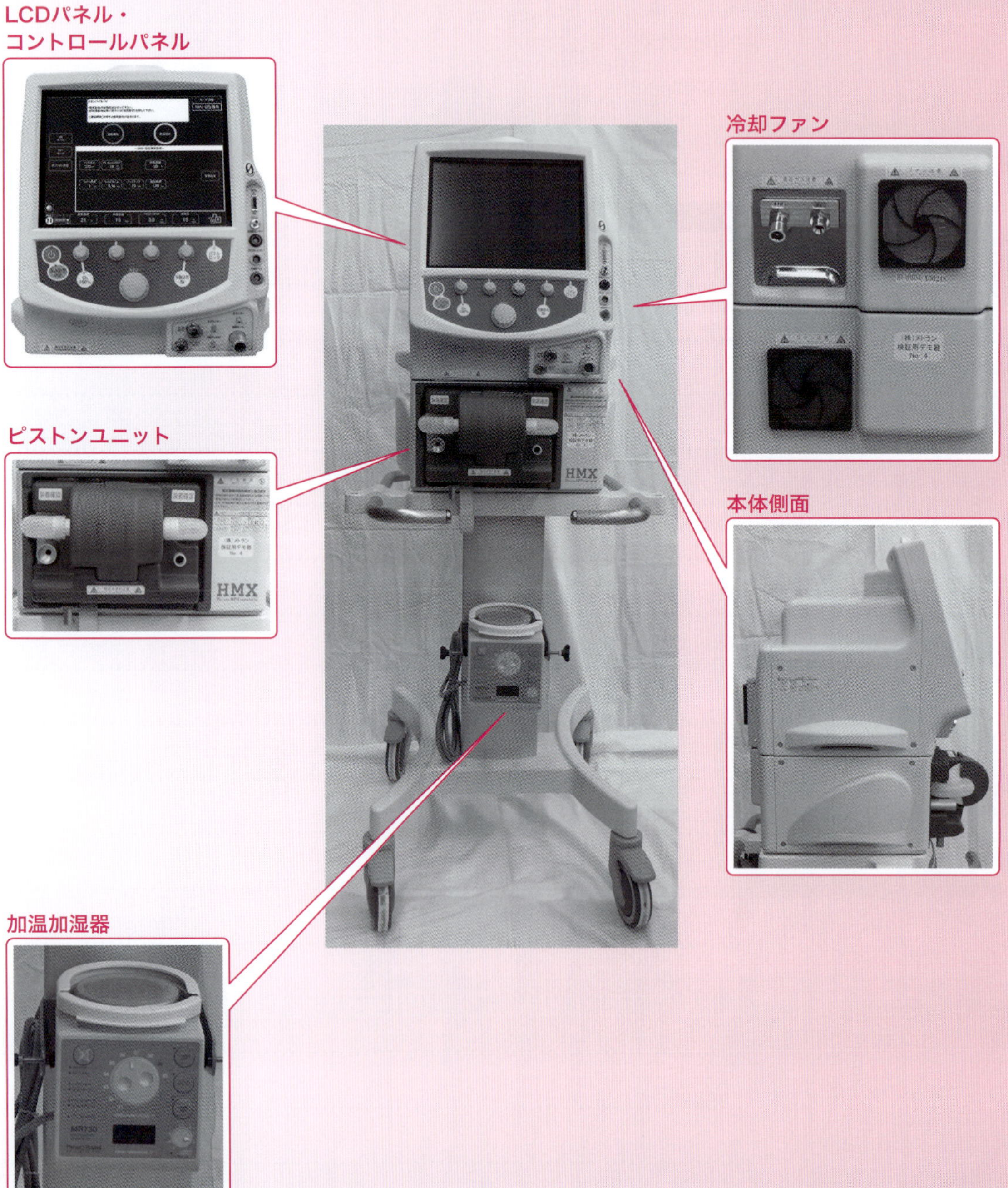
LCDパネル・
コントロールパネル
冷却ファン
ピストンユニット
本体側面
加温加湿器
HMX

〔メトラン社：ハミングX〕

何をする装置？

定義

- 可変的な呼吸要求にある新生児・小児患者に対して長期的な呼吸支援をするために，十分な機能をもつ肺胞換気の制御・支援に使用する専用自動サイクル器具をいう。
- その器具の設計は，子供と成人には適さないが，未熟児の呼吸には特に適したものにしている。
- 通常，圧サイクルモードを有し，患者が無呼吸状態になった場合，最小限の毎分量を与えながら自然呼吸ができるようにする。
- この器具は，濃厚治療室のために設計したモニタ，警報を有している。

使用目的，効能または効果

- 重症な呼吸不全に陥った急性および慢性の症例や，手術後などで正常な呼吸が維持できない患者に呼吸の補助もしくは代行を行い，治療効果を得る。

MEMO

量制御換気
（volume control ventilation：VCV）
設定された1回換気量を設定吸気時間で肺に送り込む換気法。時間規定されているので「タイムサイクル式」の1つ。

圧制御換気
（pressure control ventilation：PCV）
設定された圧に達したら，設定吸気時間をこの圧で維持するように吸気流量を調節する換気法。時間が規定されるため「タイムサイクル式」の1つ。

小児用人工呼吸器基準の他の装置

- 小児用人工呼吸器基準では，ほかに以下の装置がある。

定常流式人工呼吸器

- 人工呼吸器回路内に常に一定のガスが流れており，呼気弁の制御によって最大吸気圧とPEEP（positive end expiratory pressure：呼気終末陽圧）を調節する未熟児・新生児専用の人工呼吸器。

多用途型人工呼吸器

- 未熟児・新生児から成人まで多用途に使用できる人工呼吸器。

HFO（high frequency oscillation：高頻度振動換気）人工呼吸器

- 1回換気量より少ない換気量を150回/分以上の振動で換気する方式。一般的には10～15Hzの振動を加える。

MEMO

換気モード
①間欠的強制換気（intermittent mandatory ventilation：IMV）
②同期式間欠的強制換気（synchronized intermittent mandatory ventilation：SIMV）
③補助／調節呼吸（assist／control：A／C）
④持続的気道内陽圧（continuous positive airway pressure：CPAP）
⑤圧支持換気（pressure support ventilation：PSV）
⑥高頻度振動換気法（high frequency oscillation ventilation：HFO）

付属する機器

人工呼吸器回路

- 人工呼吸器から送気されるガスを患者に導く回路。吸気回路，口元コネクタ，呼気回路，ウォータートラップ，呼気弁などの部材で構成されている。

加温加湿器

- 配管から流れる乾燥した送気ガスを加温・加湿することで，分泌物の正常化を保つ役割をする。

日常のお手入れ

- 装置の性能を長期にわたって維持し，かつ円滑に人工呼吸療法を行うためには正しい操作と日頃の手入れと点検が重要である。

使用終了後の整備

- 使用終了後は，人工呼吸器から呼吸器回路などを外し，ディスポ製品は廃棄する。
- リユーザブル製品の紛失がないかを確認し，清掃・消毒・滅菌に分類する。
- リユーザブル製品の期限切れ（滅菌回数切れ），破損・故障がないかを確認し，必要に応じて交換する。

外装・配管・電源コードの清掃・消毒法

- 装置の使用後は，**ノンクリティカル**[*1]の**消毒基準に清掃・消毒**を行う（**表1**）。
- 清潔なガーゼなどに消毒液を浸み込ませて清拭する。
- 消毒液が本体内部に入らないようによく絞って行う。
- 清掃・消毒と同時に，外装，配管ホース，電源コードの破損，故障がないかを確認する。
- ファンフィルタの清掃を行う（**図2**）。

用語アラカルト

＊1　ノンクリティカル
消毒の基準は，
①クリティカル
②セミクリティカル
③ノンクリティカル
に分類される。クリティカルは皮膚粘膜を穿刺，穿通，切開して直接体内に触れるもの，または留置されるもの。セミクリティカルは粘膜に触れるもの，または創傷皮膚と接触するもの。ノンクリティカルは創傷のない清浄な皮膚に触れるもの，素手で触れるものであり，人工呼吸器や加温加湿器などの医療機器の消毒はノンクリティカル，呼吸器回路やネブライザなではセミクリティカルのレベルで消毒する。

注　意

1. 消毒用エタノールはプラスチックや合成ゴムの変色変質（劣化）を起こすので使用しない。
2. 装置本体を分解しての清掃・消毒は行わない。

図2　冷却ファンの清掃

背面上部，ファンフィルタ（吹き出し）

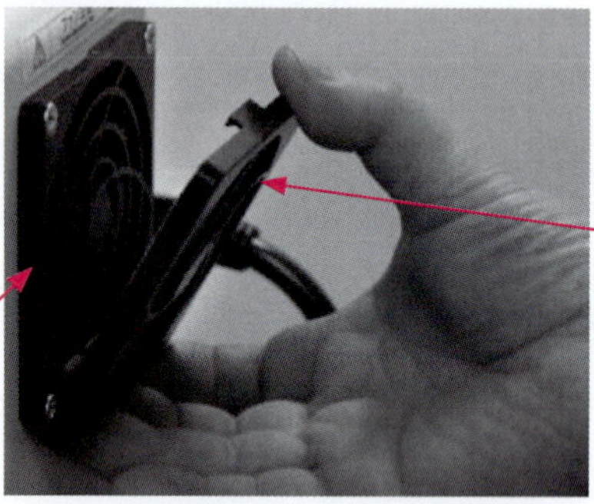

メッシュカバー
ファン

背面下部，ファンフィルタ（吸い込み）

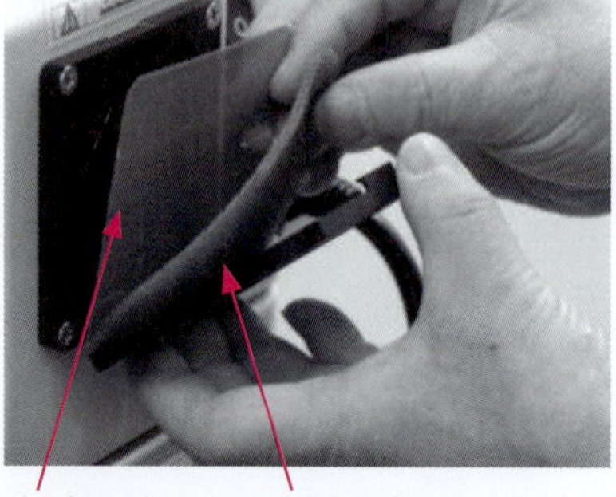

フィルタカバー
フィルタ

①本体背面にあるファンフィルタは使用終了後および1週間ごと，もしくは汚れが目立つときに清掃を行う。
②ファンおよびメッシュカバー，フィルタカバーは柔らかい布やブラシを使用して汚れを除去する。
③フィルタは清掃されたものと交換する。
④フィルタは汚れを払い，水で手もみ洗いをして自然乾燥させる。

表1　人工呼吸器に使用する消毒剤

	方法	使用可能な消毒液	参考濃度・注意点
人工呼吸器本体（配管ホース，電源コードを含む	清潔なガーゼなどに消毒液を浸み込ませ清拭する。本体内部に消毒液が入らないように注意する	塩化ベンザルコニウム	0.1%，30分 一般細菌と多くの真菌には有効であるが，結核菌やウイルス，芽胞には無効である
		グルコン酸クロルヘキシジン	0.1～0.5%，30分 殺菌力が弱いため，開封後の微生物汚染に注意する
呼吸器回路	浸漬	グルタルアルデヒド	添付の緩衝化剤を加えて原液のままで使用する（2%以上，60分以上）　使用期限（約1カ月）以内で使用する。粘膜刺激とタンパク変性作用があるため，手袋とゴーグル，撥水エプロンを着用して取り扱う
		次亜塩素酸ナトリウム	0.02～0.05%，5分以上 粘膜刺激とタンパク変性作用，漂白作用があるため，手袋とゴーグル，撥水エプロンを着用して取り扱う 酸性の薬剤と混合しない（塩素ガスが発生する） 金属を腐食させるため，金属製の機器の消毒には不適 有機物が多いと分解して失活しやすい 経時的に分解するので，使用前に希釈（溶解）する
		塩酸アルキルジアミノグリシン	0.05～0.2%，10～15分 取扱者に皮膚の過敏症状が現れることがあるので，手袋やゴーグルなどで適切な防護措置をとること 石けんは本剤の殺菌力を弱める 金属製器具との長期接触で腐食が生じることがある

用語アラカルト

＊2　VAP（Ventilator Associated Pneumonia）
「人工呼吸器関連肺」のこと。「気管挿管による人工呼吸開始後48時間以降に発生した肺炎」と定義される。

＊3　VAPバンドル（「日本集中治療医学会」）
①手指衛生を確実にする。
②人工呼吸器回路を頻回に交換しない。
③適切な鎮静・鎮痛をはかる。特に過鎮静を避ける。
④人工呼吸器からの離脱を毎日評価する。
⑤人工呼吸中の患者を仰臥位で管理しない。

呼吸器回路の交換頻度

- 呼吸器回路の交換頻度は，「日本集中治療医学会」の**VAP**[*2]，**VAPバンドル**[*3]では「**頻回に交換しない**」としている。
- ディスポ回路交換頻度を１カ月ごとに行う施設が多い。
- リユーザブル回路の交換頻度は，１週間から２週間ごとに行う施設が多い。
- 交換期間内であっても，**分泌物などで汚れが確認されたら交換する**。

呼吸器回路の消毒

呼吸器回路（ディスポーザブル）の処理

- ディスポーザブル回路を使用している場合は，再使用の物品と分けて廃棄する。
- ディスポ回路の再使用は禁止されている。

呼吸器回路（リユーザブル）の消毒

- リユーザブル回路の消毒方法を**表1**に示すが，規定の濃度にした消毒液に規定時間浸漬し乾燥させる。
- しかし，回路内（チューブ内）の内側表面に消毒液を満たすことは不可能であるため，**消毒効果の信頼性は悪く**，消毒液を乾燥させることも困難である。
- また，呼吸器回路の材質によっては消毒液によって固形し，亀裂などを生じることがあるため，**消毒よりも滅菌の方が有効性が高い**。

呼吸器回路の滅菌

- 呼吸器回路の滅菌方法には，

①EOG(エチレンオキサイドガス)滅菌*4
②オートクレーブ滅菌*5
③過酸化水素低温プラズマ滅菌*6

がある。

- 呼吸器回路は水で洗浄後，チューブ乾燥器で乾燥させる。
- 呼吸器回路の物品の確認と破損，亀裂，緩み，紛失などを確認し，必要に応じて交換，補充を行う。
- **メーカー指定の方法で滅菌**を行う。
- **オートクレーブは熱による変色や破損の影響**があるため，EOG滅菌が推奨されることが多い。**EOG滅菌は毒性が強く，残留ガスが人体などに悪影響**を及ぼす可能性があることが知られており，EOG滅菌を行わなくなっている施設もある。
- 過酸化水素低温プラズマ滅菌は安全性が高いが，長いチューブにはアダプタを装着しなければいけないことや部品の亀裂などを生じる可能性があることなどから，メーカーがその効果についての**有効性を示していない**ため，現状では推奨していない。

図3　呼吸器回路(リユーザブル)

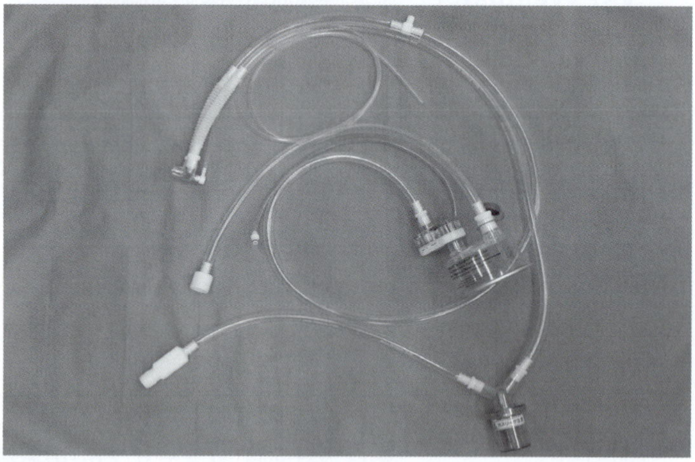

用語アラカルト

＊4　EOG滅菌

EOG(エチレンオキサイドガス)滅菌は，高圧蒸気滅菌に比べ，低温度・低湿度での滅菌のため，熱や水分による損傷の多いプラスチック，ゴム類などの滅菌に最適である。変色，変質，変形などが発生せず，すべての微生物(一般細菌，真菌類など)に対して効果がある。また，金属に対しても腐食性もない。しかし，エチレンオキサイドガス滅菌は，作業者や患者に対する毒性が問題となる。滅菌中，滅菌後に加圧・陰圧の工程によるエアレーションと，一定期間の放置によるエアレーションの必要がある。毒性を回避するために残留ガスの基準値が決められている。最近では，その毒性から病院での実施をしない施設も増加している。

＊5　オートクレーブ滅菌

オートクレーブ滅菌は，「**高圧蒸気滅菌**」ともいい，ある温度と圧力の飽和水蒸気をつくり，加熱することで微生物殺菌する装置である。日本薬局方では，空気をできるだけ排除し，飽和水蒸気で満たされる条件下で滅菌条件を，

①115℃で30分
②121℃で20分
③126℃で15分

としている。滅菌する部材によっては温度によって変形を起こすので，メーカー指定の温度以下で行う必要がある。

＊6　過酸化水素低温プラズマ滅菌

過酸化水素低温プラズマ滅菌法は，気化させた過酸化水素自体の殺菌効果と，過酸化水素を電磁波によりプラズマ状態にすることにより得られる各種フリーラジカルなどの活性物質がもつ殺滅効果との複合作用により，低温で微生物を殺滅する滅菌法である。比較的新しい滅菌方法であり，病院に設置できる装置であるが，まだ，各メーカーがこの滅菌法による効果・安全性を調査していないことが多く，推奨していないメーカーも多い。EOG滅菌を行った部材は破損を起こすので行わないこと。

バクテリアフィルタの滅菌・交換

表2

		ディスポーザブル	リユーザブル
1	吸気バクテリアフィルタ	毎回交換	規定滅菌回数ごとに交換
2	呼気バクテリアフィルタ	毎回交換	規定滅菌回数ごとに交換

- 吸気バクテリアフィルタのディスポーザブルでは，患者毎もしくは呼吸器回路交換毎，規定使用時間，規定滅菌回数のいずれかメーカー指定の方法で交換を行う。
- 吸気バクテリアフィルタのリユーザブルでは，メーカーの指定する滅菌方法を実施する。
- 呼気バクテリアフィルタのディスポーザブルでは，患者毎もしくは呼吸器回路交換毎，で交換を行う。
- 呼気バクテリアフィルタおよび吸気バクテリアフィルタのリユーザブルでは，メーカーの指定する滅菌方法を実施する。
- 呼気バクテリアフィルタのリユーザブルでは，規定滅菌回数になったら交換を行う。
- 吸入療法（ネブライザ）実施後は，呼気バクテリアフィルタの**目詰まりを起こす**ことがあるため，実施後は交換の必要性を検討する。
- リユーザブル製品の滅菌方法には以下の方法がある。

再使用の問題点

①オートクレーブではフィルタ素材を傷める。

②EOG滅菌では，残留ガスが問題視される。

バクテリアフィルタでは，ディスポーザブル製品の使用が推奨される。

図4　ピストンユニットの部材

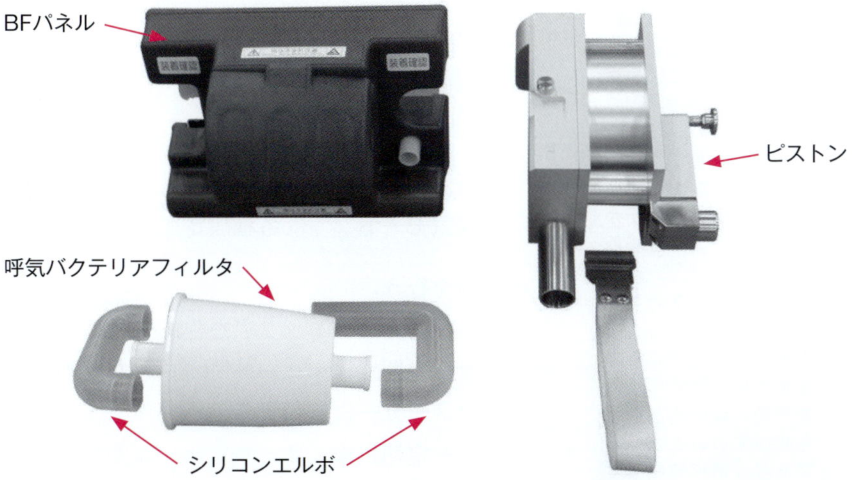
BFパネル
ピストン
呼気バクテリアフィルタ
シリコンエルボ

〔メトラン社：ハミングX取扱説明書〕
（許可を得て掲載）

用語アラカルト

＊7 タンパク分解酵素入り洗浄剤

内視鏡や手術器具などの器具などに付着したタンパク質・有機物を分解して，汚れを取り除く働きがある。メーカが推奨する時間を浸漬にて実施する。実施は，高水準消毒を行う前に行うこと。

注 意

- 最近は，人工呼吸器の中央管理化が進み，臨床工学技士が呼吸器回路を組み立て中央器材庫で保管し貸し出すシステムを行う施設が多くなった。
- デメリットとしては，病棟などで管理する看護師などの医療従事者が呼吸器回路を組み立てられなくなるというデメリットがあり，呼吸器回路が外れるなどのトラブルが生じたときの対応ができなくなっている。
- このようなデメリットを回避するためには，呼吸器回路を組み立てない看護師などにも定期的な教育を実施し，トラブル時の対応が取れる知識を身につけておく必要がある。
- また，臨床工学技士が組み立てた人工呼吸器であるからといって，使用前の点検を行わないのは危険である。厚生労働省の通達にもあるように，患者に装着する前には使用前点検を実施することが必須であり，最終確認者は医師に行ってもらうべきである。

フローセンサの清掃，消毒，滅菌

- フローセンサに分泌物が付着している場合には，ガーゼや綿棒で分泌物を除去する。
- 分泌物が取れない場合には，ぬるま湯にフローセンサを浸けて上下に動かす（**横に動かすとセンサ内部に水が混入し故障の原因になる**）（図5）。
- これでも分泌物が固形化して取れない場合には，タンパク分解酵素入りの洗浄剤*7に浸ける。
- 洗浄後はガーゼなどで，付着した水分や洗浄剤を除去する。
- 乾燥後はメーカ指定の消毒・滅菌を行う。

図5 フローセンサの洗浄方法

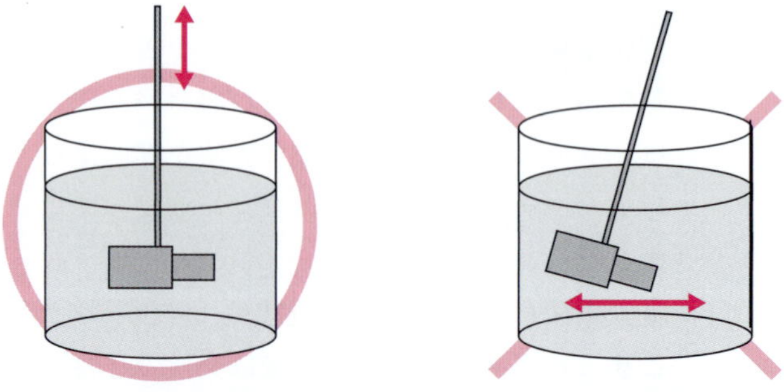

○ センサを上下に動かす
× センサを横に動かす

人工呼吸器の使用終了後の精度点検

- 人工呼吸器の破損などがないかを確認する。
- 人工呼吸器に付属物品があるかを確認する。
- 簡易取り扱い説明書や各施設での説明・注意書きなどがあるかを確認する。
- 自己膨張型用手換気装置（バッグバルブマスク）を常備しておくことが望ましい。
- 人工呼吸器は人工呼吸器の精度点検を行った後，呼吸器回路などを組み上げ，機能点検を行った後に保管する。
- 人工呼吸器の精度点検は，

①電源系	②配管	③酸素濃度
④換気モード	⑤各種設定	⑥警報機能など

の点検を行う。

- 人工呼吸器毎のチェック表を作成し，点検後は保管を行う。
- メーカー定期点検・オーバーホールなどの計画を立て，計画時期の人工呼吸器はメーカーに依頼する。
- メーカー定期点検・オーバーホールから戻ってきた際も，精度点検を行った後，使用する。
- 呼吸器回路のセッティングと機能点検。

- 図6の写真の手順でピストンユニットをセッティングする。
- 呼吸器回路を清潔操作で組み立てる。
- 必要に応じて人工呼吸器のキャリブレーションを行う。
- 呼吸器回路組み立て後，正常に作動するかの簡易的な機能点検を行う。
- 点検済み・使用可能な状態でわかるような表示を取り付ける。
- 各接続部が外れないよう，清潔を保てる場所に保管する（テスト肺などが外れる場合は，別の部品で口元を塞いで置くこともよい）。

図6　ピストンのセッティング（図４のピストンユニットの部材参照）

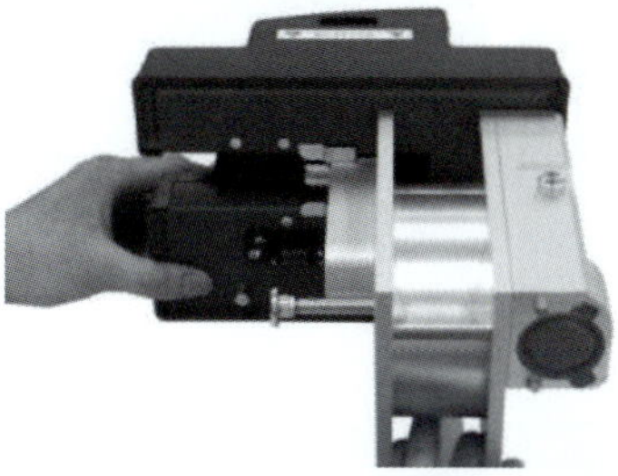

①BFパネルにピストンを取り付ける

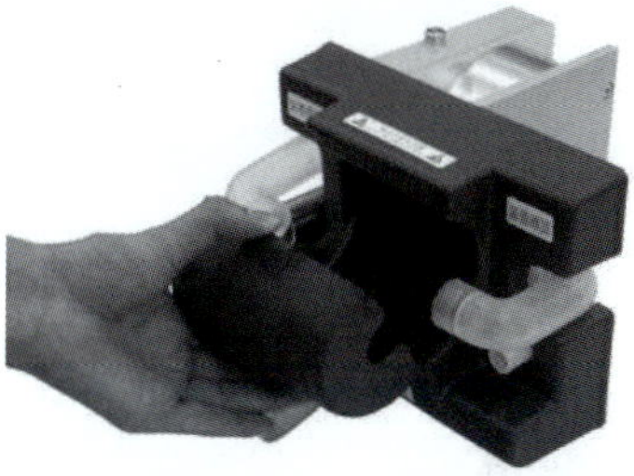

②ピストンにシリコンエルボを取り付ける

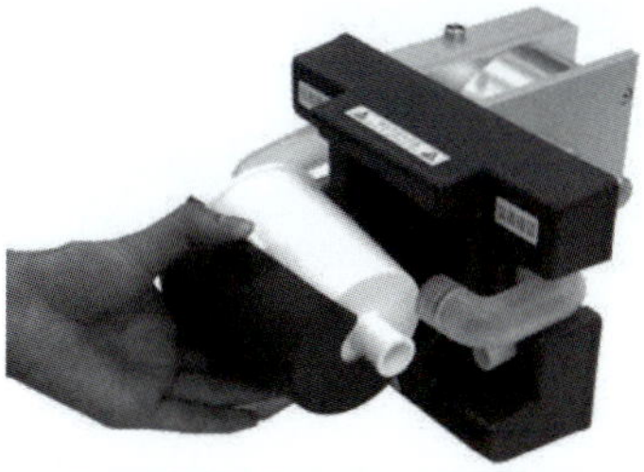

③バクテリアフィルタをシリコンエルボに取り付ける

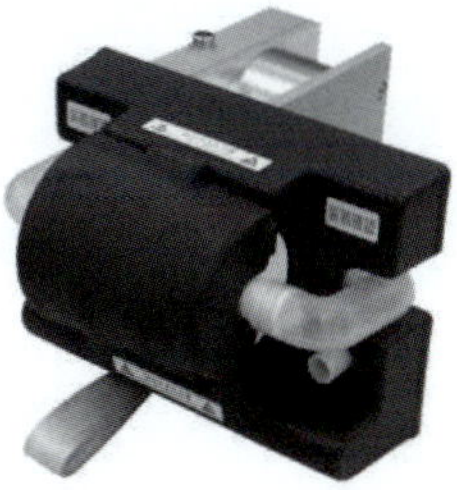

④ピストンユニット完成

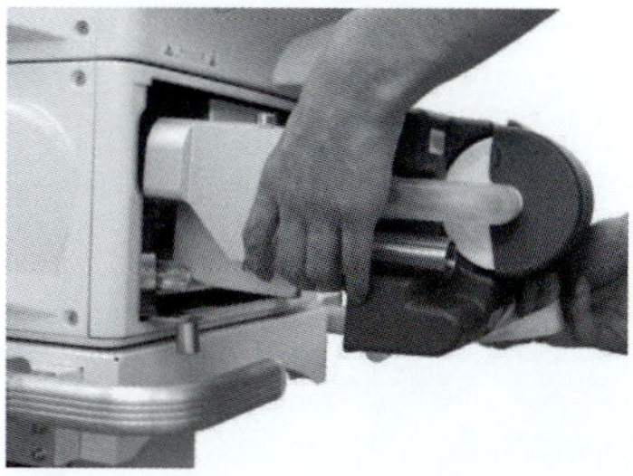

⑤ピストンユニットを本体に取り付ける

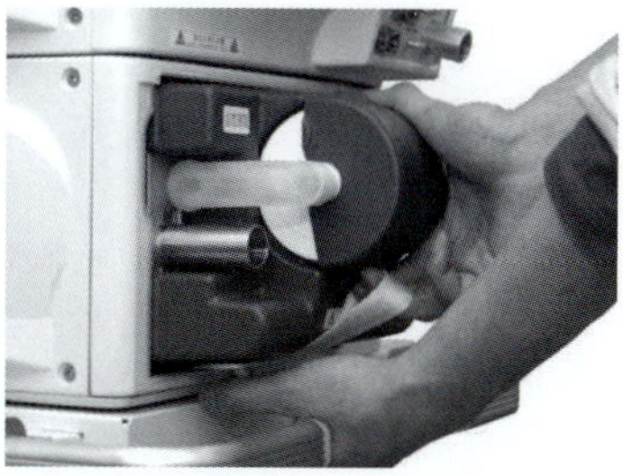

⑥本体のユニットロックレバーをスライドさせて固定する

〔メトラン社：ハミングX取扱説明書〕
（許可を得て掲載）

3 加温加湿器

梶原吉春

装置外観

図1 加温加湿器

正面

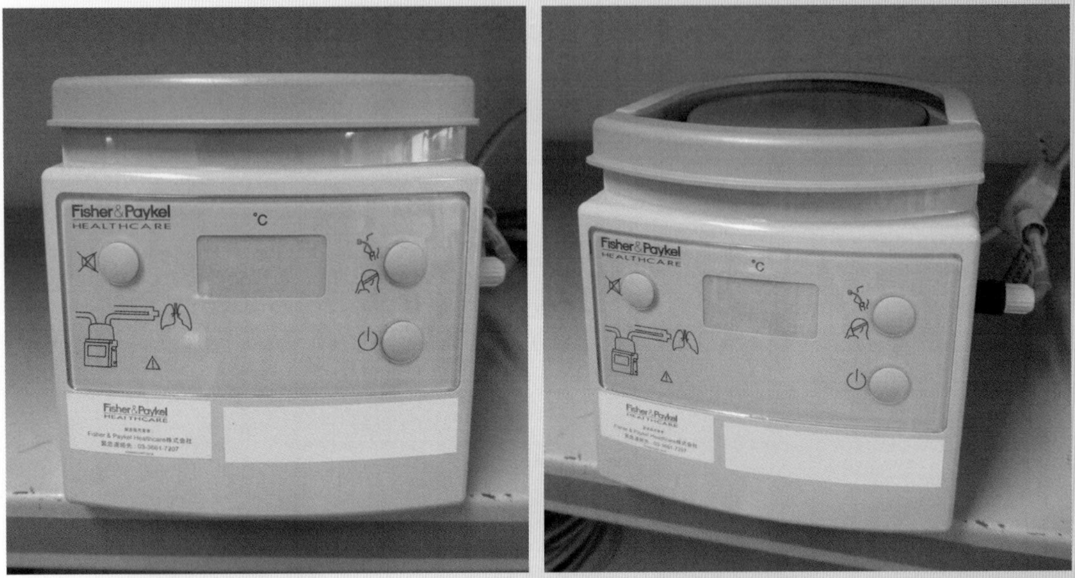
Fisher&Paykel
HEALTHCARE
°C

背面

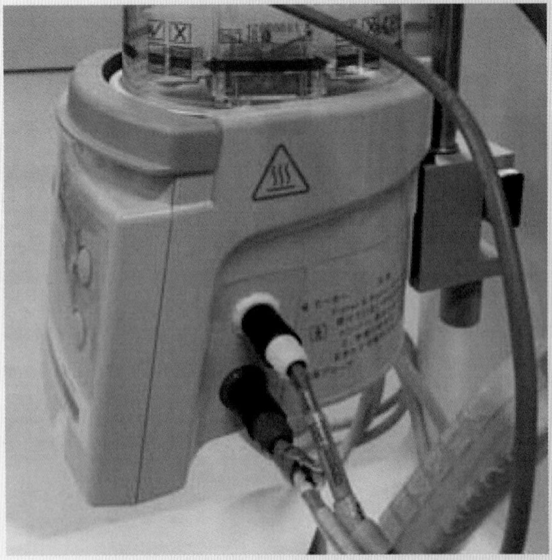

〔Fisher & Paykel：MR850〕

何をする装置？

定義

- 人工呼吸器や酸素療法装置から送気されるガスは，低温で乾燥したガス(相対湿度０％)である。このガスを患者に適した温湿度にするための装置。

使用目的・効果

- 乾燥したガスを長時間使用していると肺に重大な合併症を生じる。合併症を発生させないための健常人の温湿度は，温度37℃，相対湿度100％，絶体湿度44mg/Lである(**図2**)[1, 2](次ページ**MEMO**[3])。

図2　21℃の大気を呼吸している場合の健常人の気道の温湿度

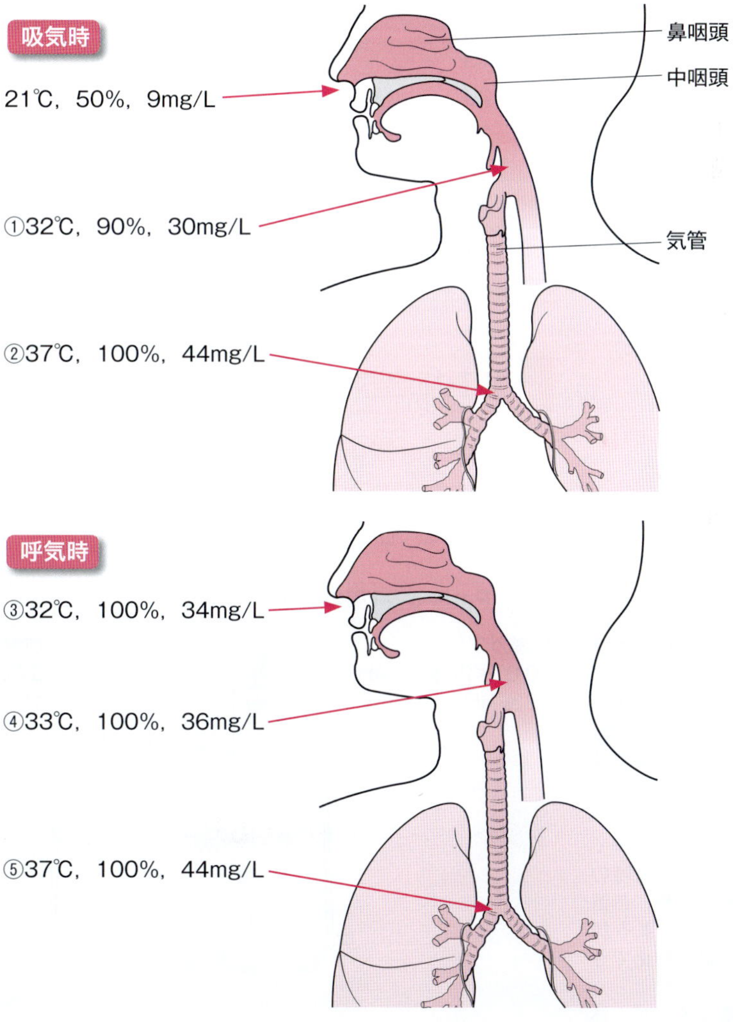

吸気時
21℃，50％，9mg/L
①32℃，90％，30mg/L
②37℃，100％，44mg/L
鼻咽頭
中咽頭
気管
呼気時
③32℃，100％，34mg/L
④33℃，100％，36mg/L
⑤37℃，100％，44mg/L

MEMO[3)]

①相対湿度

相対湿度とは，空気中の水分量を示す指標であり，飽和水蒸気圧に対する空気中の水蒸気圧を百分率（%）で表したものである。考え方を変えて表現すると，空気が身体や物体から奪い取る水の量を示している。

②絶体湿度

絶体湿度とは，1Lの空気中に何mgの水を含んでいるかを表すもので，単位はmg/Lやg/m^3である。

③飽和水蒸気量

ある温度における最大の水蒸気の分圧（水蒸気圧）を「**飽和水蒸気圧**」といい，ガスが含有できる最大の水蒸気量は温度によって変化する（**表1**）[3)]。

表1　飽和水蒸気圧と絶体湿度[3)]

温度（℃）	飽和水蒸気圧（mmHg）	絶体湿度（mg/L）
5	6.5	6.8
10	9.2	9.4
15	12.8	12.8
20	17.5	17.3
25	23.8	23.1
30	31.8	30.4
35	41.2	39.6
37	47.1	44.0

加温加湿器の種類[4)]

❶Pass-over型（Fisher&Paykel MR型）MR850（図1）

- 日本語では「表面通過型」で，加温加湿モジュール（チャンバ）内に滅菌蒸留水を入れ，加温して使用する（**図3**）。

図3　Pass-over型の原理

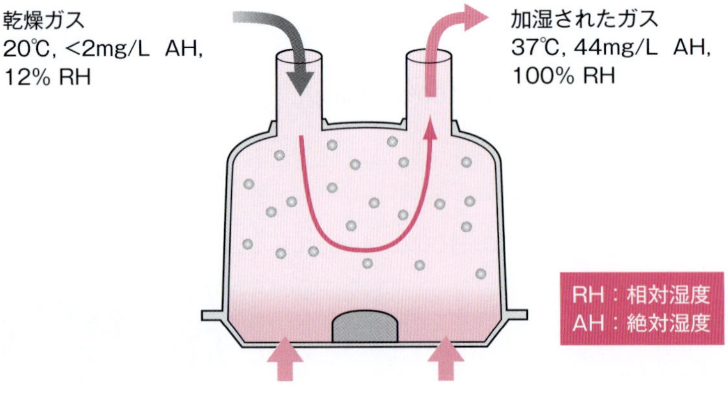

乾燥ガス
20℃, <2mg/L　AH,
12% RH
加湿されたガス
37℃, 44mg/L　AH,
100% RH
RH：相対湿度
AH：絶対湿度

- 基本的には全自動で作動する加温加湿器で，チャンバ温度37℃，回路出口温度40℃設定を目標としている。
- チャンバ出口には温度センサとフローセンサが内蔵されている。

MEMO

自動給水機能付き加温加湿モジュール

- 蒸留水の補充が閉鎖式システムで施行できるため，VAPやHAPの解決策の1つとなる。
- フロートにより，チャンバ内の水量を一定に保てるため，蒸留水補充時の急激な温度低下や，蒸留水の入れ過ぎによる加温・加湿不足を防止できる。
- 蒸留水供給ラインが一体設計になっているので，セットアップや吸水時のリスクが減少する。

❷Pass-over型（Fisher&Paykel MR型）MR730（図4）

- 前記MR850と同様の「表面通過型」である。
- 温度設定はマニュアルでの設定となる。
- チャンバ出口部は温度のみのセンサが内蔵されている。

図4　加温加湿器（MR730）

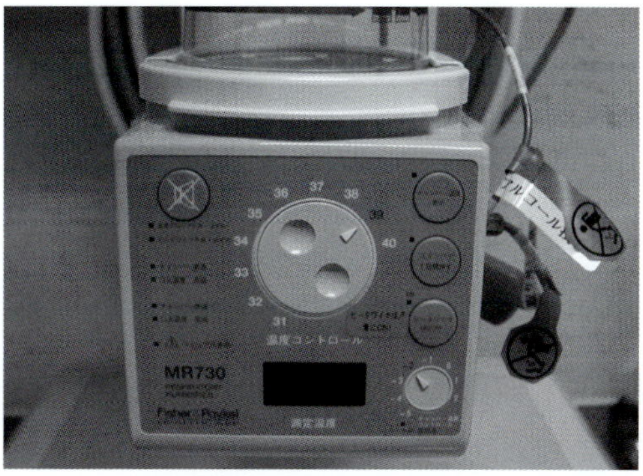
MR730

❸Counter flow型（HumiCare200）（図5）

図5　加温加湿器（HumiCare200）

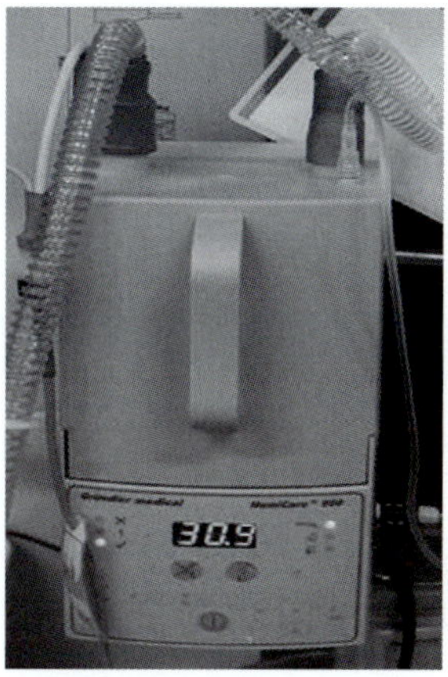
30.9

- ヒータプレートで37℃に温められた温水をポンプを用いて上へ循環させシャワー状に落下させるのに対し，ガスを下から上に吹き上げる方向に流すことで効率よくガスを加温・加湿する（図6）。

図6　HumiCare200の原理

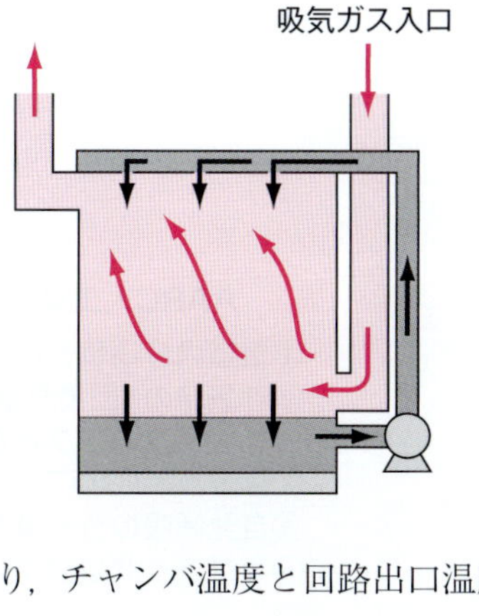
吸気ガス入口

- 温度設定はマニュアルであり，チャンバ温度と回路出口温度を調整できる。

❹人工鼻

- 患者の呼気に含まれる熱と水分を一次的に捕捉・貯留し，次の吸気時に捕捉・貯留した熱と水分を戻すことで気道の加温・加湿（保湿）を行っている[5)]。

図7　人工鼻の原理

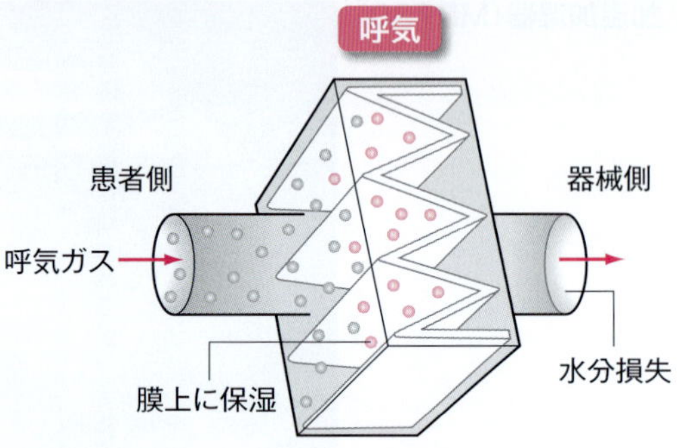

呼気
患者側
器械側
呼気ガス
膜上に保湿
水分損失

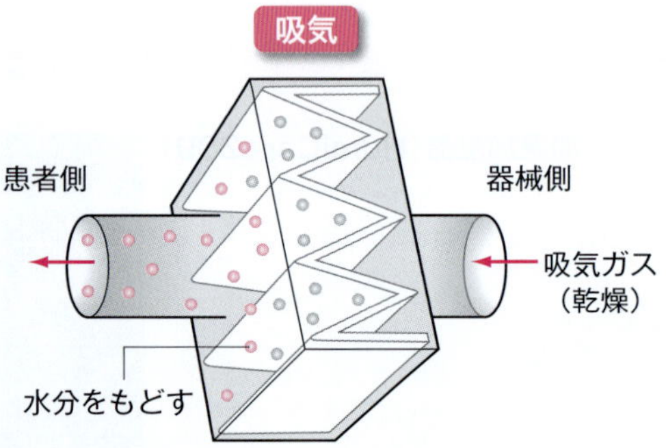

吸気
患者側
器械側
吸気ガス
（乾燥）
水分をもどす

【注】人工鼻の保湿に関する性能評価はISO9360：2000Water Loss試験（水分損失量）によって規定される。

〔石井一成：人工鼻フィルター　ー加温・加湿のしくみー，人工呼吸21（1）：1-7，2004.より引用〕

- 人工鼻はディスポーザブル製品であり**24～48時間ごとに交換が必要**である。
- **加温加湿器との併用は禁忌**である。
- 長期間使用では加温・加湿不足になる。

❺人工鼻＋補助吸水機能付きヒータ型（HMEbooster）（図8）

- 人工鼻管理下では，加温・加湿不足になる場合があるため，吸水機能付きヒータを追加した加温加湿器である。

注意点

AARCガイドラインの人工鼻の禁忌[6)]（**表2**）

表2　AARC人工鼻の禁忌症例

①気道内分泌物が粘稠であったり，痰の切れが悪かったり，血性である患者
②呼気時の1回換気量が吸気の70％以下であるとき（大きな気管支胸腔瘻や気管チューブのカフがない，もしくはカフのエアが十分でない）
③体温が32℃以下
④自発呼吸の分時換気量が多い（10L/min以上）では禁忌になることもある
⑤ネブライザ処置中は人工鼻を取り外す

注意点[7]

- **ネブライザとの併用は禁止**である。
- **他社の人工鼻との併用禁止**である。
- **ハイグロベント-CHILDシリーズ（人工鼻）との併用禁止**である。
- 爆発性ガスと併用禁止である。

図8　人工鼻＋補助吸水機能付きヒータ型（HMEbooster）

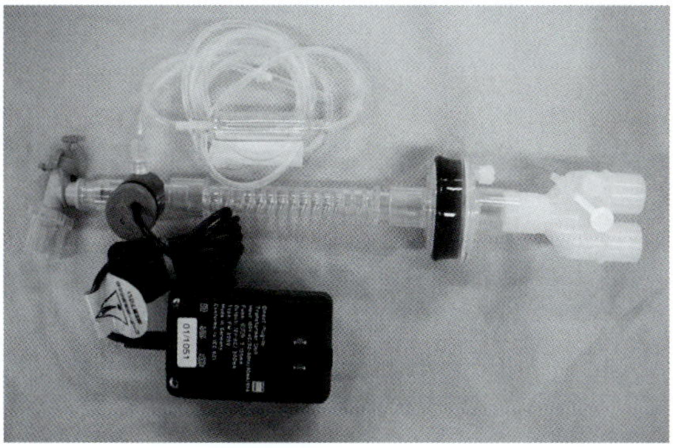

図9　人工鼻＋補助吸水機能付きヒータ型（HMEbooster）の原理

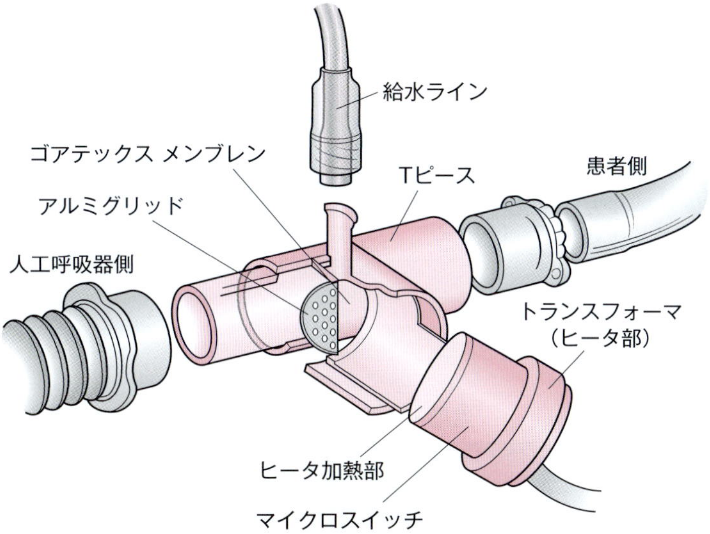

給水ライン
ゴアテックス メンブレン
Tピース
患者側
アルミグリッド
人工呼吸器側
トランスフォーマ
（ヒータ部）
ヒータ加熱部
マイクロスイッチ

（文献4）から引用）
（MEDISIZE社より提供）

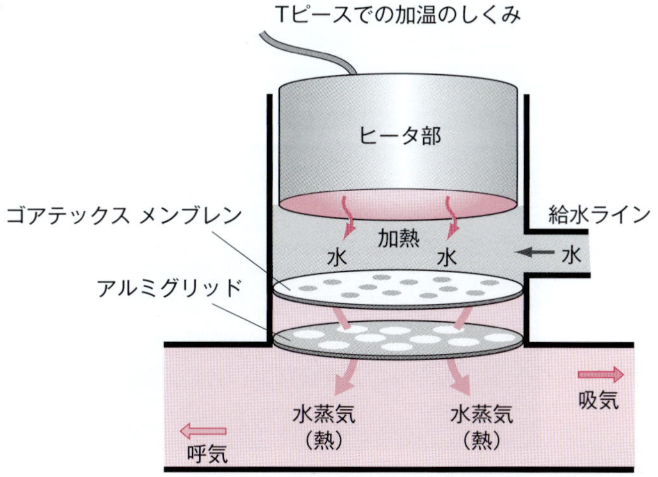

Tピースでの加温のしくみ
ヒータ部
ゴアテックス メンブレン
給水ライン
加熱
水
水
水
アルミグリッド
水蒸気
（熱）
水蒸気
（熱）
吸気
呼気

（MEDISIZE社：HMEブースター製品情報より）

付属する機器

❶人工呼吸回路（図10）
❷温度・フロープローブ（図11）
❸エレクトリカルアダプタ（図12，13）
❹蒸留水用ハンガ ＆ 滅菌蒸留水（図14）

図10　人工呼吸回路（デュアルヒート回路）

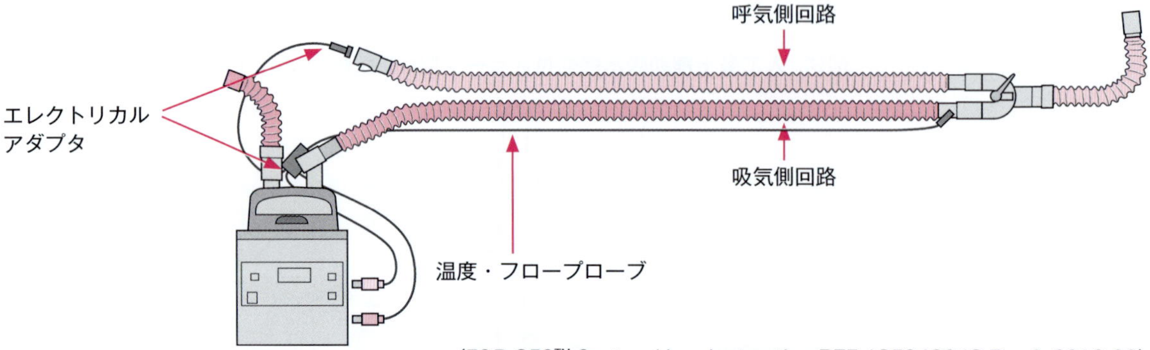
呼気側回路
エレクトリカル
アダプタ
吸気側回路
温度・フロープローブ

（F&P 850™ System User Instruction REF 185042343 Rav I　2010-02）

図11　温度・フロープローブ

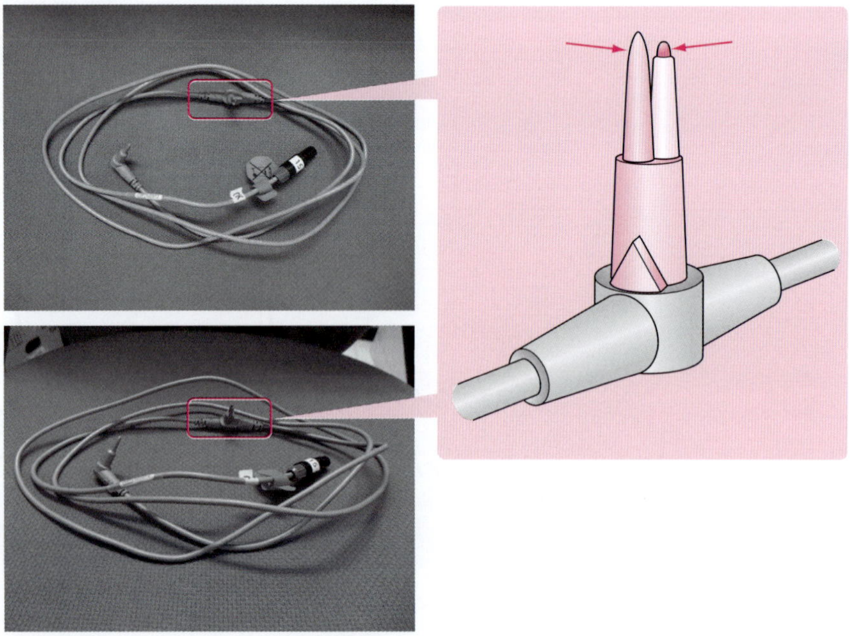

用語アラカルト

＊1 エレクトリカルアダプタ

人工呼吸回路内に結露防止用に内蔵されているヒータワイヤへ出力を行う。呼吸回路により吸気側のみのシングルヒータ用（図12）と吸気・呼気側のデュアルヒータ用（図13）がある。

注意点[8)]

・敏感なセンサ部分である。特にフローセンサ部は破損しやすいので手入れには注意すること。
・電気接点ピンを傷めたり曲げてしまわないよう十分注意すること。
・高圧蒸気滅菌は禁忌である。
・温度センサは重要な役割を担っており，温度センサが正確な状態でない場合，気道熱傷や加湿不足を起こす場合がある。

図12　エレクトリカルアダプタ＊1（シングルヒータ用）

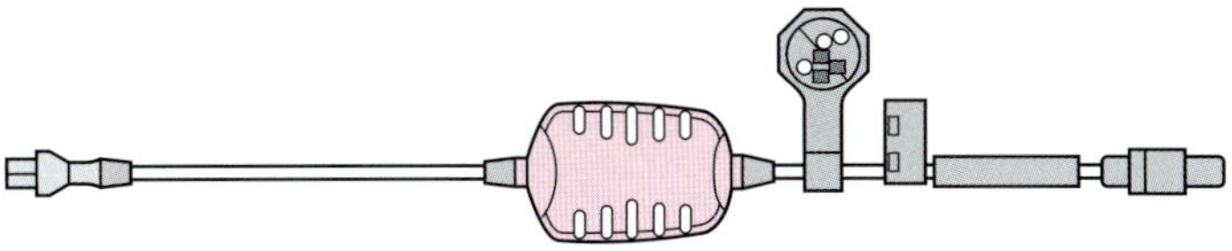

図13　エレクトリカルアダプタ（デュアルヒータ用）

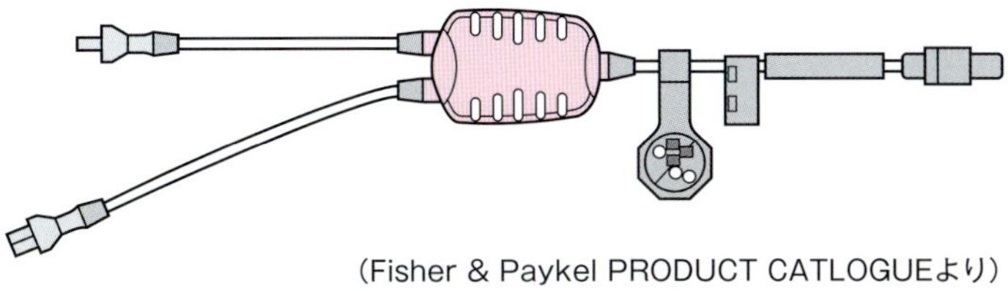

（Fisher & Paykel PRODUCT CATLOGUEより）

図14　蒸留水用ハンガ & 滅菌蒸留水

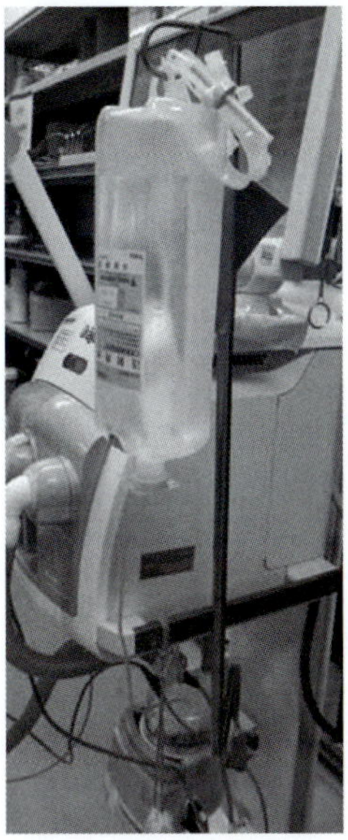

日常のお手入れ

- 加温加湿器本体・付属品の清掃・消毒方法[8)]。

❶加温加湿器本体・蒸留水用ハンガ・エレクトリカルアダプタ

- 電源接続ケーブルを取り外して行うこと。
- 石鹸水で濡らした布で拭く，またはイソプロピルアルコール，2％グルタルアルデヒドを使用する。

❷温度・フロープローブ

- すべての付着物を取り除き，2％グルタルアルデヒドで清拭する。
- EOG滅菌（55℃）のみ可能である。
- EOG滅菌後は少なくとも15時間以上エアレーションすること。

注意点[9]

・電気接点ピンを傷めたり曲げてしまわないよう十分注意すること。
・ガス滅菌，高温ガスおよび放射線滅菌は避けること。

MEMO

人工鼻＋補助吸水機能付きヒータ（HMEbooster）
①外観点検
・Oリングの傷や破損を確認する。

注意点[7]

・トランスフォーマのヒータ部をアルコール消毒した際に，**アルコールが乾く前にTピースフィルタにアルコール系の薬液が触れると回路内に水漏れ**を引き起こす場合がある。

❸Counter flow型（HumiCare200）の清掃・消毒方法[9]

- マイルドな洗剤溶液で濡らした布で拭き上げる。
- 洗剤の使用上の注意をよく読んでから使う。
- 再使用に当たっては残留しそうな洗剤成分を拭き取り，かつ乾燥させる。
- リユーザブル・チャンバおよび呼吸回路の滅菌処理は，オートクレーブ（134℃，5～18分，その後の真空乾燥45分以上）を原則とする。
- 滅菌後の乾燥を徹底すること。

❹人工鼻＋補助吸水機能付きヒータ（HMEbooster）の清掃・消毒方法

- トランスフォーマはアルコール消毒を行う。

終業点検

❶Pass-over型（Fisher & Paykel MR型）

外観点検

セルフテストの実行

注意点

・セルフテストを実行し数分でヒータプレートの温度は高温（80℃くらい）になるため，セルフテストが終了したらすぐに電源を切ること。

- 温度センサ・エレクトリカルアダプタ接続不良で警報が発生する。ただし，呼気側回路との接続が外れていても警報は鳴らない。

滅菌蒸留水の準備

- 新しい滅菌蒸留水を用意する。
- アルコールを入れた事例があるため，安全対策として人工呼吸器用の滅菌蒸留水のサイズや運用を院内で決めておくことも重要である。

MEMO

参考文献

1）佐藤道代: 加温・加湿, 人工呼吸器ケアのすべてがわかる本, p.162-166, 照林社, 2003.
2）磨田　裕: 気道確保と気道管理. 3学会合同呼吸療法認定士認定講習会テキスト. 3学会合同呼吸療法認定士認定委員会, p.247-282, 2005.
3）上農喜朗: 給湿とネブライザー. 臨牀看護, 24(6): 901-902, 1998.
4）梶原吉春: 適切な加温加湿. 専門臨床工学技士　テキスト　呼吸療法編. 社団法人　日本臨床工学会, p.130-147, 2011.
5）石井一成: 人工鼻フィルター　ー加温・加湿のしくみー. 人工呼吸, 21(1): 1-7, 2004.
6）AARC Clinical Practice Guideline, Humidification during Mechanical Ventilation. Respir Care, 37: 887-890, 1992.
7）ハイグロベント添付文章.
8）F&P　MR850　加温加湿器添付文章.
9）加温加湿器ヒュミケア200添付文章.

4 ネブライザ

梶原吉春

装置外観

図1 超音波ネブライザ(NE-U17)

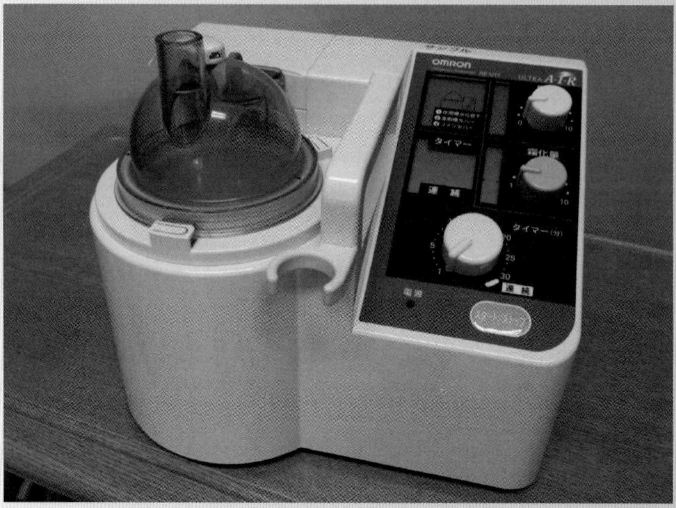
OMRON
タイマー
連続
電源

〔オムロンコーリン：NE-U17〕

図2 超音波ネブライザ(サニライザ303)

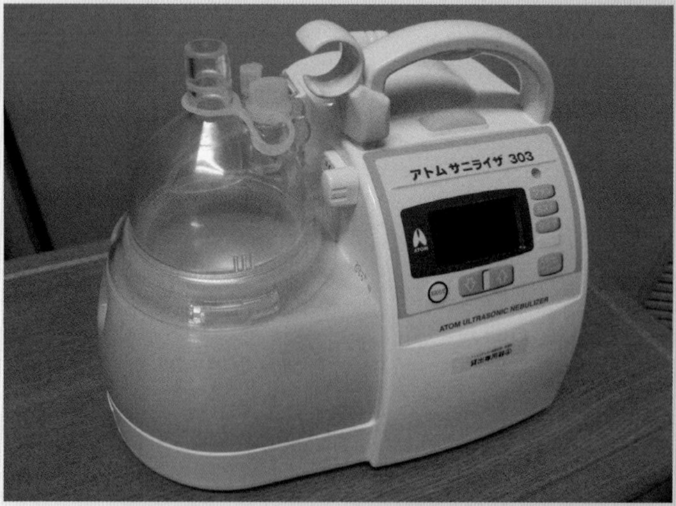
アトム サニライザ 303
ATOM ULTRASONIC NEBULIZER

〔アトムメディカル：サニライザ303〕

何をする装置？

注意点

・下気道に到達し沈着する薬物エアロゾルは10〜15%程度である。
・薬物の粒子の径，吸気流量，呼吸間隔，呼吸深度，気道の狭窄度などの因子が関与する[2]。
・吸入した粒子の大きさにより気道分岐部位への沈着が変わる（図3）[3]。

●定義

- 薬液または加湿用の液体を粒子（エアロゾル）状にして噴霧することで，気道もしくは肺内に到達させ治療する装置[1]。

●使用目的・効果

- 気道もしくは肺へ直接的に局所投与できるため，速効性があり，薬剤が少量ですみ，副作用が軽減できる。

図3　吸入粒子のサイズによる沈着部位と沈着機序

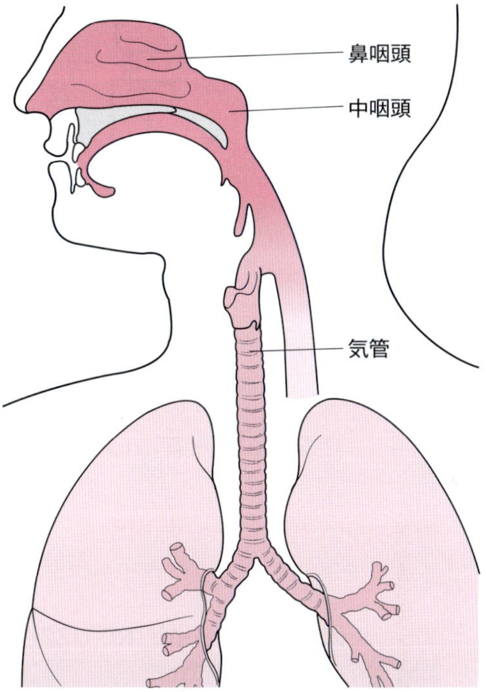

粒子の大きさ
大（5μm＜）
中（1〜5μm）
小（＜0.1μm）
鼻咽頭
中咽頭
気管
沈着部位　機序
鼻咽頭　慣性による衝突
小気道　沈降
肺胞　ブラウン運動（エアロゾル拡散）

〔Lampton LM: Use of intermittent positive pressure breathing, humidity, and mist. Chronic Obstructive Lung Disease. Brasher and Rhodes ed. p.152-168, 1978. 改変引用〕

補　足

使用される薬剤は，気管支拡張薬，ステロイド，喀痰調整薬，抗生物質，抗アレルギー薬などである。

各種ネブライザ

注意点

薬液表面で粒子が発生するため**懸濁粒を含む薬液の噴霧には適さない**。

❶超音波ネブライザ(図1，2)

- 超音波の振動により振り子運動を起こさせ，液体の粒子を空中浮遊状態にし，送気によりエアロゾルを気道や肺内へ噴霧する(図4)。

図4　超音波ネブライザの原理

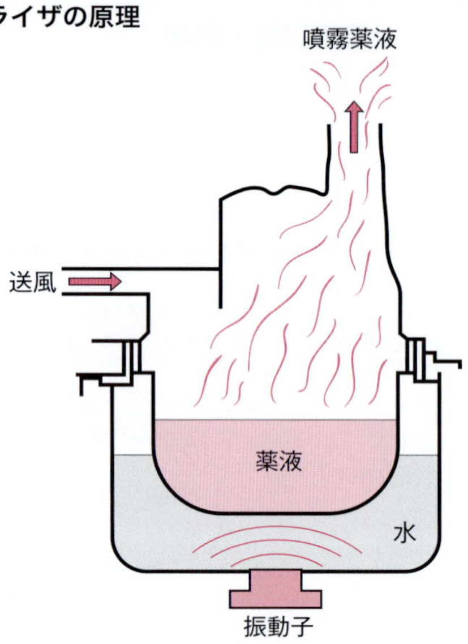

噴霧薬液
送風
薬液
水
振動子

注意点

吸入方法にもよるが，エアロゾルの大部分は容器内に付着・残留し，薬液の10〜20%程度しか噴霧しない。

❷ジェットネブライザ

- エアーコンプレッサによりジェット流を発生させ，ベンチュリー効果を利用し，毛細管により吸い上げられた薬液をエアロゾル状にする。

❸メッシュ式ネブライザ(図5)

- 振動を利用し約3 μmの細かいメッシュから薬液を押し出し噴霧する。

図5　メッシュ式ネブライザ(NE-U22)

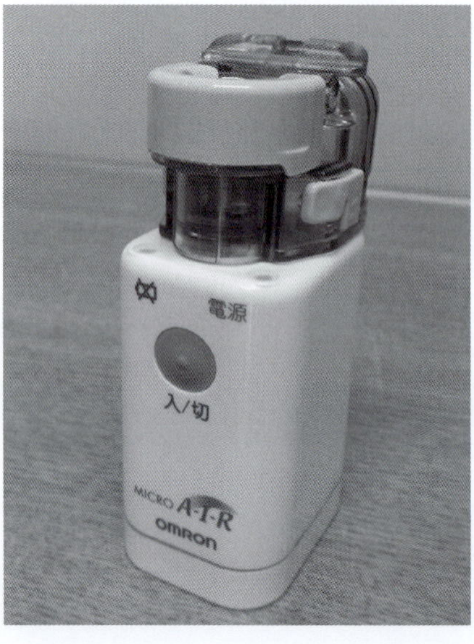

電源
入/切
MICRO A-I-R
omron

〔オムロンコーリン：NE-U22〕

付属する機器

❶吸入ホース（図6）
❷マスク・マウスピース（図7）
❸アーム

図6　吸入ホース

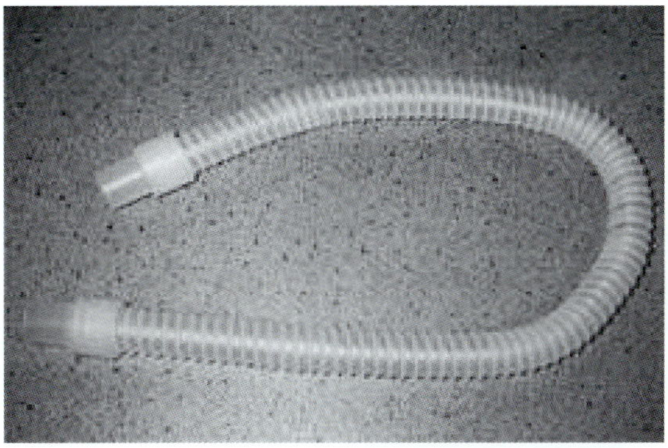

図7　マスク・マウスピース

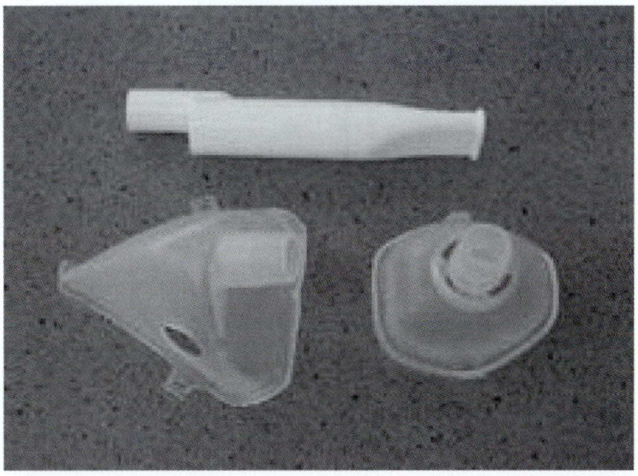

日常のお手入れ

●超音波ネブライザ（サニライザ303・ソニックライザ305・NE-U17）

●基本事項[4)]

- 作業に入る前には必ず手指消毒を行う。
- 送風が通る各部品の洗浄・消毒を使用ごとに行う。
- 作用槽の水道水や蒸留水は，使用ごとまたは1日1回は交換する。
- 部品を組み立てる際は，薬液・霧・送風が通る箇所には直接手で触れないようにする。

❶本体

- サニライザ303は，中水準消毒剤である次亜塩素酸ナトリウム，消毒用エタノールで消毒できる材質を採用している。
- ソニックライザ305は低水準消毒剤である塩化ベンザルコニウム，塩化ベンゼトニウム，クロールヘキシジンを使用しなければならない材質である(**図8**)。

図8　ソニックライザ305

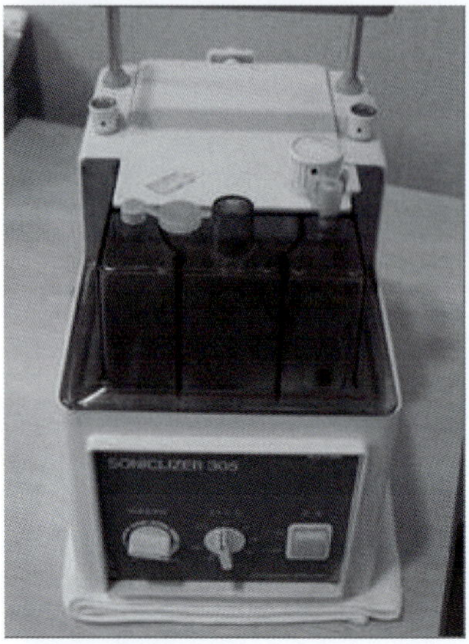
SONICLIZER 305

〔アトムメディカル：ソニックライザ305〕

【参考資料】

薬剤名と特徴を示す(**表1**)。

表1　薬剤の特徴

薬剤名(化学式)	商品名	特徴
次亜塩素酸ナトリウム $NaClO$ 中水準消毒剤	・ミルトン ・ピューラックス ・テキサント	・広い範囲の抗菌効果がある ・金属腐食性がある ・脱色作用がある ・塩素ガスが粘膜を刺激する
消毒用エタノール CH_3CH_2OH 中水準消毒剤	・消毒用エタノール	・芽胞を除くすべての微生物に有効である ・短時間で効力を発現する ・揮発性，引火性である
塩化ベンザルコニウム $C_{22}H_{40}ClN$ 低水準消毒剤	・オスバン ・ヂアミトール	・芽胞，ウイルス，結核菌には無効 ・臭気，刺激性はなく，毒性も少ない ・金属，布などに対して腐食性がほとんどない
塩化ベンゼトニウム $C_{27}H_{42}ClNO_2$ 低水準消毒剤	・ハイアミン ・ベゼトン ・エンゼトニン	・芽胞，ウイルス，結核菌には無効 ・臭気，刺激性はなく，毒性も少ない ・金属，布などに対して腐食性がほとんどない
クロールヘキシジン $C_{22}H_{30}Cl_2N_{10}$・2HCl 低水準消毒剤	・ヒビテン ・ヘキザック ・マスキン	・臭気，刺激性はなく，毒性も少ない ・金属，布などに対して腐食性がほとんどない ・粘膜への使用は不可

注意点

洗浄消毒剤の種類，濃度，温度，時間によって消毒効果が違うので，必ず確認をすること。シンナーなどの溶剤や研磨材は使用しないこと。

- サニライザ303の清拭・消毒を行うときは，排水ホースから排水した後，エアフィルタやファンを取り外し風路の隅々まで行う（図9）。
- 作用槽のフロートを取り外し，作用層内をくまなく清拭する（図10）。
- 排水ホースは取り外しができるので，消毒液に浸す（図11）。
- NE-U17，ソニックライザ305の清拭・消毒を行うときは，排水ホースから排水した後，乾いた布でふき取り，消毒用アルコールで清拭する（図12）。

図9　清拭・消毒方法

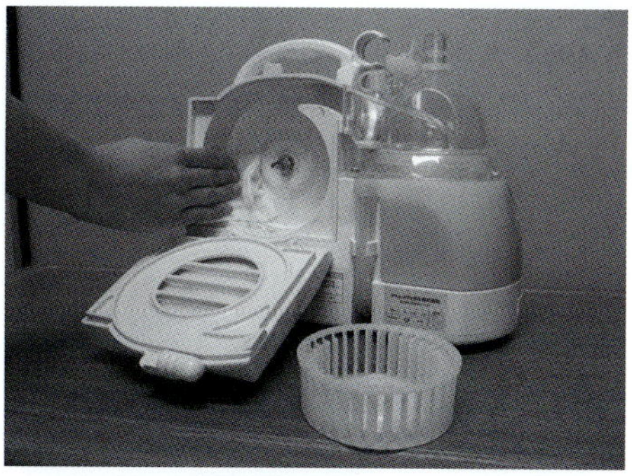

図10　清拭・消毒方法（フロートを外す）

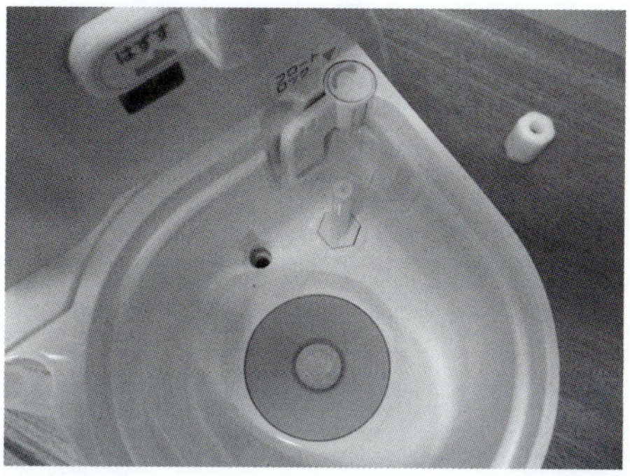
はずす

図11　清拭・消毒方法（排液ホースを外す）

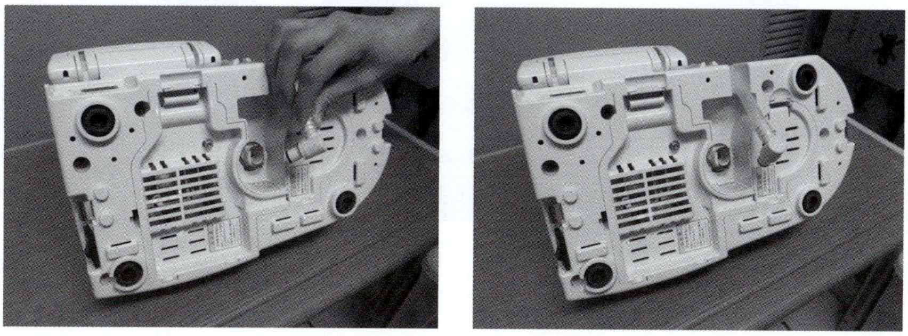

注意点

清拭・消毒，滅菌した部品は消毒していない手や，消毒していない部分との接触は避けること。本体内部は防水構造になっていないため内部に薬剤が入らないように注意すること。振動子の表面を強くこすらないこと。

- 消毒後は日陰で乾燥させる。

❷フィルタ（図13〜15）

- フィルタは消毒や水洗いはできないので，汚れたら交換する。
- 交換時期は使用頻度や使用環境の影響を受けるため，表面が変色してきたら早めに交換する[4]。
- フィルタはごみやほこりを除去するためのものである。空気中に浮遊する細菌の除去を目的とした場合は，細菌フィルタを使用する（図15）。

図12　排水ホース

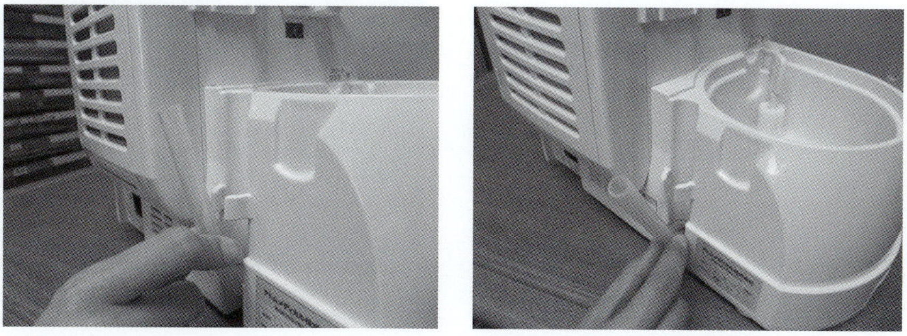

図13　NE-U17フィルタ

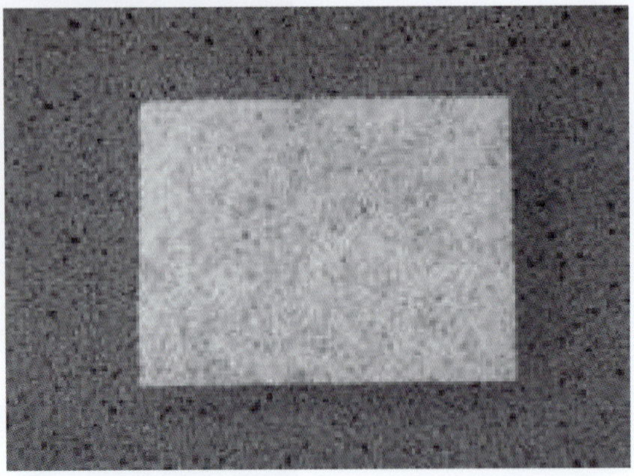

図14　サニライザ303，ソニックライザ305フィルタ

図15　細菌フィルタ

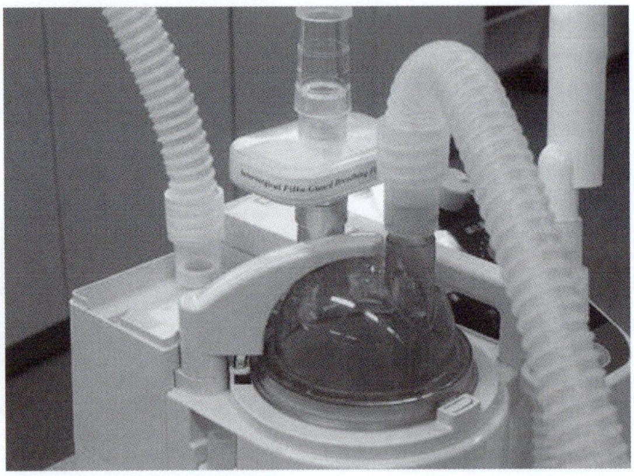

One Point Advice

汚れることで噴霧量が低下し，本体故障と勘違いすることがある（図16）。ごみやほこりが多く，湿度が高い場所での使用時は頻回に交換が必要になる。

図16　目詰まりにより噴霧しなくなったフィルタ

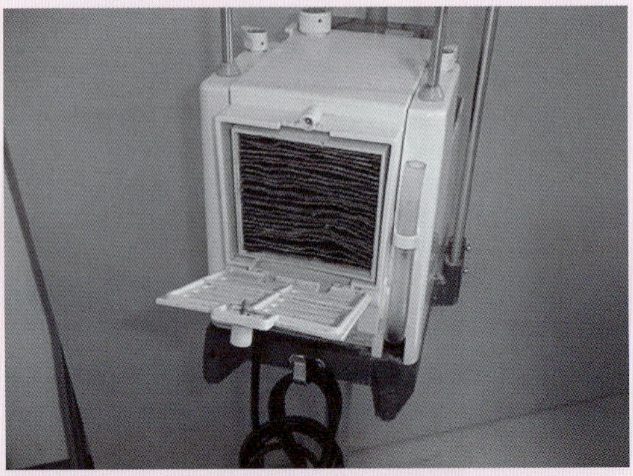

注意点

・薬液カップは薄い樹脂でできているため，強く擦ると傷や変形，破損の原因となる。**薬液カップに穴が開くと作用槽の水道水や蒸留水を噴霧**してしまう。

・エアゾールマスク・ホースヒータ・スタンドの消毒に次亜塩素酸ナトリウムは使用しないこと。貯水瓶は吸水コックを開いた状態で消毒を行う。すべての付属品の内部に消毒薬が残らないように日陰で乾燥させること。浸漬時間は一般に20～60分間だが，菌や洗浄消毒剤の種類によって消毒効果が違うので，使用する洗浄消毒剤の用途，用法，用量を確認して実施すること。

・エチレンオキサイドガス滅菌できる付属品は，噴霧槽・薬液カップホルダ・薬液カップ・カップパッキン・排水ホース・貯留瓶・フィルタカバー・シロッコファン，ミスト搬送用パイプ・ミスト搬送用ホース・少量噴霧用ガイド・ガイドパッキンがある[4]（**図17**）。

❸付属品

- 噴霧槽・薬液カップ（槽）・カッププパッキン・薬液カップホルダ・蛇管・エアゾールマスク・マウスピース・ミスト搬送用ホース・貯水瓶を外し，消毒を行う。

図17　付属品の消毒

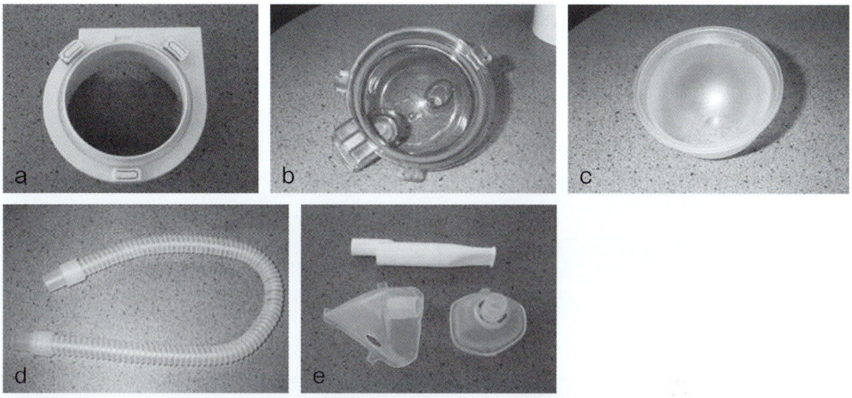

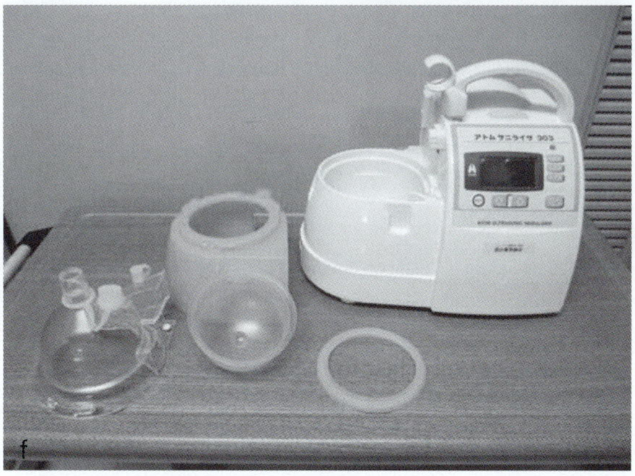

a　薬液槽受け
b　薬液槽カバー
c　薬液槽
d　吸入ホース
e　マスク・マウスピース
f　サニライザ303 付属品一式（噴霧槽，薬液カップホルダ，薬液カップ，カップパッキン）

参考文献

1）深澤伸慈: 吸入療法. 専門臨床工学技士　テキスト　呼吸療法編. 社団法人 日本臨床工学会, p.247-257, 2011.
2）深澤伸治: 吸入療法. CE技術シリーズ　呼吸療法, p.163-175, 南江堂, 2010.
3）Lampton LM: Use of intermittent positive pressure breathing, humidity, and mist. Chronic Obstructive Lung Disease. Brasher and Rhodes ed., p.152-168, 1978.
4）アトム社製サニライザ303, 取扱説明書, p.36-44.

5 真空吸引器

野村知由樹

装置外観

図1　真空吸引器（壁掛け式吸引器）

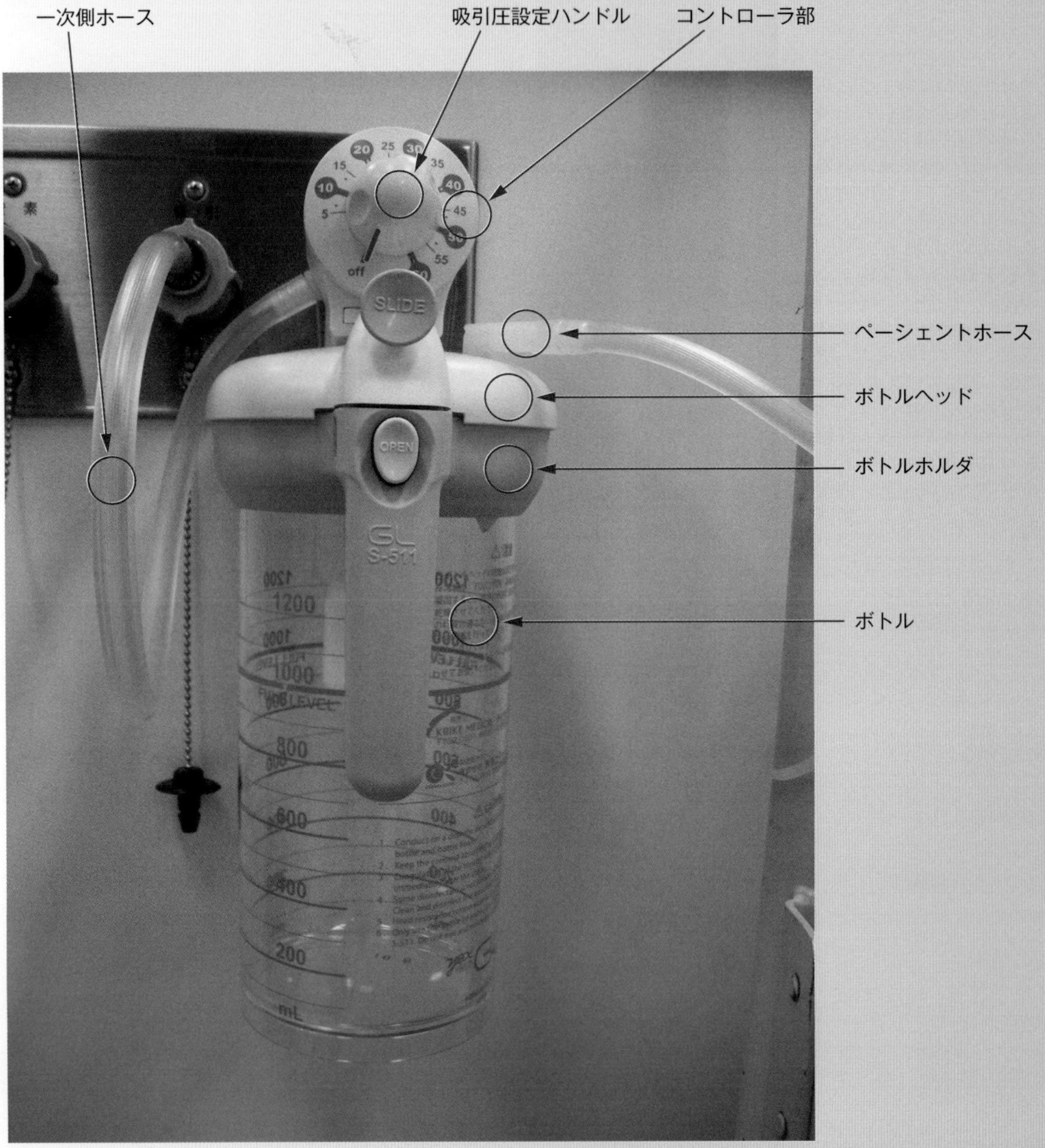
一次側ホース
吸引圧設定ハンドル
コントローラ部
ペーシェントホース
ボトルヘッド
ボトルホルダ
ボトル
SLIDE
OPEN
off
GL
S-511

〔小池メディカル：ヨックスS511〕

MEMO

主な使用例

Ⅰ　外科手術中

- 出血した血液の吸引
- 手術野洗浄液（生理食塩液）の吸引

Ⅱ　呼吸治療領域

- 気管内分泌物の吸引（気管内吸引）
- 口腔・鼻腔内分泌物の吸引

Ⅲ　内視鏡領域

- 消化管分泌物の吸引
- 送気した空気の吸引
- 消化管から出血した血液の吸引
- 視野確保のために注入した水の吸引

何をする装置？

定義

- 供給される陰圧を減圧調整して液状廃棄物を吸引する装置。

使用目的，効能または効果

- 外科手術や治療などによって生じる血液，痰，生理食塩液などの吸引に使用する。

吸引器基準の他の装置

❶ガス圧式吸引器（図2）

図2　ガス圧式吸引器

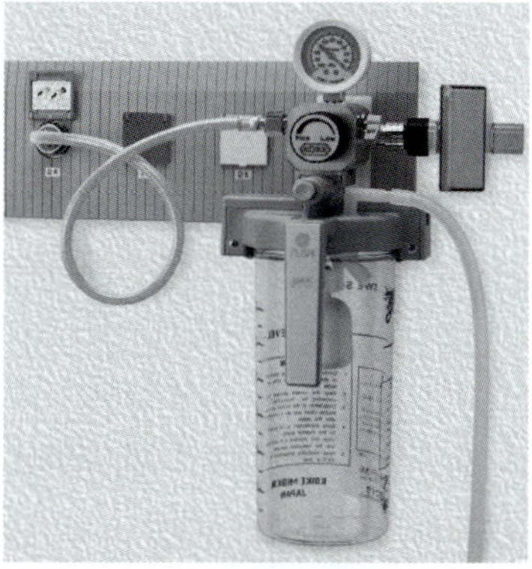

〔小池メディカル：ヨックスジェットS402〕（許可を得て掲載）

- 酸素または圧縮空気の陽圧から**ベンチュリ効果**[*1]にて陰圧を作り出す。
- ツマミを回して酸素または空気の流量を調節することにより吸引圧力を調整する。
- 吸引配管の設備や電源がなくても，酸素または圧縮空気配管があれば使用できる。

用語アラカルト

＊1　ベンチュリ効果

流体の流れに絞りを入れ流速を増加させると低速部分より低い圧力が作り出される現象。霧吹きの水が吸い上げられるのもこの現象である。

❷電動式可搬型吸引器（図3）

図3　電動式可搬型吸引器

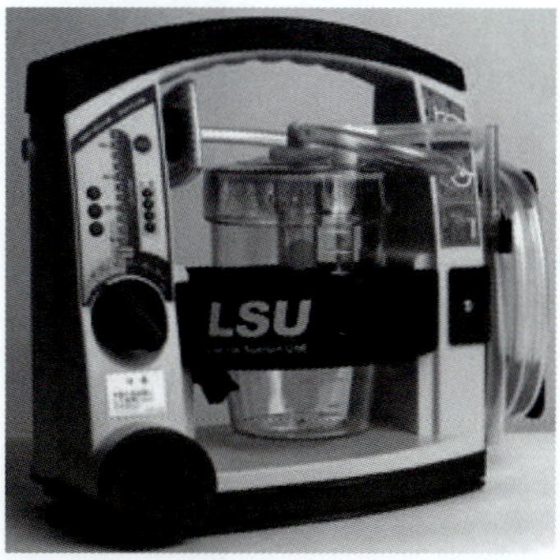
LSU

〔レールダール メディカル ジャパン：LSU4000〕（許可を得て掲載）

- モータの回転をピストン運動に変換しシリンダ内に陰圧を作り出す。外部電源のほかにバッテリを内臓しているものもあり，在宅医療の現場や患者搬送車両内で使用されることが多い。

❸手動式可搬型吸引器（図4）

図4　手動式可搬型吸引器

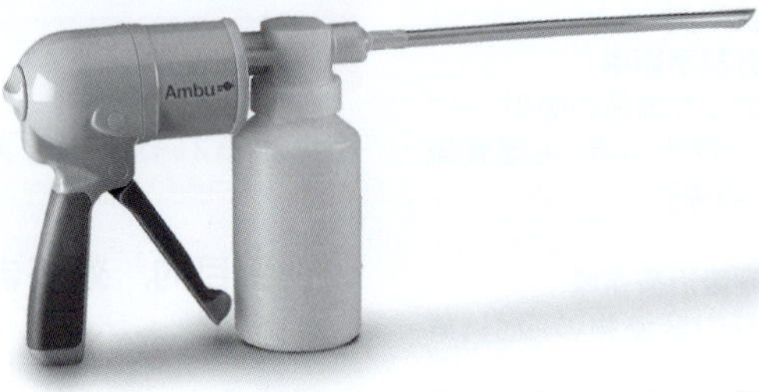
Ambu

〔アイ・エム・アイ：レスキューポンプ〕
（許可を得て掲載）

- ハンドルを握ることにより吸引容器内に陰圧を作り出す。足踏み式のものもある。
- 医療ガス設備も電源もない場合でも吸引が可能であることから，災害現場や在宅医療の停電対策などで使用するため準備されることが多いが，不慣れな状態で緊急時に使用することは難しく，日頃の訓練が必要である。

日常のお手入れ

- 体内の貯留液や分泌液を吸引する装置なので，**感染防止**のために，日常の清掃・消毒が重要となる。
- 1人の患者に使用毎に必ず清掃・消毒を行う。

液状廃棄物の破棄

❶ボトル内の液状廃棄物を棄てるときは，コントローラ部の吸引圧設定ハンドルを「OFF」の位置に合わせる。

❷ボトルヘッドからペーシェントホース外す（図5）。

注意

- ボトル内の液状廃棄物が「FULL LEVEL」になる前に吸引を止め早めに廃棄する。
- ペーシェントホースを外すときは，液状廃棄物の飛散に注意する。
- ボトルをボトルヘッドから外すときは，必ず机上に置いて行う（ボトル落下による液状廃棄物の散乱，ボトルの破損，人身事故を防ぐため）。
- ボトルヘッドを外した後は，机上に逆さまにして置く（液状廃棄物による汚染防止のため）。

図5

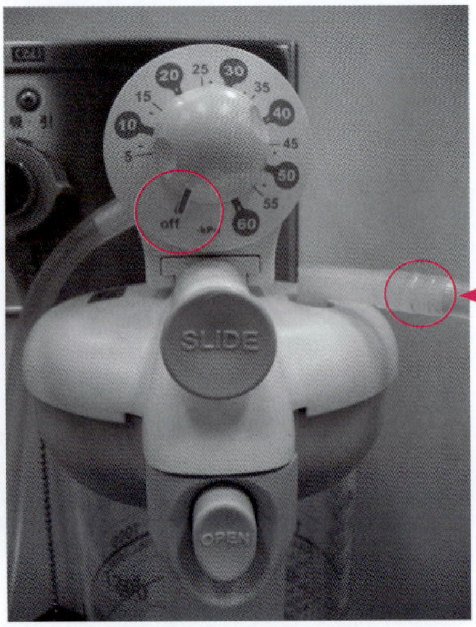
20
25
30
15
35
10
40
5
45
50
off
55
60
SLIDE
OPEN
ペーシェントホース

❸コントローラ部からボトルヘッド部分を外す(図6)。

図6

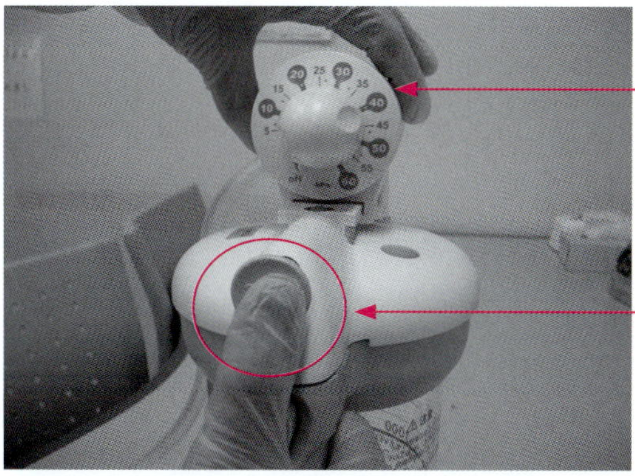
後方へスライドさせる
ボタンを押しながら

❹ボトルからボトルヘッドを外す(図7)。

図7

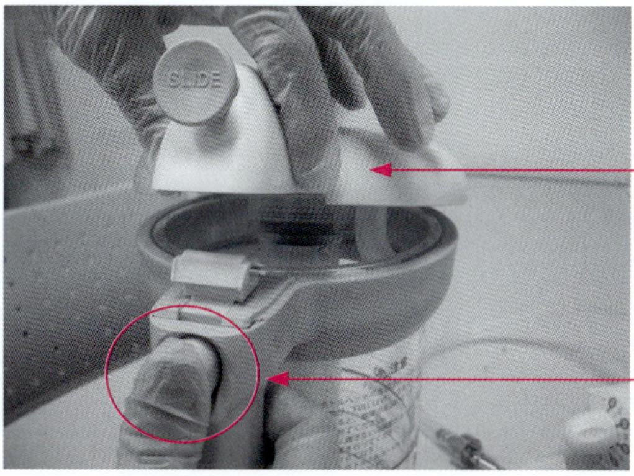
SLIDE
上へ持ち上げる
ボタンを押しながら

❺ボトル内の液状廃棄物を指定された廃棄施設に廃棄する。

厳重注意

- 清掃・消毒作業は，感染防御のためプラスチック手袋を着用する。
- また，重篤な感染症への使用後など，場合によってはマスク，ガウン，ゴーグルを着用する。

補　足

ボトル内の液状廃棄物が満タンになると，ボトル内のフロートが浮き上がり自動的に吸引が停止する仕組みになっている(フロート部：図8)。

図8

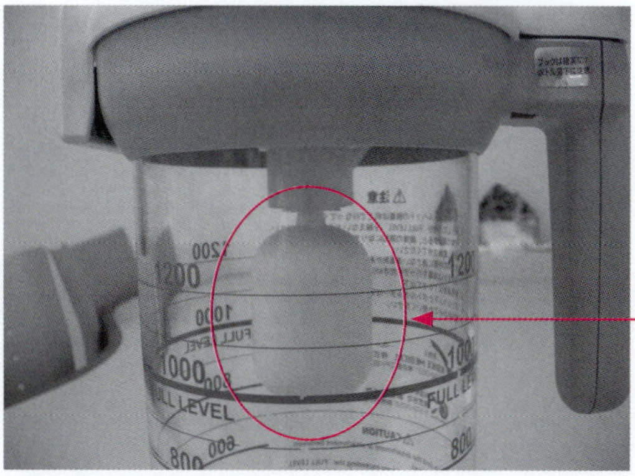
フロート
1200
1000
FULL LEVEL
800

コントローラ部の清掃・消毒

- 柔らかい布に消毒薬を浸し，拭き取った後，水を絞った布で清拭する。
- アルコール類が付着した場合は，速やかに拭き取る。

注意

- 消毒薬の種類により，プラスチック製品部が亀裂，破損を起こす原因となるので，取扱説明書に記載されている消毒薬を使用する。
- プラスチック製品部は100℃以上の高温や急激な温度変化により，亀裂や破損を生じることがある。
- プラスチック製品部の洗浄に，たわしやブラシのような硬いものを使用すると，表面に傷がつくので使用しない。

MEMO

推奨される主な消毒薬

- グルコン酸クロルヘキシジン（ヒビテン，マスキン液など）
- グルタラール（ステリハイドなど）

【注】いずれもアルコールによる希釈は不可。

吸引ボトルの洗浄・消毒

❶ボトルヘッドからフロート弁ホルダを外す（図9）。

図9

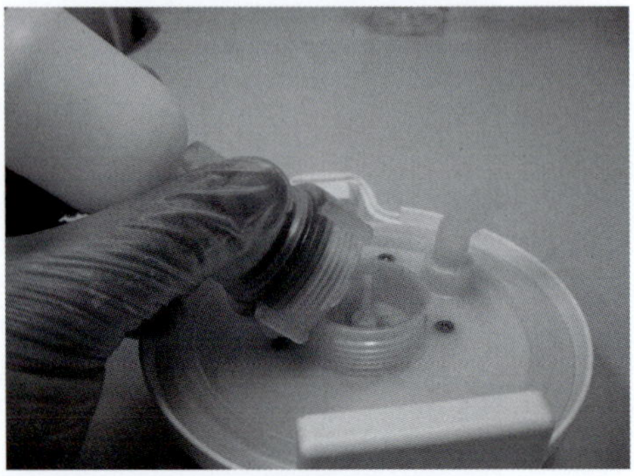

❷フロート弁組み立てを分解する（図10）。

図10

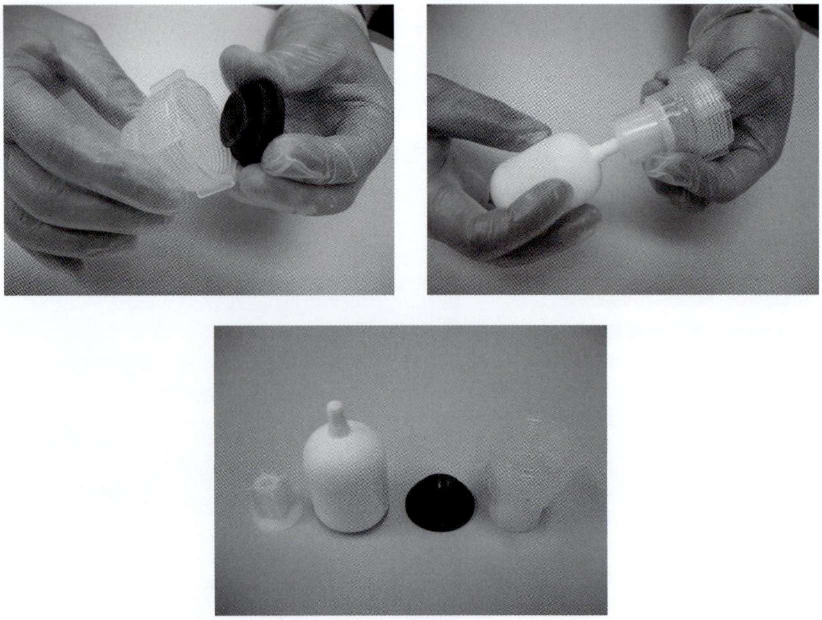

❸ボトルからボトルホルダを外す（**図11**）。

図11

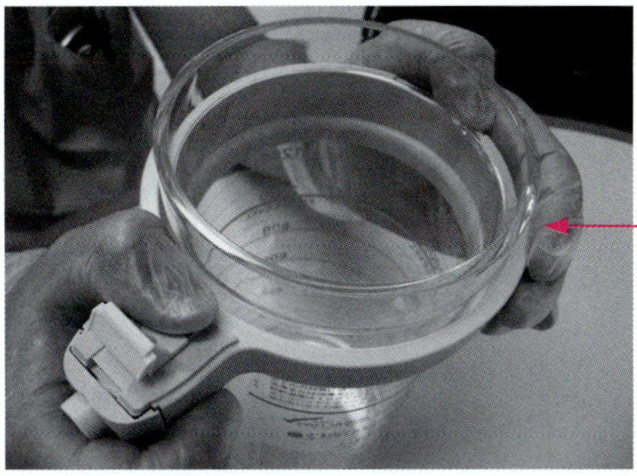
両手でボトルホルダを
押し下げる

❹各部品を消毒薬に浸漬する。

❺各部品は水道水で消毒薬をよく洗い流した後，乾燥させる。

注 意

・フロート弁ホルダを外すと，ボトルヘッドから細い棒（外気導入弁）が出ている器種もあるので，曲げたり折ったりしないようにする（**図12**）。
・消毒薬の濃度や浸漬時間は，消毒薬の取扱説明書に従う。
・吸引ボトルの分解作業は，必ず机上に置いて行う（ボトル落下による破損，人身事故防ぐため）。

図12

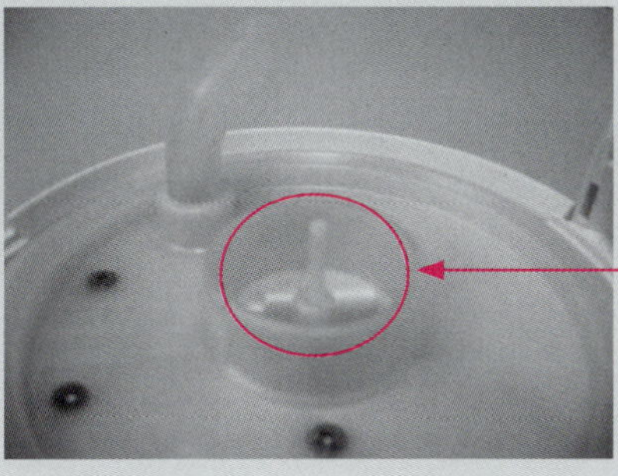
外気導入弁

● 洗浄・消毒後の組み立て

❶各部品をよく乾燥させてから，外すときと逆の順序で組み立てる。

❷組み立て後は，吸引源に接続し吸引を開始した後，ペーシェントホース差しを指で塞ぎ，吸引圧がかかることを確認する（**図13**）。

図13

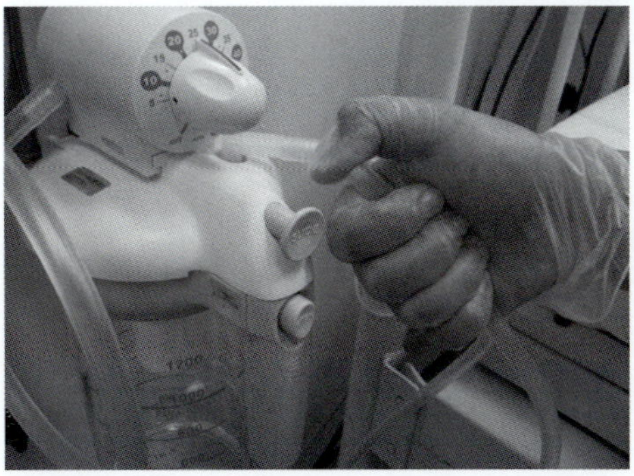

One Point Advice

吸引圧が正常に上がらないときの確認事項

・ボトルパッキン（図14）の付け忘れ，または劣化はないか？
・フロート弁の取り付け方向が逆ではないか？（図15）
・コントローラ部とボトルヘッドの接続部（図16）が劣化してないか？
・ボトルに破損はないか？

図14　ボトルパッキン

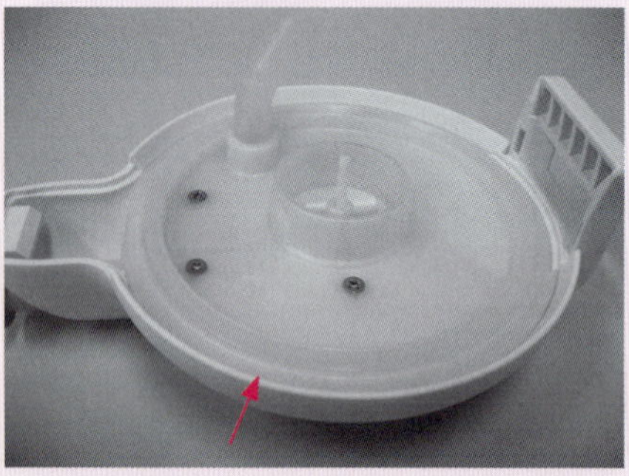

図15　フロート弁の取り付け方向

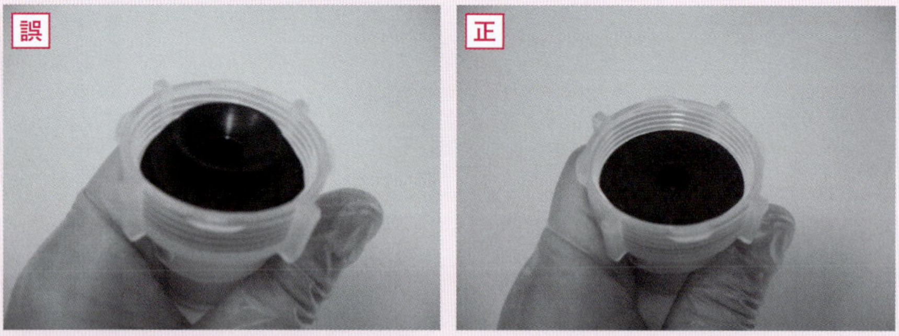
誤
正

図16

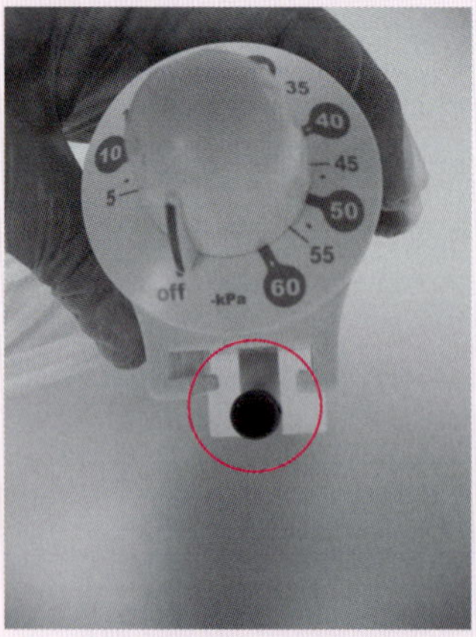
35
40
10
45
5
50
55
60
off
-kPa

注　意

・コントローラ部の内部に液状廃棄物の飛沫が入り込み，吸引圧のコントロールがスムースにできなくなることがあるが，その場合は分解などせず製造販売業者に連絡する。

厳重注意

●フロート弁の動作不良は，医療ガス配管設備が液状廃棄物により汚染される原因となることがあるので，フロート弁の組み立ては慎重に行う。

MEMO

参考文献

1）（株）小池メディカル，ネオ・コントローラー壁掛式の吸引器ヨックスS511取扱説明書.

6 低圧持続吸引器

野村知由樹

装置外観

図1　電動式低圧持続吸引器

操作パネル

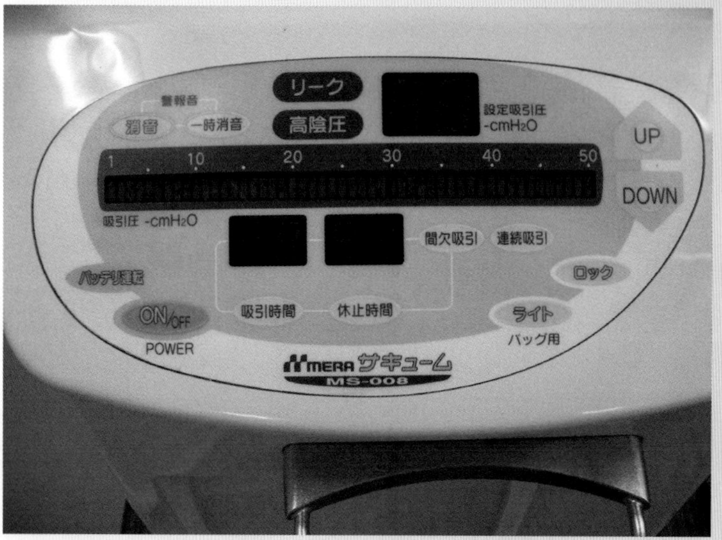

警報音
消音
一時消音
リーク
高陰圧
設定吸引圧
-cmH2O
UP
DOWN
1
10
20
30
40
50
吸引圧 -cmH2O
間欠吸引
連続吸引
バッテリ運転
ロック
ON/OFF
POWER
吸引時間
休止時間
ライト
バッグ用
MERA サキューム
MS-008

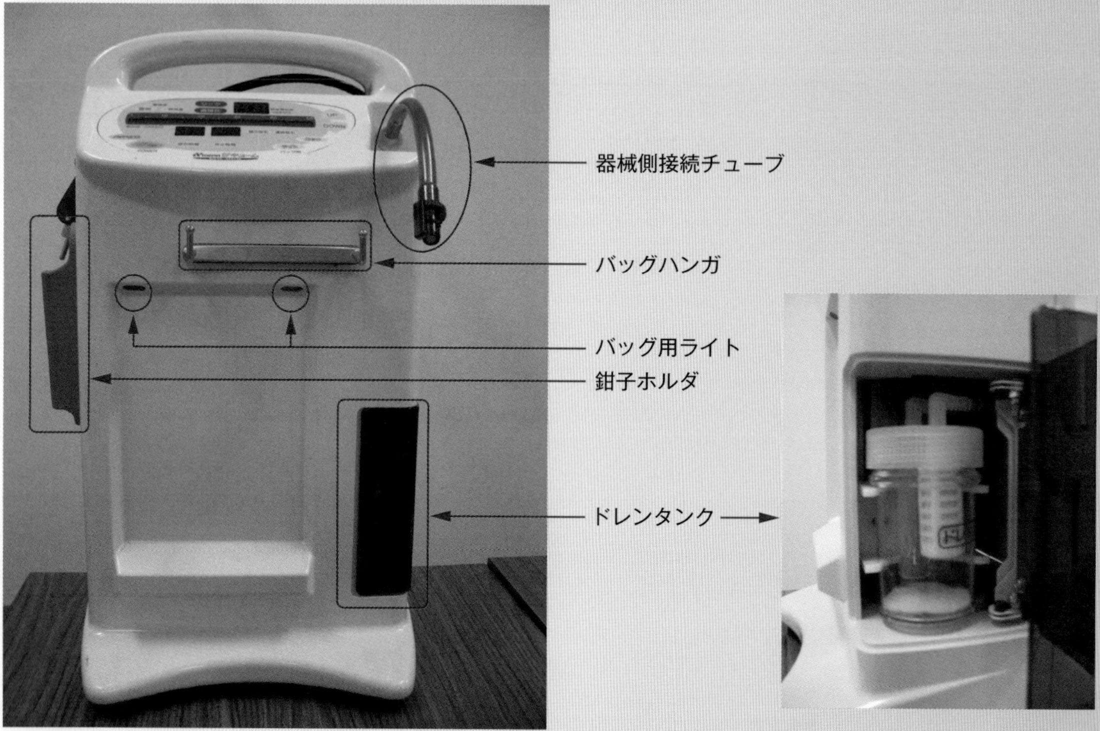

器械側接続チューブ
バッグハンガ
バッグ用ライト
鉗子ホルダ
ドレンタンク

〔泉工医科工業：メラサキュームMS-008〕

MEMO

適応疾患の主な例

Ⅰ　胸腔内

・気胸・血胸・胸水貯留・外科手術後

Ⅱ　腹腔内

・腹水貯留・外科術後

Ⅲ　消化管内

・腸閉塞（イレウス）

Ⅳ　口腔内の唾液吸引

・神経筋疾患の患者

何をする装置？

定義

- 患者からの排出液や分泌液などを体外へ持続的に吸引するための装置をいう。
- 本項では，主に電動ポンプを用いた「**電動式低圧持続吸引器**（図1）」について解説する。

使用目的，効能または効果

- 主な用途としては，胸腔内や腹腔内および消化管内の貯留物，また口腔内の唾液などを低圧で持続的に吸引する。

低圧持続吸引器基準の他の装置

❶胸腔排液用装置

- 中央配管の吸引アウトレットの吸引源より供給される陰圧を減圧調整し，胸腔ドレナージを行うディスポーザブルな装置（図2）。

図2

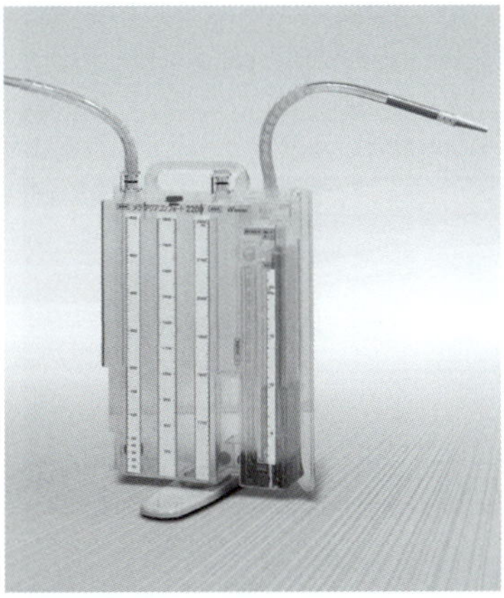

〔泉工医科工業：メラアクアコンフォート〕
（許可を得て掲載）

付属する器材

❶体内留置排液用チューブおよびカテーテル

- 吸引を必要とする貯留物が存在する体内に留置するカテーテル，ドレーンチューブ（図3）。

図3　カテーテルとイレウスチューブ

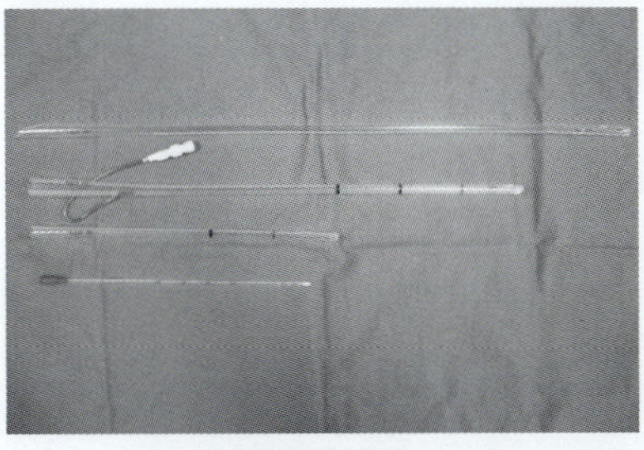

a　体内留置用カテーテル

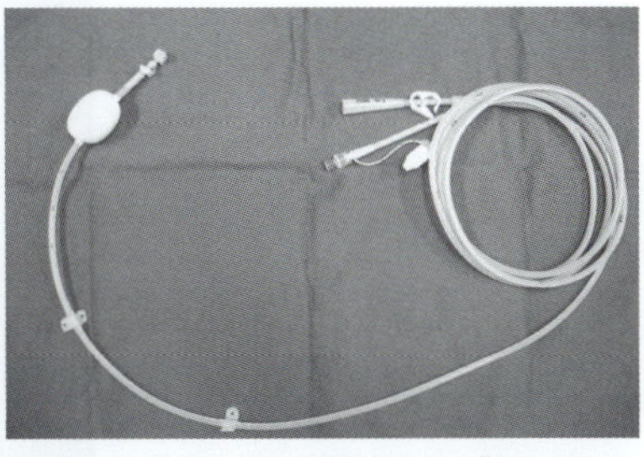

b　イレウスチューブ

6

呼吸関連機器：低圧持続吸引器

❷唾液持続吸引チューブ

- 口腔内の唾液を持続的に吸引するチューブ(**図4**)。

図4

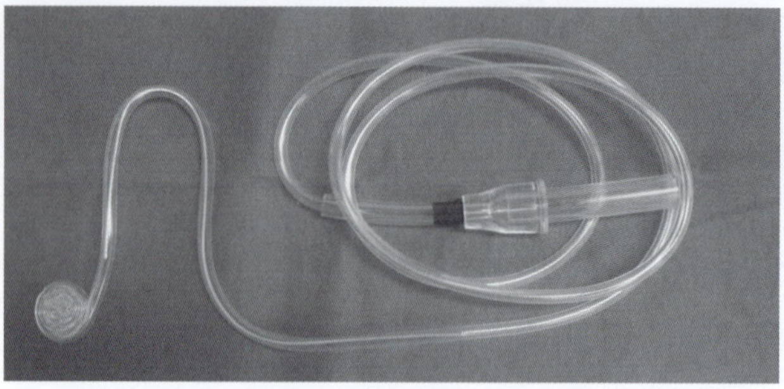

❸排液バッグ

- 排液を貯留するためのバッグで，ディスポーザブルであることが多い(**図5**)。

図5

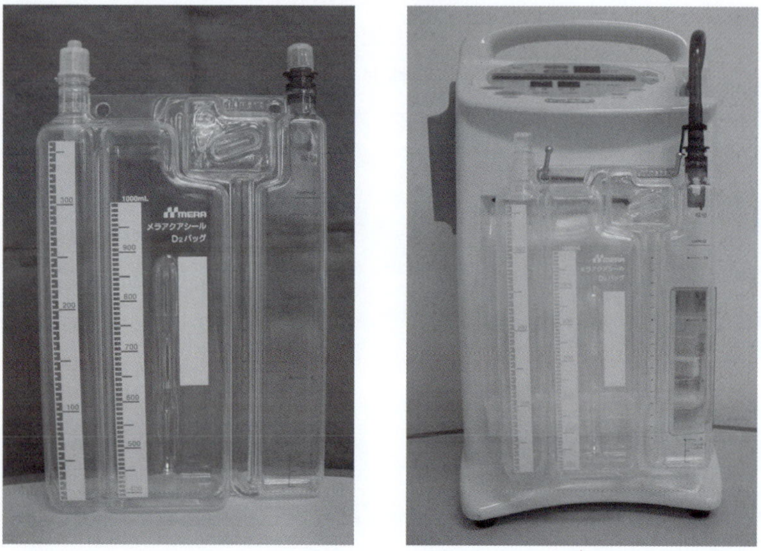
MERA
メラアクアシール
D_2バッグ

機器装着時

❹接続管

- 体内留置カテーテルと排液バッグに接続するためのチューブ(**図6**)。

図6

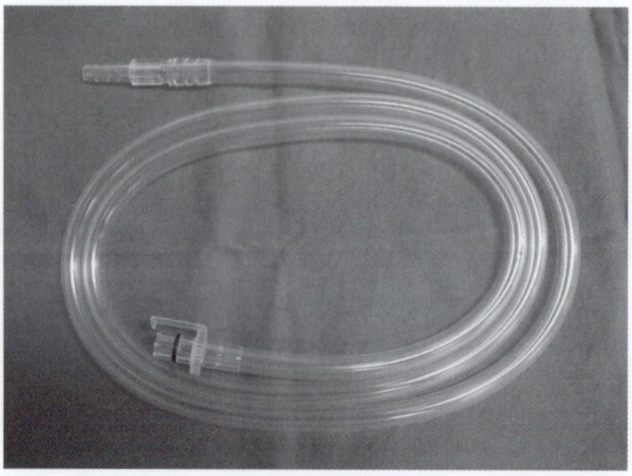

日常のお手入れ

- 体内の貯留物や分泌液を吸引する装置なので，**感染防止**のために日常の清掃・消毒が重要となる。
- また，装置の性能を維持し確実な治療を行うために，日常的・定期的な点検が必要である。

外装の清掃・消毒方法

- **1人の患者に使用する毎**に必ず清掃・消毒を行う。
- 柔らかい布を使用し**中性洗剤**[*1]で拭き取った後，水を絞った布で清拭する。
- アルコール類が付着した場合は，速やかに拭き取る。
- 器械側接続チューブ（図7）が目視確認で汚れていた場合は，新しいチューブに交換する。
- 血液などの付着があった場合は，**メーカーの推奨**する消毒薬を指定された濃度で使用する。
- 装置にオートクレーブ（高圧蒸気滅菌）またはE.O.G滅菌を行わない（破損・故障する）。

用語アラカルト

＊1　中性洗剤
pH6.0以上～pH8.0以下の洗剤のことを指す。一般的な台所用洗剤はこれにあたるが，弱アルカリ性や弱酸性の商品もあるので，パッケージで確認すること。

MEMO

主な消毒薬の種類
①グルタラール（2～3.5%）
②オキシドール（2.5～3.5%）
③消毒用エタノール（75～82%）
④次亜塩素酸ナトリウム（6%）
⑤過酢酸

図7　器械側接続チューブ

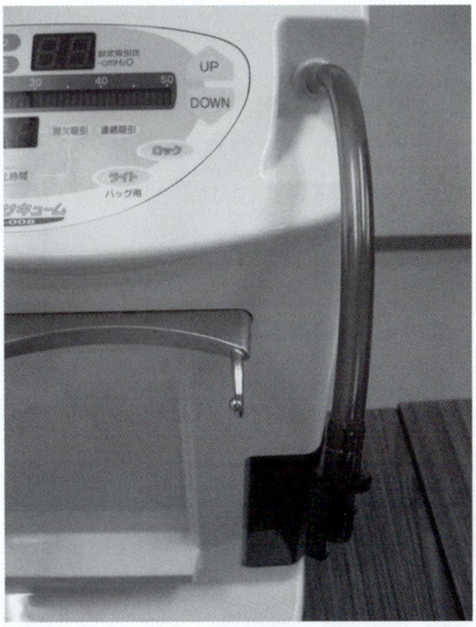
UP
DOWN

注意事項

- 清掃・消毒作業は，感染防御のためプラスチック手袋を着用する。
- 消毒薬を用いた場合は柔らかい布に水を含ませ拭き取った後，乾いた布で乾拭きをする。
- シンナー・ベンジンなどは外装を痛めるので使用しない。
- パネルスイッチ部の清掃は愛護的に行う。

警 告

装置内部回路内まで排液が入り込み，洗浄消毒が不可能な場合は内部回路の交換が必要であるが，その場合，製造販売業者のメンテナンス講習を受講した者が行うか，製造販売業者へ連絡する。

MEMO

吸引回路の洗浄・消毒に必要な物品例

①50mlシリンジ（カテーテル用）
②注入用中継チューブ（内径10mm，長さ10cm）
③消毒薬（吸引回路用60ml＋フィルタ用100ml）（主な消毒薬の種類は前述【MEMO】参照）
④ガーゼ・不織布ワイパ
⑤手袋・マスク・ゴーグル・袖付ガウンなど
⑥滅菌蒸留水（吸引回路用100ml＋フィルタ用100ml）
⑦洗浄ブラシ
⑧洗浄・消毒用容器2個（容量300ml程度）

吸引回路（内部回路含む）の洗浄・消毒方法

- **患者ごとに**吸引回路を洗浄・消毒する。
- ドレンタンクに排液が貯留している場合は廃棄する。

注意事項

●洗浄・消毒方法・使用する消毒薬は取扱説明書に従う。
●作業時は感染防御のため，プラスチック手袋・マスク・ゴーグル・ガウンを着用する。

❶器械側接続チューブに注入用中継チューブを接続する。

図8

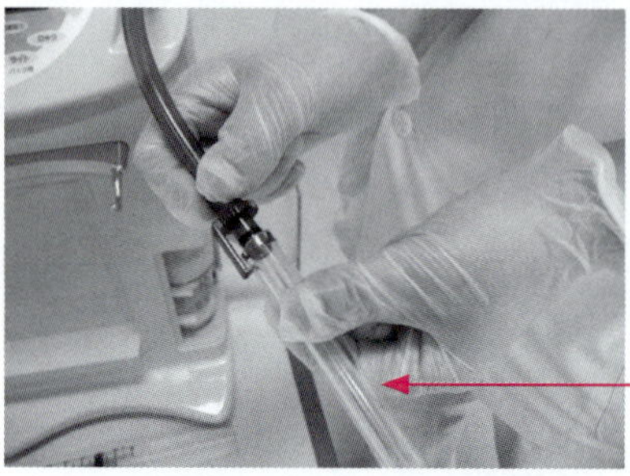
注入用中継チューブ

❷ドレンタンク内のフィルタとシートを取り外し，単独で洗浄・消毒する。

図9

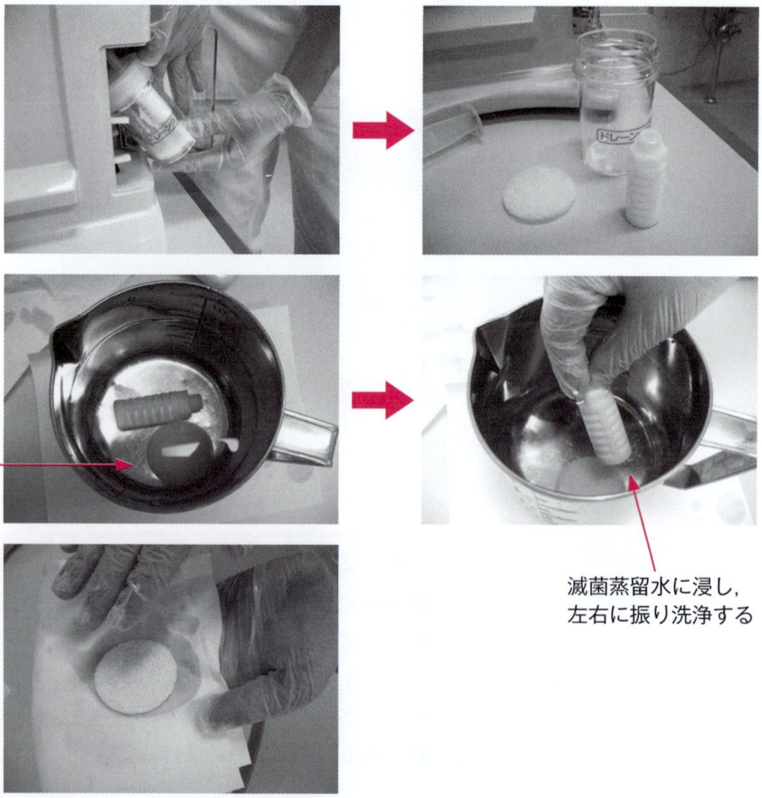
消毒薬に15分浸漬
滅菌蒸留水に浸し，左右に振り洗浄する
ガーゼや不織布ワイパで拭き取る。

❸50m*l*シリンジに消毒薬20m*l*＋空気30m*l*を吸入し，消毒薬による消毒を行う準備をする。

図10

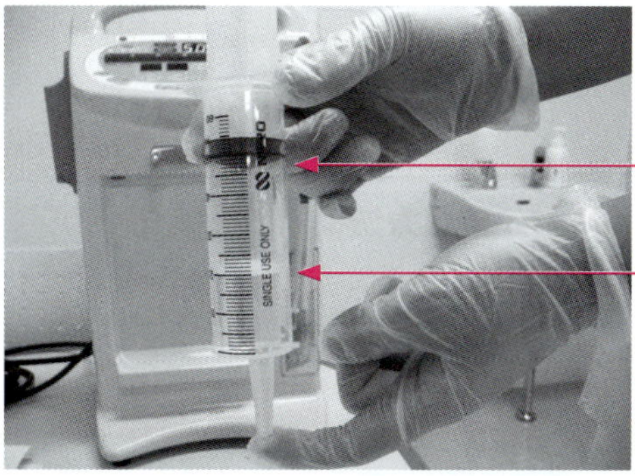
空気30m*l*
消毒薬20m*l*

> **警告**
> 50m*l*シリンジに規定量以上のものを吸入すると，シリンジがはずれて消毒薬が飛散する可能性がある。

❹主電源をONにし，吸引圧を－50cmH_2Oに設定する。

❺警報音を鳴らさないように消音スイッチをONにする。

❻液体と空気を吸入したシリンジを注入用中継チューブに接続し，接続したらチューブとシリンジを上方に真っ直ぐに伸ばす。

図11

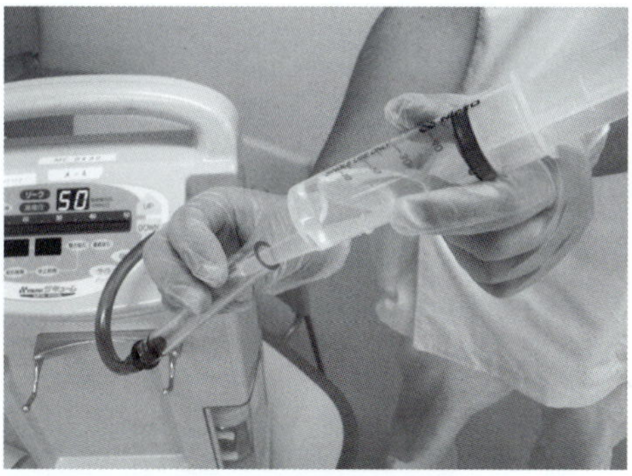

❼液体と空気を30秒以上かけて注入する。

❽「❺～❼」をあと２回くり返す。

❾注入終了後15分間運転した後，電源をOFFにする。

❿ドレンタンク内に溜まった液を廃棄し，ドレンタンクを再び装着する。

⓫50m*l*シリンジに滅菌蒸留水20m*l*＋空気30m*l*を吸入し，洗浄を行う。洗浄は滅菌蒸留水トータル90m*l*を数回に分けて行う。方法は「❹～❽」のとおり。

図12

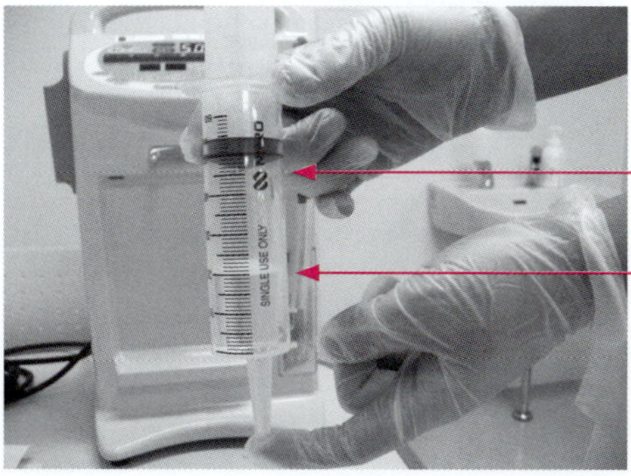
空気30m*l*
滅菌蒸留水20m*l*

⓬注入終了後15分間運転した後，電源をOFFし，注入用中継チューブを取り外す。
⓭ドレンタンクは溜まった液体を廃棄した後，フィルタとシートを再セットし，本体へ戻す。
⓮主電源をONにし，10分間運転させて終了。

MEMO

動作確認に必要な物品例
①マノメータ
②マノメータを接続するチューブ
③排液バッグ（装置専用のもの）
④接続管（装置専用のもの）

動作確認方法

- 吸引回路の洗浄・消毒後は，必ず動作確認を行う。

注意事項

- **動作確認の前に，ドレンタンクの蓋がしっかりと閉まっているかを確認する。**
- **動作確認の方法は，取扱説明書に従う。**

❶排液バッグを付けず機器本体の主電源をONにし，吸引圧を－50cmH_2Oに設定する。
❷器械側接続チューブの先端を指で押さえ，操作パネルのバーグラフが－50cmH_2O付近まで上昇することを確認する。

図13

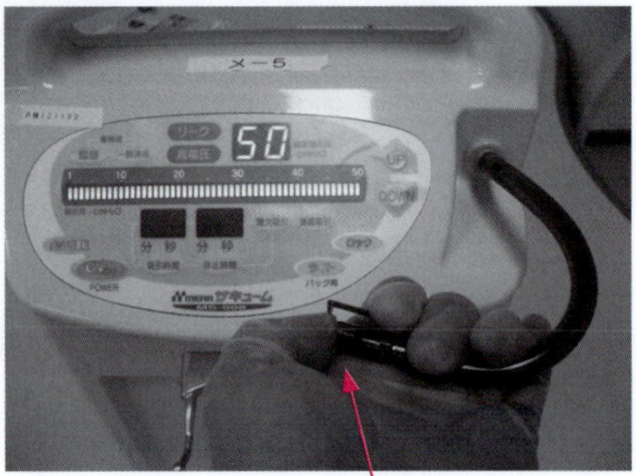

器械側接続チューブの先端を指で押さえる

❸一度，主電源をOFFにする。
❹排液バッグを本体に取り付け，器械側接続チューブと接続管を排液バッグに接続する。
❺機器本体の主電源をONにして，吸引圧を－10cmH_2Oに設定する。

❻マノメータを接続管に接続し，吸引圧が－10cmH_2Oであることを確認する。

図14

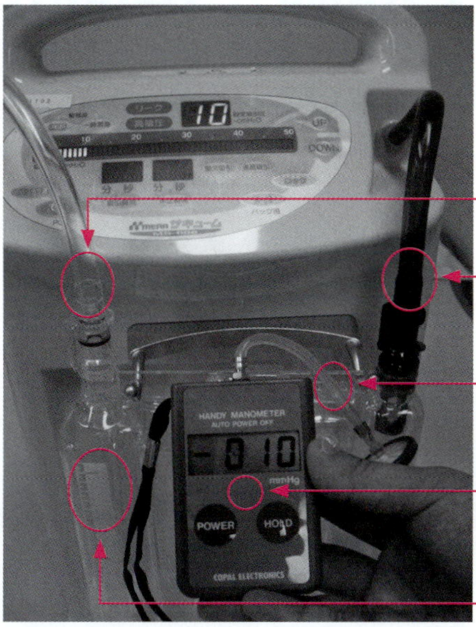
接続管
器械側接続チューブ
マノメータを接続するチューブ
マノメータ
排液バッグ
HANDY MANOMETER
AUTO POWER OFF
-010
mmHg
POWER
HOLD
COPAL ELECTRONICS

❼電源をOFFにし，本体から排液バッグを取り外して終了。

参考文献

1）泉工医科工業(株)．メラサキュームMS-008取扱説明書．

1 人工心肺・補助心臓装置

加藤伸彦

装置外観

図1 人工心肺装置

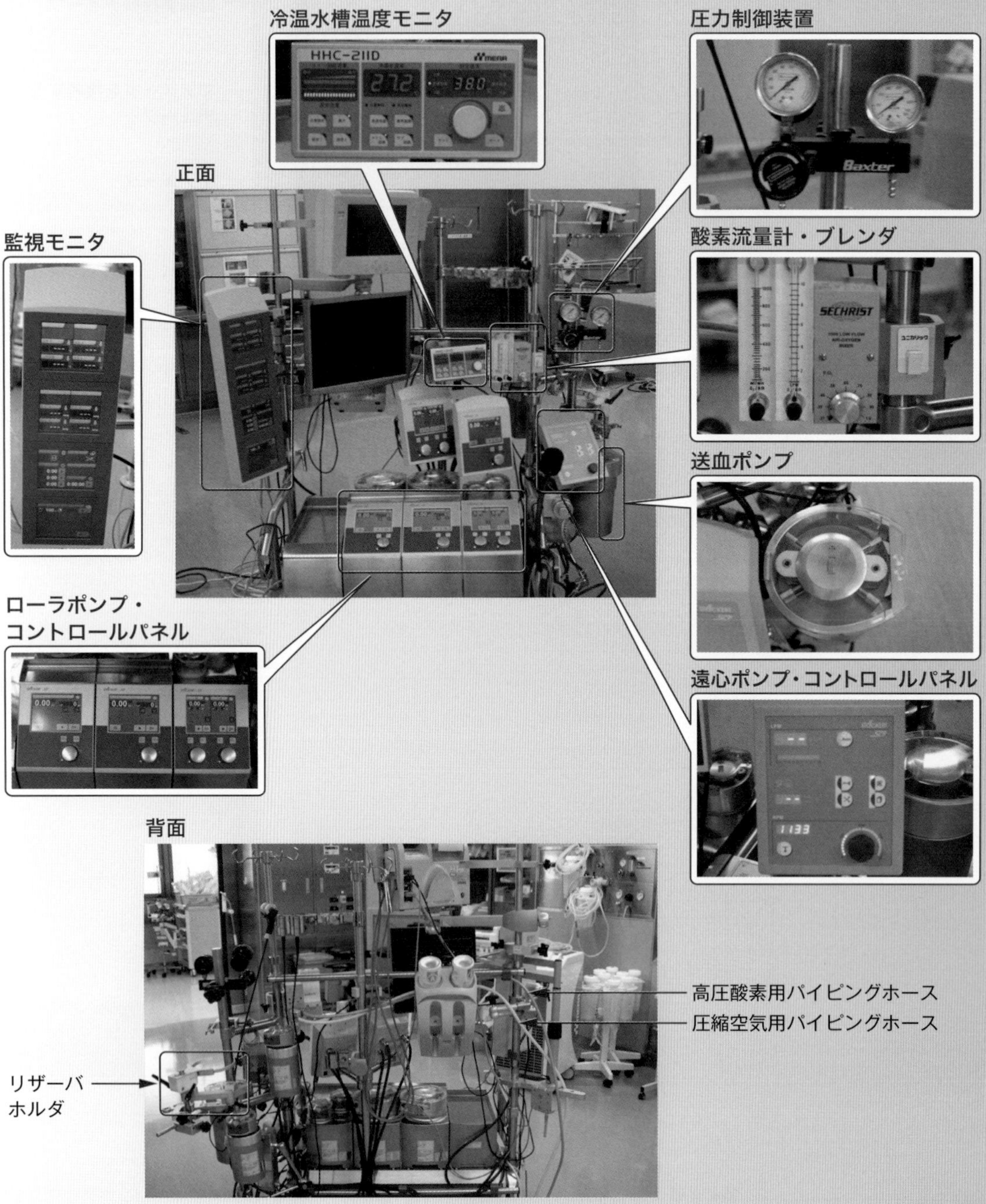
冷温水槽温度モニタ
HHC-211D
圧力制御装置
Baxter
正面
監視モニタ
酸素流量計・ブレンダ
SECHRIST
送血ポンプ
ローラポンプ・
コントロールパネル
遠心ポンプ・コントロールパネル
背面
高圧酸素用パイピングホース
圧縮空気用パイピングホース
リザーバ
ホルダ

〔スタッカート：人工心肺装置S5〕

何をする装置？

定義

❶人工心肺装置

- 心臓大血管手術の際，**心停止と無血視野**を確保して，手術の間，患者の呼吸・循環を代行して患者生命を維持するシステム。

使用目的，効能または効果

❶人工心肺装置

- 人工心肺装置は生体の心臓のポンプ機能，肺のガス交換を代行するだけでなく，循環血液量や心臓の前負荷の調整，体温調整，出血血液の回収，心筋保護液の注入など多くの機能がある。

人工心肺のシステム構成

- 一般的な人工心肺主回路は以下のシステムで構成される（**図2**）。

❶脱血回路

- 静脈血を上大静脈・下大静脈よりサイフォンの原理に基づく落差圧を利用して静脈貯血槽に脱血する。

❷送血回路

- 静脈貯血槽の静脈血を血液ポンプ（ローラポンプまたは遠心ポンプ）で人工肺に送り，酸素加と炭酸ガス排出をし，動脈フィルタを介して動脈に戻す。

図2　標準的人工心肺回路構成図

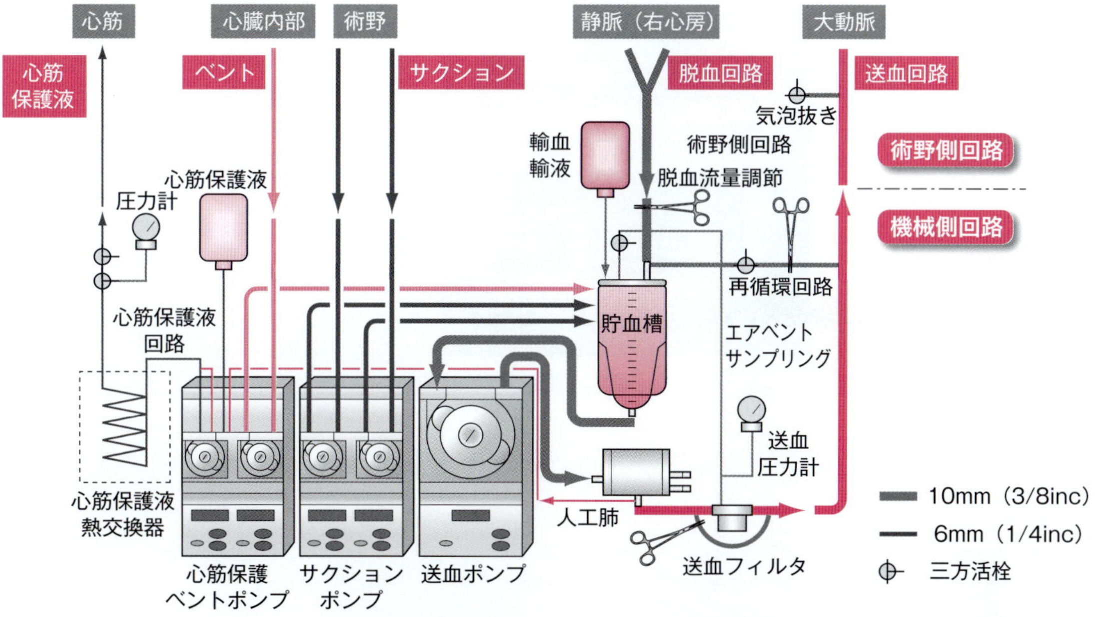
心筋
心臓内部
術野
静脈（右心房）
大動脈
心筋保護液
ベント
サクション
脱血回路
送血回路
気泡抜き
輸血
輸液
術野側回路
術野側回路
脱血流量調節
機械側回路
心筋保護液
圧力計
再循環回路
心筋保護液回路
貯血槽
エアベント
サンプリング
送血
圧力計
心筋保護液
熱交換器
人工肺
送血フィルタ
心筋保護
ベントポンプ
サクション
ポンプ
送血ポンプ
10mm（3/8inc）
6mm（1/4inc）
三方活栓

（安達秀雄，百瀬直樹：人工心肺ハンドブック 改訂第二版，13，中外医学社，2009.より引用）

以下補助回路としてあげる。

❸吸引回路

- 出血を回収し心腔内吸引貯血槽を介して，血栓，組織片，脂肪組織などを除き静脈貯血槽に戻す。

❹ベント回路

- 左心系への灌流血を吸引し，左心室の過伸展防止と無血視野を確保する。

❺心筋保護液供給回路

- 大動脈遮断後，心臓の動きを停止し低温を維持して心筋細胞の温存を図る。

❻限外濾過回路

- 必要時に大量投与される心筋保護液，補液などを処理する。

付属する周辺機器

❶冷温水供給装置（図3）

- 熱交換器に冷水や温水を供給する装置。
- 冷水槽と温水槽が分離している2槽式と，分離していない1槽式がある。

図3　冷温水供給装置（2槽式）

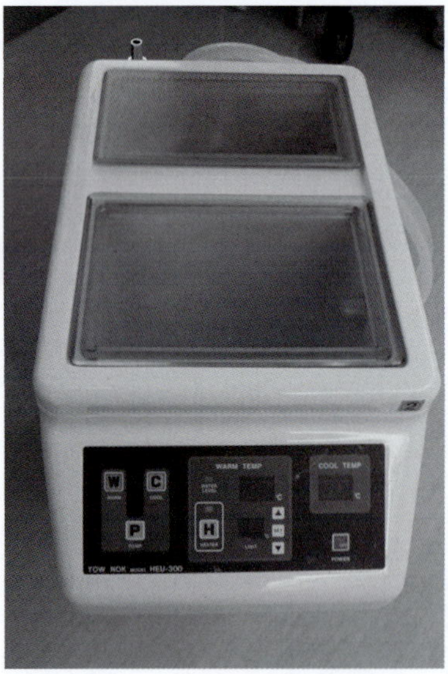

W
C
P
H
WARM TEMP
COOL TEMP
POWER

❷心筋保護供給装置（図4）

- 術中の心停止と心筋保護を目的に，冠動脈内に心筋保護液を供給する装置。
- 装置内は，冷却装置と加温装置を内蔵しており，心筋保護液の加温や冷却ができるようになっている。

図4　心筋保護供給装置

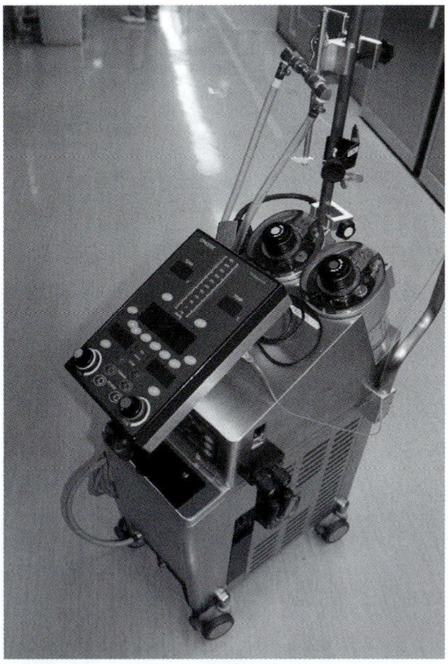

❸血液濃縮装置（図5）

- 術中の余剰水分を除去するため，除水回路へ循環血液を導き，中空糸膜を用いて血液を濃縮する限外濾過を行う。

図5　血液濃縮装置

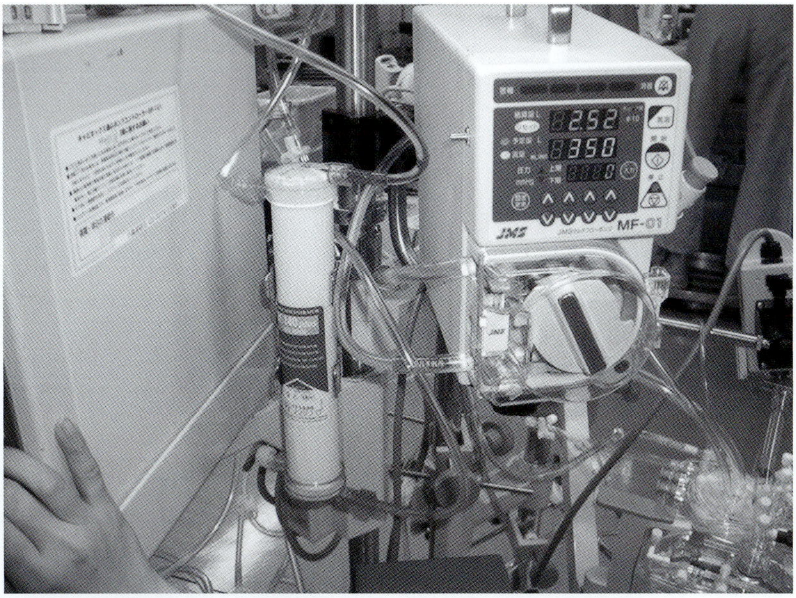
JMS
MF-01

❹自己血回収装置（図6）

- 手術中，患者から出血した血液を回収し再利用するための装置。
- 人工心肺終了後，回路内に残った血液も同様に回路に導き，遠心分離後，洗浄し回収する。

❺体外式ペースメーカ（図7）

- 患者に一時的な不整脈や除脈がある場合，心拍数を補助する機器。
- 人工心肺終了直後は不整脈が発生しやすく，血行動態が不安定な場合も一時的にサポートする。

❻除細動器（図8）

- 心室細動や頻脈性不整脈を電気的除細動で洞調律に復帰させる治療機器。

図6　自己血回収装置

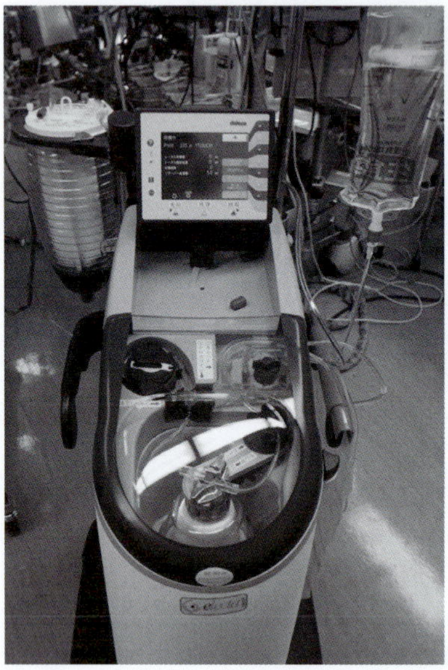

図7　体外式ペースメーカ

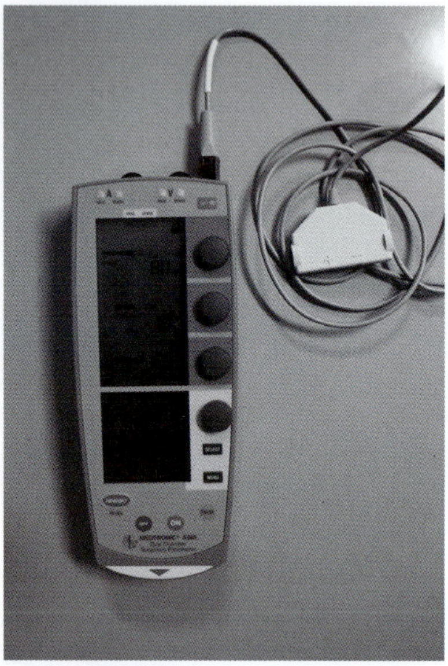

図8　除細動器

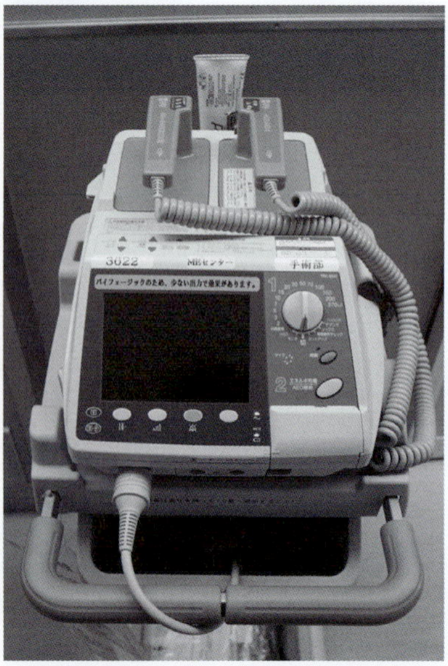
3022
手術部

装置外観

図9　補助人工心臓

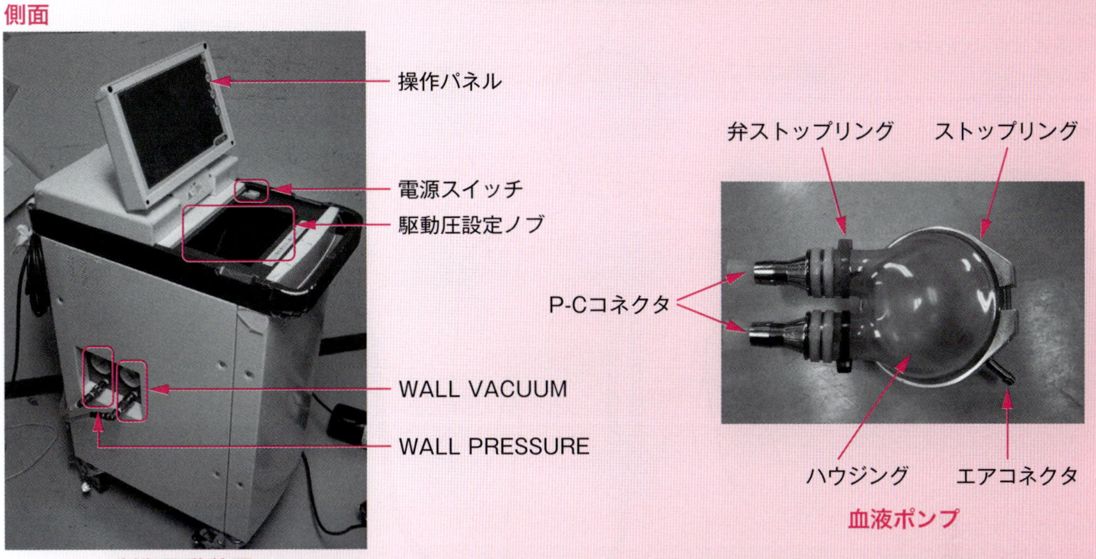
側面
操作パネル
電源スイッチ
駆動圧設定ノブ
WALL VACUUM
WALL PRESSURE
制御駆動装置
弁ストップリング
ストップリング
P-Cコネクタ
ハウジング
エアコネクタ
血液ポンプ

〔東洋紡：補助人工心臓装置（NCVC型）VCT-50〕

MEMO

補助人工心臓は，自己心機能が回復しない場合，心臓移植までの橋渡し（bridge to transplant/bridge to recovery）として使用されることもある。

MEMO

補助人工心臓は，補助する部位により左心補助（LVAD），右心補助（RVAD），両心補助（BiVAD）の3つに分類される。

何をする装置？

定義

❶補助人工心臓装置

- **比較的長期の補助が必要**な心臓に対し，機械的補助循環を行う際に用いる。
- 自己心を残しながら，これと協調するかたちで血液の拍出を行うもの。

使用目的，効能または効果

❶補助人工心臓装置

- **心臓のポンプ機能を100％代行することが可能**で，自己心の仕事量を大幅に軽減し，自己心の回復を図ることができ，自己心機能が回復するための一時的な補助手段として用いられる。

MEMO

補助人工心臓は，装着部位からの分類として，
①体外式（extracorporeal, paracorporeal）
①体内式（intracorporeal）
または
植え込み式（implantable）
がある。

補助人工心臓装置のシステム構成

- 補助人工心臓装置はシステムで構成される（**図10**）。

図10　体外設置型補助人工心臓

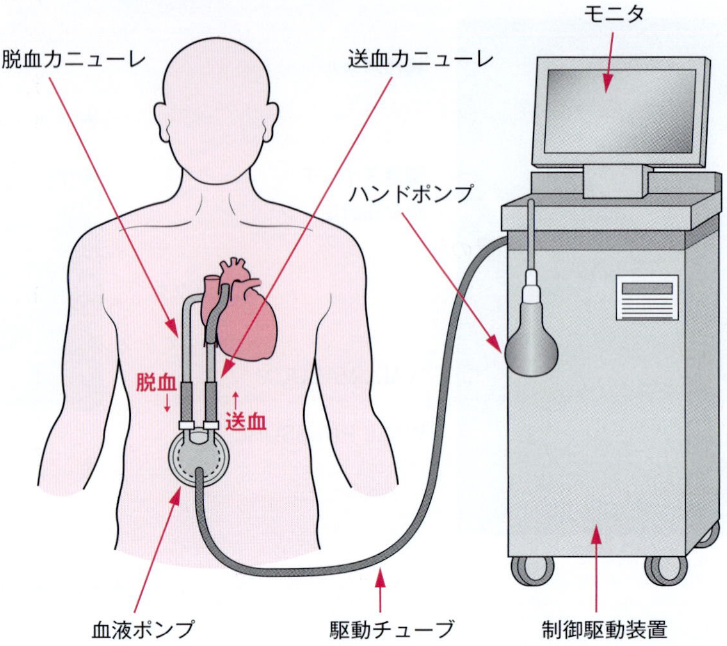
モニタ
脱血カニューレ
送血カニューレ
ハンドポンプ
脱血
送血
血液ポンプ
駆動チューブ
制御駆動装置

❶血液ポンプ

- 血液ポンプはダイアフラム（diaphragm）型で，エアコネクタ接続された駆動チューブから陽・陰圧をかけ，吸引，駆出する。

❷脱血用カニューレ

- 塩化ビニール樹脂製で，左室心尖部または左心房に縫着されたカフを通して心臓内に挿入される。

❸送血カニューレ

- 人工血管がつながっており，上行大動脈に吻合され，これを通じて全身に送血される。

❹制御駆動装置

- 駆動チューブで血液ポンプとつながり，駆動陽・陰圧をかける。

補　足

- **消毒の基本は，患者体液（血液・分泌物など）が付着した医療機器を水またはぬるま湯で清拭することである。**
- 人工心肺装置および補助人工心臓装置はノンクリティカルに分類されるが，血液が付着する可能性が高いため使用ごとの清拭が推奨されている。
- 近年，洗浄と消毒作用を兼ね備えた「環境用ウエットクロス」が各メーカーから市販されているので，これらの利用が便利かつ安全である。

日常のお手入れ

- 感染管理上の考慮だけでなく，人工心肺システムおよび補助人工心臓システムを安全に操作するためには，両システム全体を常に清潔に保つ必要がある。
- このことから，装置の再生処理（清拭，消毒，調整）は必須の事項であり，感染防止の観点から清拭（洗浄）と消毒が重要である。

外装の清掃・消毒方法

- 装置の使用後は，必ず清掃・消毒を行う。
- ガーゼや不織布に水やぬるま湯，または海面活性剤を含浸させ，十分に絞った後に清拭をする。
- その後，消毒薬を含浸させたガーゼや不織布で装置の表面の消毒を行う。
- 乾いたガーゼや不織布で残留する消毒薬を拭い去る。
- 消毒効果は薬品の種類，濃度などに影響するので，メーカー推奨方法を確認の上，使用すること。

注意点

- 清拭にはポリエステルなどの静電気を起こす可能性のある布の使用は避けるべきである。
- 人工心肺装置は，その使用環境から患者の血液が付着する機会が多い。その部分を清拭，消毒することは感染管理上，最も重要である。
- 医療機器に血液が付着している場合，清拭以前に血液（タンパク質）に対してエタノールを接触させることは，タンパク質が変性かつ医療機器表面に固着するため行ってはならない。
- レベルセンサの検出部（貯血槽接触面），バブルセンサの流量検出部（チューブ接触面）やモータのカップリング部などは，常に清潔にしておく必要がある。
- レベルセンサ，バブルセンサにコンパウンドを使用した洗浄剤を使用してはならない。
- 消毒薬が，ハウジングに入らないように注意する。スプレータイプの消毒薬は使用してはならない。
- 人工心肺装置の清拭，消毒後は，保管環境に従った場所に保管すること。

内装の清掃方法

- 定期点検時，装置本体に溜まった埃を除去する。
- 各部品（駆動部・電源部・基盤部）の清掃はメーカーに委ねる場合が多い。

注意点

- 装置内部を分解するためには，メーカーの技術講習会を終え，装置の分解，調整を認めてもらう必要がある。技術講習会を受けていない者，取扱説明書に分解を禁忌とする記載があれば，本体の分解はすべきではない。

参考文献

1）見目恭一 ほか: 臨床工学講座 生体機能代行装置学　体外循環装置, p.2-4, 医歯薬出版, 2012.

2 大動脈内バルーンパンピング（IABP）

安野　誠・安藤かおり・戸田久美子

装置外観

図1　大動脈内バルーンポンプ

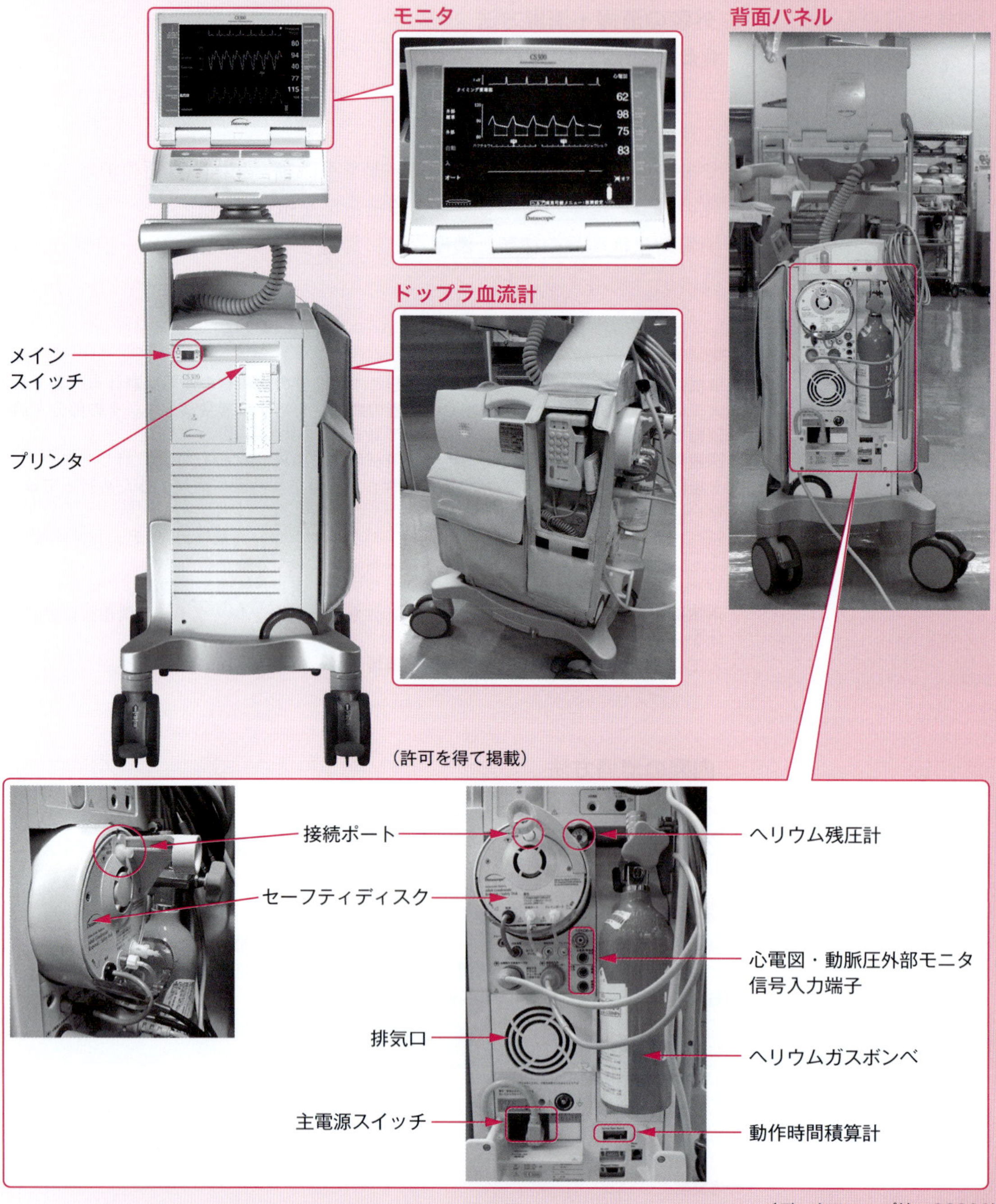
モニタ
背面パネル
ドップラ血流計
メイン
スイッチ
プリンタ
接続ポート
セーフティディスク
ヘリウム残圧計
心電図・動脈圧外部モニタ
信号入力端子
排気口
ヘリウムガスボンベ
主電源スイッチ
動作時間積算計

（許可を得て掲載）

〔データスコープ社：CS300〕

MEMO

ヘリウムガスの特性

分子量が小さく，粘性抵抗が少ないため移動効率に優れ，応答性がよい。狭小なカテーテルガスルーメン内で過剰な熱を発生することなく高心拍のガス交換に追従できる。

用語アラカルト

＊1　**後負荷**

左室が血液を駆出する際に生じる抵抗。高血圧，血管抵抗，大動脈弁狭窄など。

用語アラカルト

＊2　**カルディオサン**

シリコンゴムとセグメント化ポリウレタンの共重合体。

何をする装置？

定義

- 心電図または動脈圧と同期をとりながら，ヘリウムガスを用いて大動脈内に留置されたバルーンの膨張・収縮を行う装置。

使用目的，効能または効果

- 心不全時の一時的な補助循環に使用される。
- 冠状動脈への血流の増加，**後負荷**＊1の軽減による心筋の仕事量の軽減により心機能の回復を行う。

IABPの類似装置(補助循環装置)

❶PCPS(percutaneous cardio pulmonary support：経皮的心肺補助装置)

- 経皮的に送脱血カニューレを挿入し心肺補助を行う人工心肺装置である。
- IABPが圧補助を行うのに対しPCPSは流量補助を行う。
- PCPSは大動脈に逆行性に送血をするため後負荷がかかってしまうが，その後負荷の軽減のためにIABPを併用することが多い。

❷VAD(ventricular assist device：補助人工心臓)

- 脱血用カニューレを心臓，送血用カニューレを大動脈に挿入し，血液ポンプで心機能の代行を行う装置。

付属する機器

❶IABバルーン(intra-aortic balloon)

- バルーン容量は成人用で30～40cc。
- 材質は強度と抗血栓性を要することから主にポリウレタン，**カルディオサン**＊2が用いられる。細径化に伴い薄膜化が進められている。
- カテーテル先端に大動脈圧センサーや体内心電図電極が付いたものもある。
- **左鎖骨下動脈から腎動脈までの間に留置することが望ましく**，バルーンにより腹部動脈が閉塞されると，腹部臓器の血行障害，腎不全を引き起こす可能性がある。

❷圧力モニタリングキット

- 観血的血圧モニタリングに使用する。
- バルーンセントラルルーメンに接続し，大動脈圧をモニタに表示させる。

用語アラカルト

＊3　**ドップラ効果**
血液中の赤血球に超音波を発射すると，波長より小さい赤血球によって超音波は散乱する。赤血球が血流で動いていると散乱によって生じる反射周波数は変位する。これがドップラ効果である。

❸ドップラ血流計（図2）

- 生体計測用プローブを生体の表面に接触させ，**ドップラ効果**＊3を用いて血流の速度および方向を計測する。
- IABカテーテルや血栓形成による下肢虚血障害を防ぐため，足背動脈の血流などの定期的なチェックが必要である。

図2　ドップラ血流計

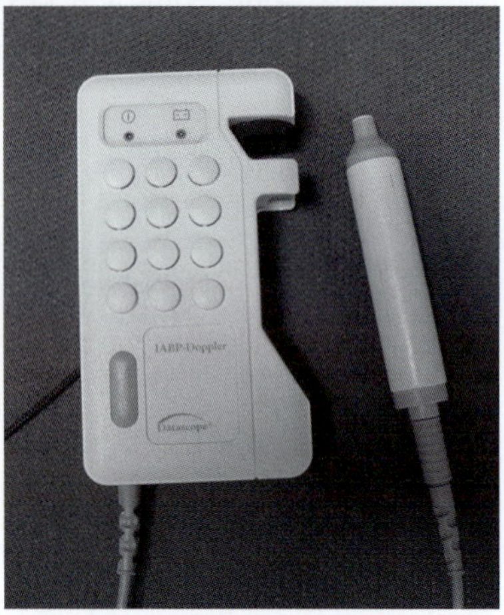
IABP-Doppler
Datascope

日常のお手入れ

- IABPは緊急時にすぐに使用できるよう，日常の清掃，動作確認，必要物品の有無の確認をしておくことが重要である。

厳重注意

・清掃を行う前に，**AC電源から切り離し，電源がオフになっていることを確認する**。清掃が終わった後は**常に充電しておくこと**。
・清掃時は手袋，エプロン，マスクなどを着用し，感染対策を行うこと。

One Point Advice

・チェックリストを作成し，活用することで確認漏れを防ぐことができる。
・第四級アンモニウム塩を使用した医療環境用のウエットクロスは医療機器に使用でき除菌もできる。ソフライト，環境清掃用ウエットクロス，セイフキープ，環境清拭クロスなど。

外装の清掃

- 装置の使用後は，必ず清掃を行う。
- 水またはぬるま湯を浸したガーゼなどで，血液・薬液などの付着物を速やかに拭き取る。
- 落ちない汚れには，**水で薄めた弱アルカリ性または中性の洗剤を使用して拭く**。
- 消毒を行う場合は，消毒液を浸したガーゼなどで軽く拭き，その後，水またはぬるま湯を浸したガーゼなどで消毒液を拭き取る。**有機溶剤**または研磨剤は使用しないこと。なお，消毒液の希釈率はその製品の添付文書に従うこと。
- 乾いた布で画面を拭くと，ほこりで傷がつくことがあるので行わないこと。
- 吸排気口の清掃を行う。
  - ・電源コードをACコンセントからはずす。
  - ・吸気口（図3），排気口（図4）に掃除機の吸い込み口を当てて，中のほこりを丁寧に吸い取る。
  - ・電源コードを差し込む。

MEMO

有機溶剤
アルコール，シンナー，ベンゼンなどが含まれる。

図3　吸気口

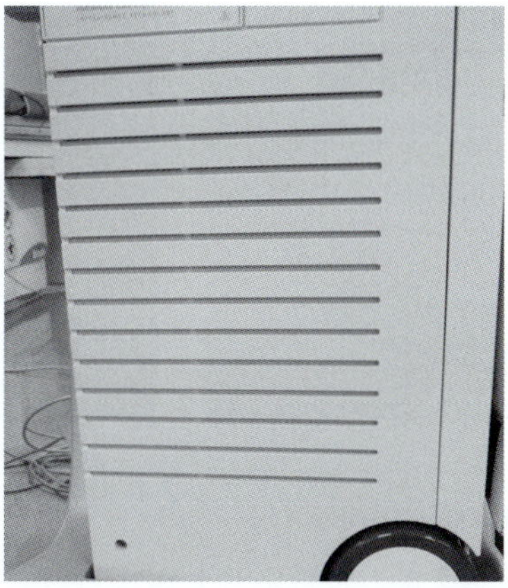

図4　排気口

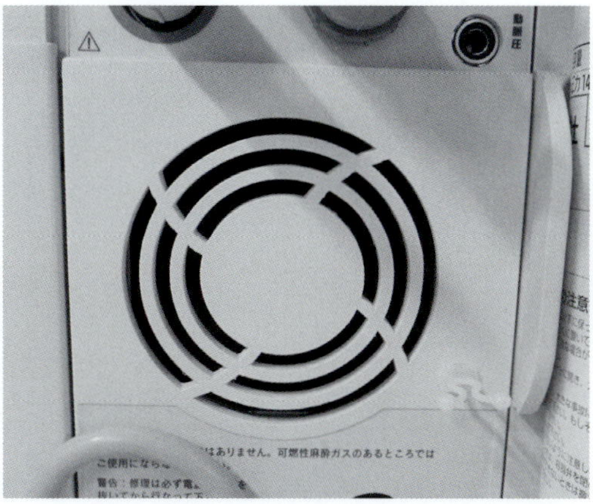

ケーブル，チューブなどの点検

- ケーブルやチューブに損傷がないか点検する。
- 付属品がすべてそろっていることを確認する。
  - ・外部入力ケーブル（図5）
  - ・心電図患者ケーブル（図6）
  - ・トランスデューサ出力ケーブル（図7）
  - ・プリンタ用紙
  - ・**手動充填キット**＊4（図8）

用語アラカルト

＊4 手動充填キット
ヘリウムの自動充填ができないときに手動で充填するためのキット。

図5　外部入力ケーブル

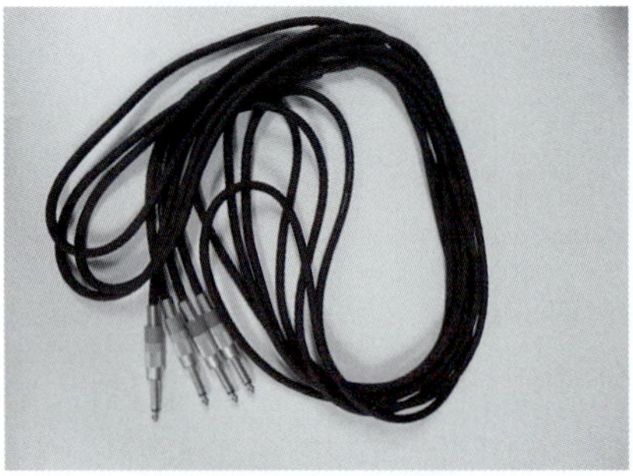

図6　心電図患者ケーブル

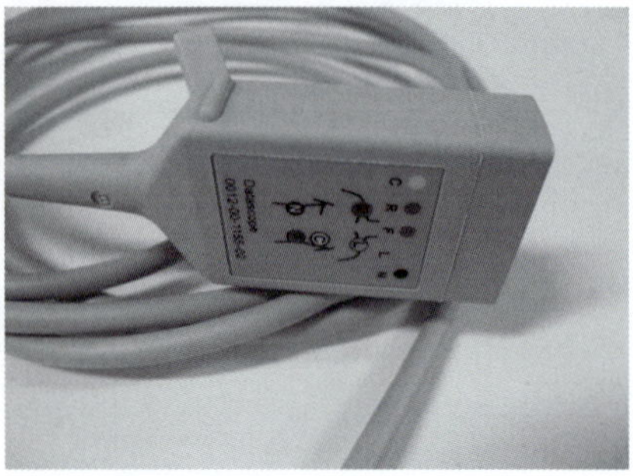

図7　トランスデューサ出力ケーブル

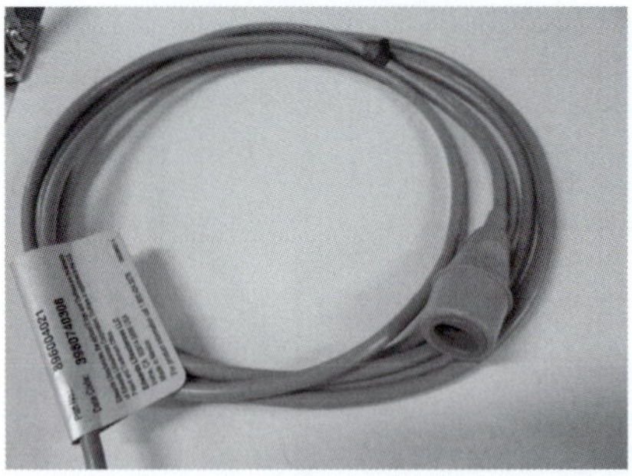

図8　手動充填キット

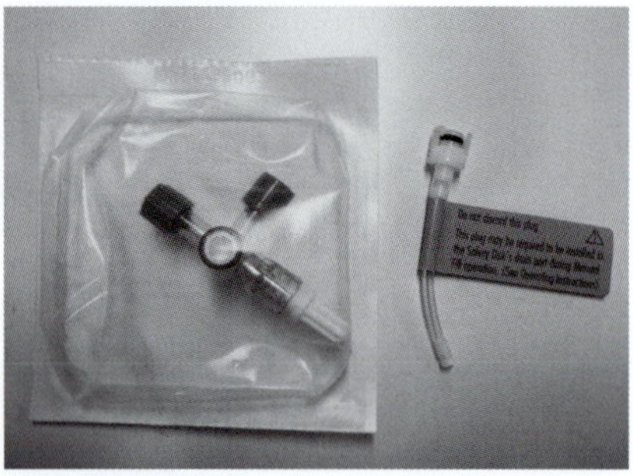

ポンプ外観の確認

- ポンプ本体，モニタ部，接続ポート（図9）に損傷がないか確認する。
- カート車輪に異常がないか確認する（図10）。

図9　接続ポート

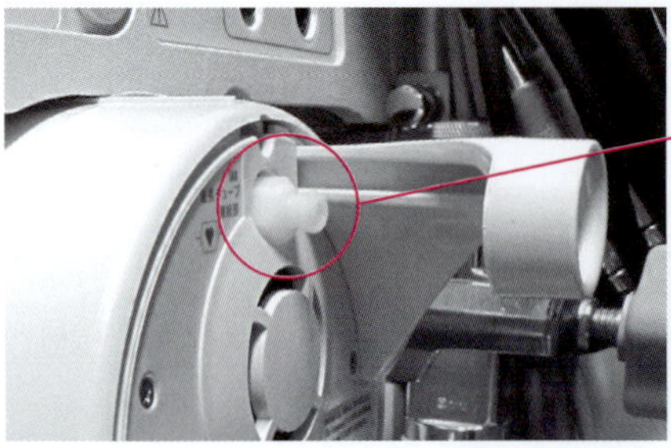

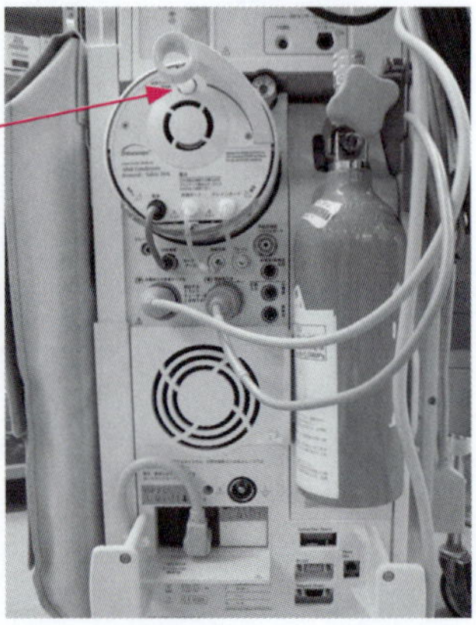

図10　カート車輪

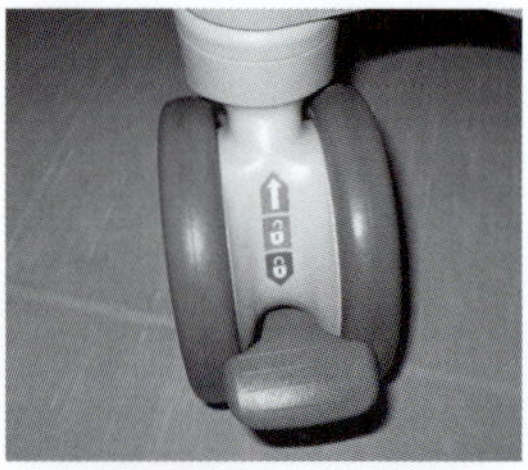

注意点

カート車輪には2つのロック機能があり，ペダルを上げると方向のロック，下げるとブレーキがかかる。

MEMO

1bar ≒ 14.50psi
1psi ≒ 0.07bar

●ヘリウム残圧計の圧確認

- ヘリウム残圧計（**図11**）の圧を確認し，ヘリウムガスボンベ（**図12**）の残圧が十分であることを確認する。
- 少ない場合は交換する。

図11　ヘリウム残圧計

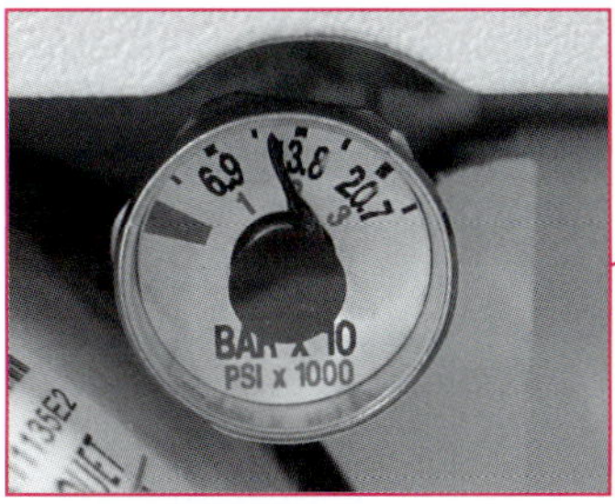
6.9
13.8
20.7
BAR x 10
PSI x 1000

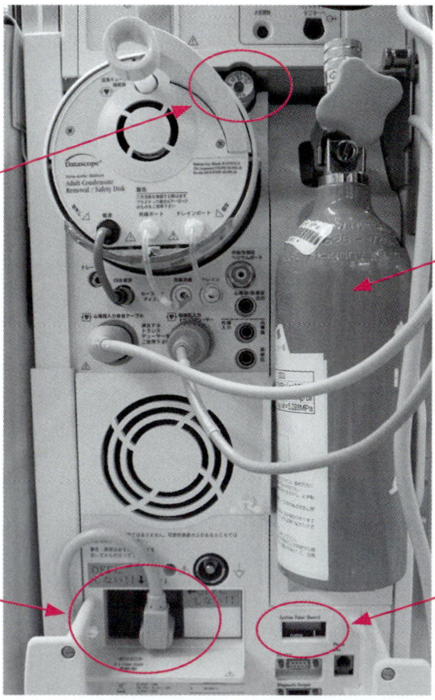

図12　ヘリウムガスボンベ

図14　電源スイッチ

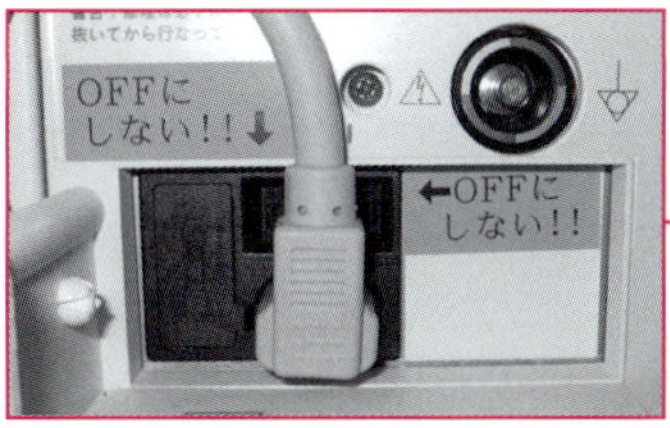
OFFに
しない!!
←OFFに
しない!!

図13　動作時間積算計

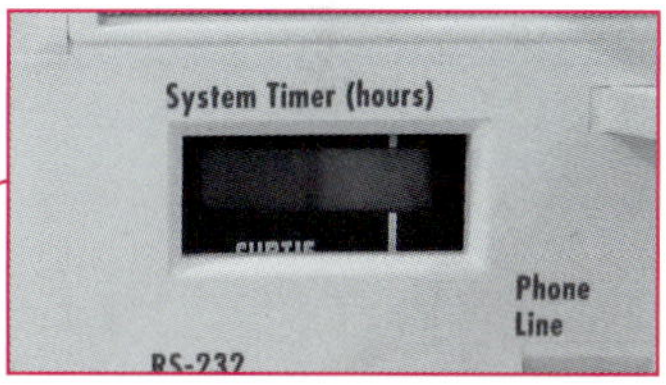
System Timer (hours)
Phone
Line
RS-232

注　意

- ●システムを使用していないときは，ヘリウムの漏れや減りを防止するために**シリンダバルブを完全に閉める。**
- ●ヘリウムガスボンベの保管場所
  - ・ヘリウムガスボンベはその他のガスに分類され，ねずみ色である。
  - ・ほかのガスと間違わないように**保管場所を分ける**などの注意が必要となる。

厳重注意

●使用前にバルブが開いていることを確認する。

・バルブが閉まっていてもタンク内に残存しているヘリウムで短時間の駆動が可能な場合があるため，注意が必要である。

用語アラカルト

＊5　セーフティディスク
ヘリウムガスを押し出すためのダイアフラム（膜）と水分除去モジュールからなる。

●動作時間積算計の確認（図13）

- 定期安全点検や**セーフティディスク**＊5交換（2年または1000時間）の目安に使用するため，確認が必要である。

●バッテリ動作の確認

- 電源コードをACコンセントからはずし，電源スイッチ（**図14**）をONにし，電源が入ることを確認する。

注 意

- **バッテリの交換時期を把握しておくこと。**
- バッテリの耐用年数はメーカーにより異なるため注意が必要である。データスコープ社 CS300は3年，もしくはバッテリ駆動が2時間以内となった時点で交換となる。

厳重注意

- **背面の電源スイッチはOFFにしない**。OFFの状態では電源コードをコンセントに差していても充電されないため注意が必要である。
- **内部バッテリ充電中ランプ（図15）が点灯していることを確認すること**。

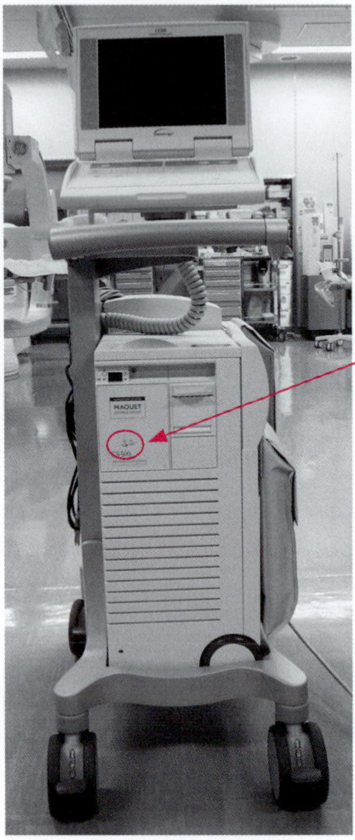

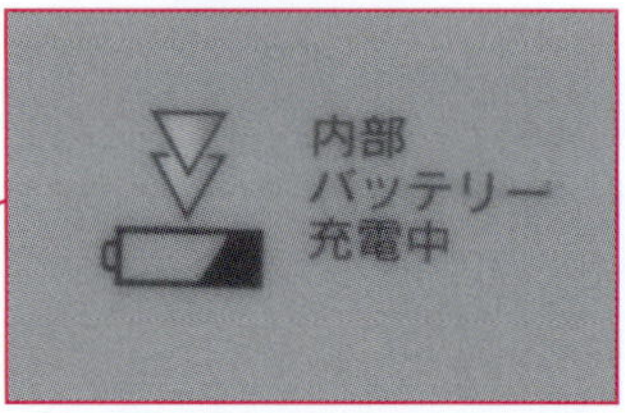
内部
バッテリー
充電中

図15 内部バッテリ充電中ランプ

MEMO

参考文献

1）四津良平 監修，加納寛也 著：IABP・PCPS・ペースメーカ・ICD看護マスターブック，p.18，19，メディカ出版，2012.
2）海老根東雄 監修：臨床工学ハンドブック（上），p.54，金原出版，2001.
3）小野哲章，峰島三千男，堀川宗之，渡辺　敏 編：臨床工学技士標準テキスト第2版，p.448，金原出版，2012.

3 経皮的心肺補助装置（PCPS）

加藤伸彦

装置外観

図1 経皮的心肺補助装置

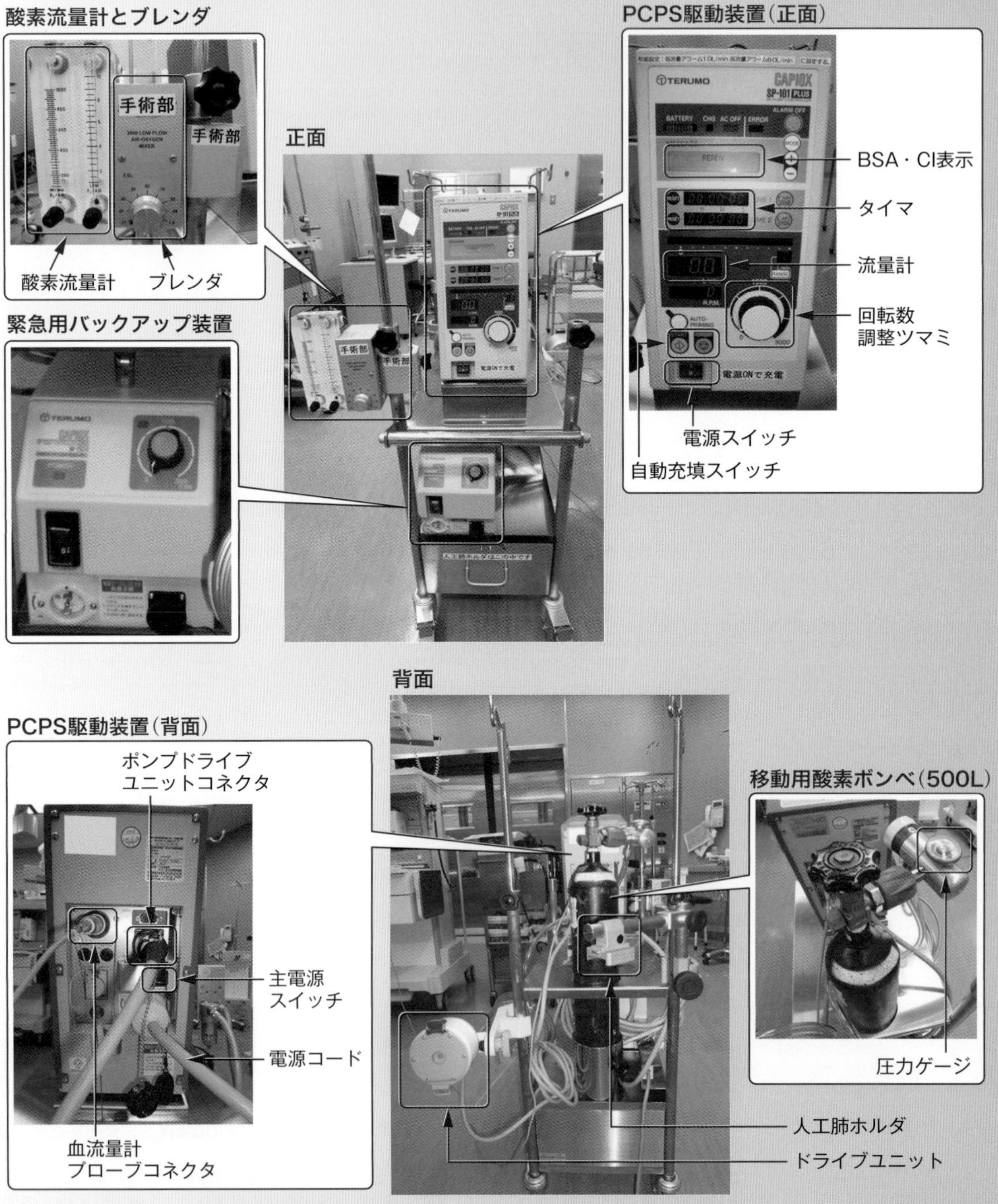
酸素流量計とブレンダ
手術部
手術部
酸素流量計
ブレンダ
正面
PCPS駆動装置（正面）
TERUMO
CAPIOX
SP-101 PLUS
BSA・CI表示
タイマ
流量計
回転数
調整ツマミ
電源ONで充電
電源スイッチ
自動充填スイッチ
緊急用バックアップ装置
TERUMO
背面
PCPS駆動装置（背面）
ポンプドライブ
ユニットコネクタ
主電源
スイッチ
電源コード
血流量計
プローブコネクタ
移動用酸素ボンベ（500L）
圧力ゲージ
人工肺ホルダ
ドライブユニット

〔テルモ：遠心ポンプコントローラSP-101PLUS〕

何をする装置？

定義

- 「**遠心ポンプと膜型人工肺を用いた閉鎖回路の人工心肺装置で，カニューレ挿入部位は，大腿動静脈のみとする**」とされている[1]。しかし，大腿静脈が閉塞などの理由で使えない特殊な状況や小児症例では，大腿静動脈以外の血管から送脱血管が挿入される場合がある。
- また，経皮的ではなく外科的に切開して送脱血が挿入されることもあるが，これらも広義的にPCPSの範疇に含める場合が多い。

MEMO

PCPSは，圧補助を目的としたIABPよりも強力に流量補助が可能であり，迅速に体外循環が開始できるが，現時点では長期の使用ができない。

使用目的，効能または効果

- 心源性ショック，心停止例などに対する緊急心肺蘇生のみならず，さまざまな病態に対して循環，呼吸補助を目的に利用される。
- 右心房に挿入された脱血管から静脈血を遠心ポンプで脱血し，人工肺で酸素加し，送血管から大腿動脈に送血することで全身循環を維持する。
- 圧補助を目的としたIABPよりも強力な流量補助が可能。

その他の補助装置・関連装置（機械的補助循環法）（図2）

- 機械的補助循環には，心臓の収縮力を有効的に利用する「**圧補助法**」と，ポンプ機能を補助・代行する「**流量補助法**」がある。
- 装置の種類によってその役割は異なる。

MEMO

PCPSは，IABPのみでは救命が難しい重症例で用いられる。呼吸補助も可能である。

図2　機械的補助循環法

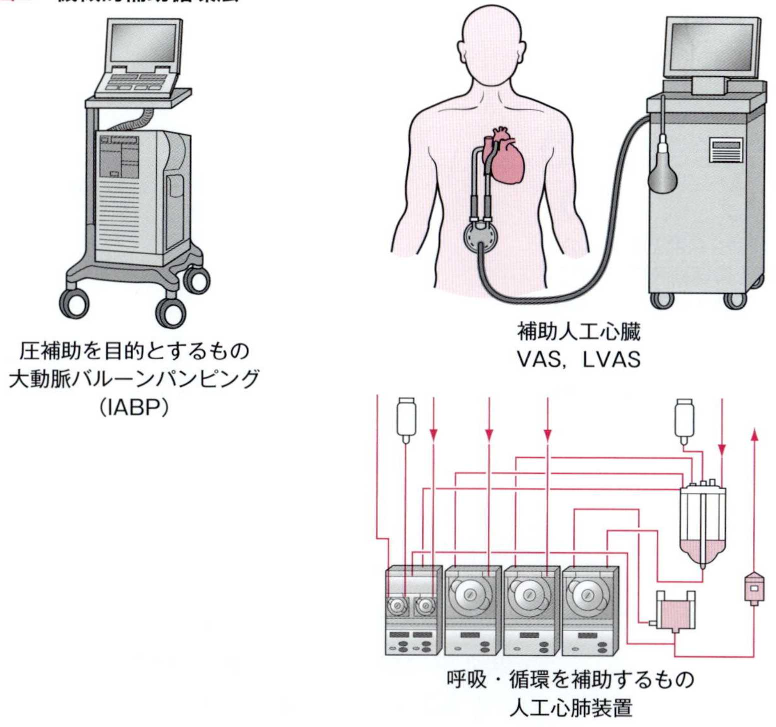
圧補助を目的とするもの
大動脈バルーンパンピング
（IABP）
補助人工心臓
VAS，LVAS
呼吸・循環を補助するもの
人工心肺装置

MEMO

❶大動大脈内バルーンパンピング（intraaortic balloon pumping：IABP）
❷補助人工心臓（ventricular assist system：VAS）
❸左心補助（left ventricular assist system：LVAS）
❹人工心肺装置（cardiopulmonary bypass：CPB）

❶IABP

- 圧補助を目的とする装置。
- 心収縮力を有効に利用する圧補助，左室後負荷を軽減する。

❷補助人工心臓装置（VAS，LVAS）

- 流量補助を目的とする装置。
- 左右心室の前負荷を軽減する。

❸人工心肺装置

- 呼吸，循環の両方を補助する装置。

●PCPSのシステム構成（図3）

- PCPSのシステムは以下の装置で構成される。

図3　PCPSのシステム構成

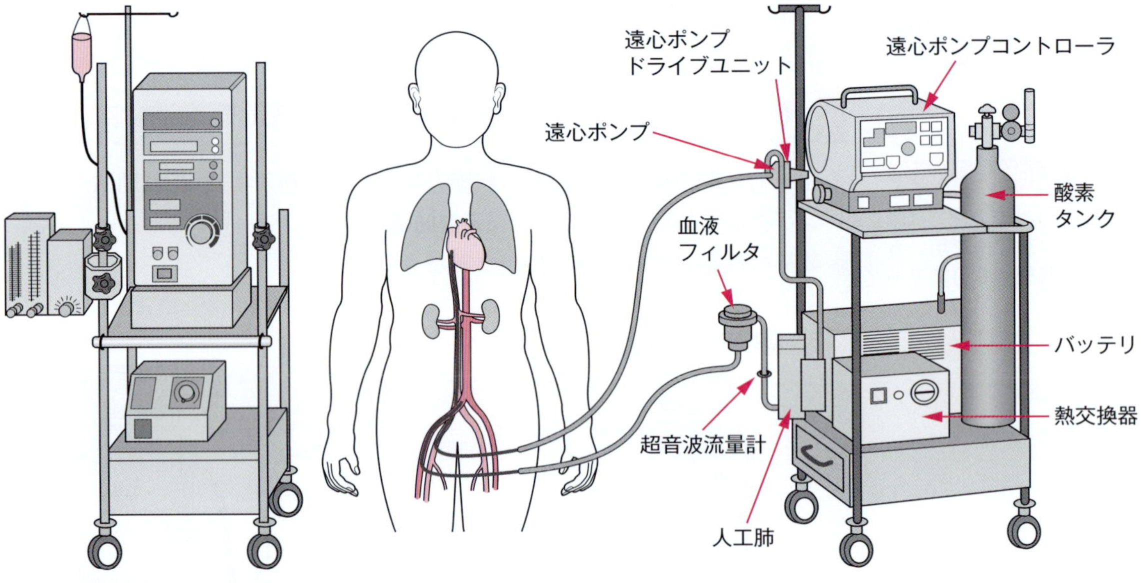
遠心ポンプ
ドライブユニット
遠心ポンプコントローラ
遠心ポンプ
酸素
タンク
血液
フィルタ
バッテリ
熱交換器
超音波流量計
人工肺

流量補助を目的とするもの
①経皮的心肺補助装置（PCPS）
②膜型人工肺体外循環（ECMO）

❶PCPS駆動装置本体

- 遠心ポンプを駆動させるための装置。
- 停電時は，自動的に内蔵バッテリに切り換わり，60分程度の駆動が可能。

❷ドライブモータ

- 遠心ポンプを回転させるためのモータ。
- 駆動ケーブルを介して別体となっており，患者の近くに遠心ポンプを設置できるように工夫されている。

付属する周辺器材

❶流量計

- 後負荷の変動により，吐出流量が変化する遠心ポンプを使用するには，**流量計**の設置が必須である。
- 電磁流量計または超音波血流計が用いられるが，センサ部（図4）が血液と直接接触せず使用時の校正も不要であることから，超音波血流計が主流である。

MEMO

システム構成
（テルモ社製の例）
キャピオックスEBS
①キャピオックスカスタムパック（HP）
②キャピオックス経皮カテーテルキット（HP）
③キャピオックス遠心ポンプコントローラSP-101

❷PCPS回路（図4）

- 回路チューブ，遠心ポンプ，人工肺で構成されている（図3）。
- PCPS回路は緊急導入も多く，国内のほとんどの施設において短時間で容易にセットアップができるプレコネクトタイプのPCPS回路が使用されている。
- これは，回路チューブ，遠心ポンプ，人工肺があらかじめ接続され，滅菌包装された製品であり，開封後，プライミング（回路内の空気を充填液に置換すること）を行えば，清潔に直ちに使用することができる。

図4　PCPS回路

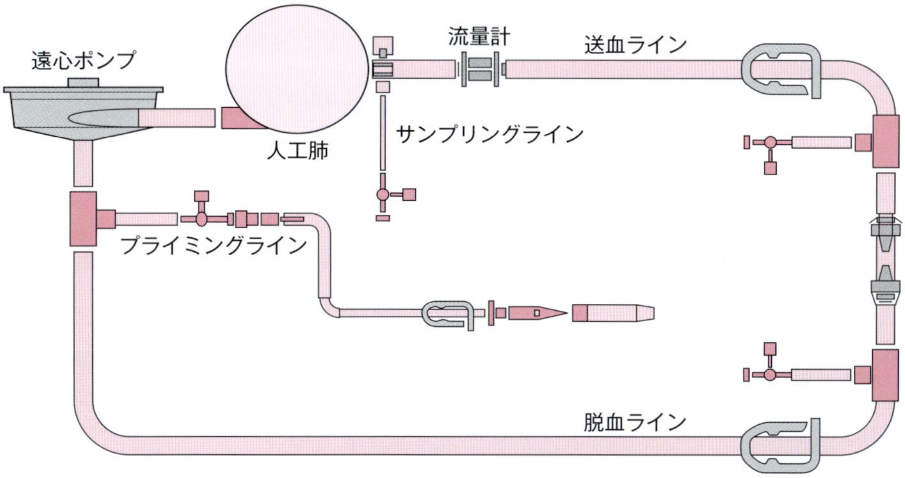

遠心ポンプ
流量計
送血ライン
人工肺
サンプリングライン
プライミングライン
脱血ライン

（松田　暉：新版 経皮的心肺補助法―PCPSの最前線，10，秀潤社，2004.）

❸酸素流量計・ブレンダ

- 医療用壁配管からの酸素および圧縮空気を混合し，酸素濃度（FiO_2）とガス流量を調節し人工肺へガスを供給する。

❹移動用酸素ガスボンベ

- PCPS装着状態での移動時やガス供給停止時の非常時には，酸素ボンベから100％酸素を供給する。

●緊急用バックアップ駆動装置と緊急用手駆動装置（図5，図6）

- 駆動装置故障時，バックアップのための予備駆動装置。
- 電源供給が途絶した場合，ドライブモータに代わって駆動を維持するための専用手回し駆動装置。

図5　緊急用バックアップ駆動装置

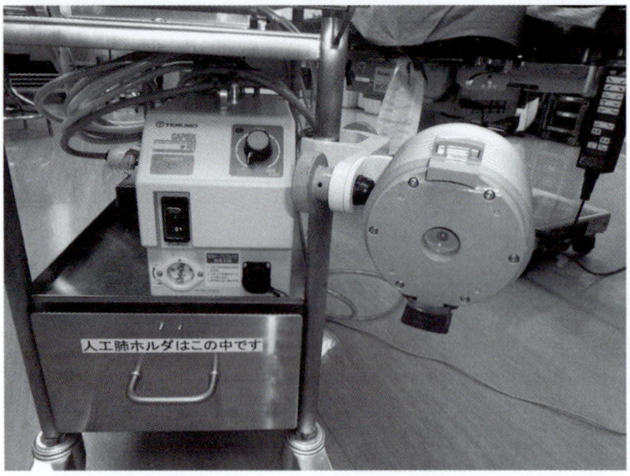
人工肺ホルダはこの中です

図6　緊急用手駆動装置

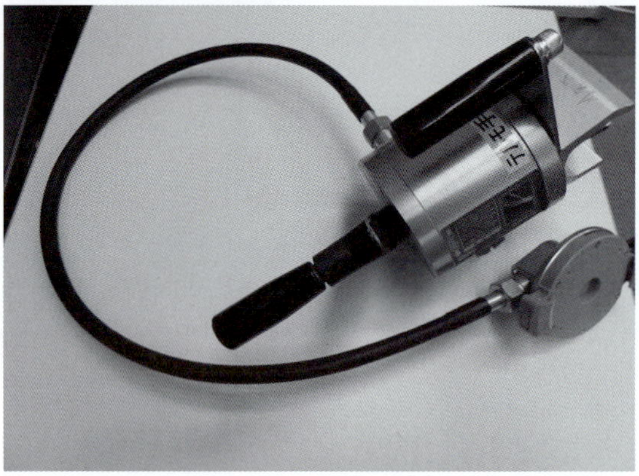

❶冷温水供給装置

- 小児症例や救命救急領域で熱交換器を使用する場合に使用する。

❷専用カート

- 装置の保管場所から使用する場所への移動時に，必要な部材を効率よく搬送するためのキャスタ付専用架台。

日常のお手入れ

補　足

医療機器を介する感染を防止するため，使用者は，以下の3つを心がけなければならない。

❶汚さない。
❷体液が付着したらすぐに拭き取る。
❸取扱説明書に従った清掃・消毒をする。

- 感染管理上の考慮だけでなく，補助循環システムを安全に操作するためには，補助循環システム全体を常に清潔に保つ必要がある。
- 装置の性能を長期にわたって維持するためには，正しい操作と日頃の手入れ，点検が最も重要となる。
- 清拭による方法は，消毒剤を用いて装置の外装部を拭く程度になる。
- 清拭箇所は３つの要素に分かれる。

❶機器本体
❷付属品（センサ・電極リード線類）
❸電源部（コネクタ・プラグ・コード）

One Point Advice

臨床工学技士は患者に装着される医療機器を取り扱う機会が多いため，自分自身の手指や取り扱う医療機器の表面を適切に管理しておかないと，ときとしてアウトブレークの張本人となる可能性のある職種といえる。

補　足

消毒剤のなかには医療機器の部品を損傷させてしまうものもあるので，消毒剤の取扱説明書を十分理解して使用する必要がある。

注意点

アクリル樹脂スクリーンのディスプレイ部の清拭にアルコールを用いると割れることがあるので注意を要する。

警　告

感染から身を守る意識が希薄になると，患者に不利益な事態を招きかねない。日頃忘れがちな意識が，一番大切であることを再認識する必要がある。

外装の清掃・消毒方法

- 装置の使用後は，必ず清掃・消毒を行う。
- ガーゼや不織布に水やぬるま湯，または海面活性剤を含浸させ，十分に絞った後に清拭をする。
- その後，消毒薬を含浸させたガーゼや不織布で装置の表面の消毒を行う。
- 乾いたガーゼや不織布で残留する消毒薬を拭い去る。
- 特に血流量計プローブケーブル（図7）の劣化，ひび割れの有無を確認し，プローブセンサ部の汚れ，付着物を取り除く。
- 消毒効果は薬品の種類，濃度などに影響するのでメーカー推奨方法を確認の上，使用すること。

図7　血流量計プローブケーブル

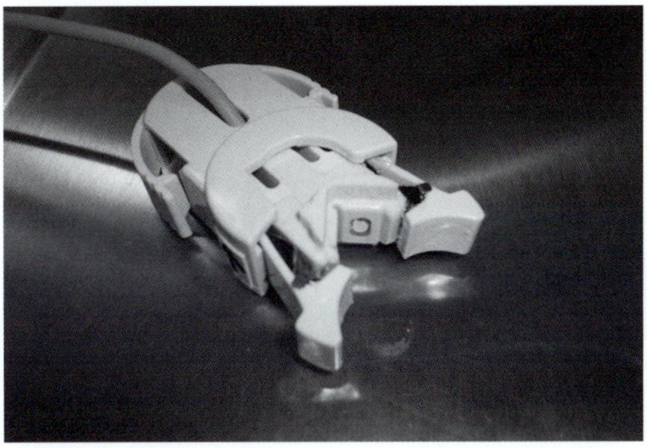

One Point Advice

清拭，消毒後の清浄度確認方法としてATP測定が便利である。本法は試薬と装置が必要であるが，清浄度を正確，迅速，高感度かつ簡便に表現できる。

補　足

埃は，ときには動作不良の原因になるばかりか，予期せぬショートを引き起こし，機器がダウンすることも考えられる。

注意点

装置内部を分解するためには，メーカーの技術講習会を終え，装置の分解，調整を認めてもらう必要がある。技術講習会を受けていない者，取扱説明書に分解を禁忌とする記載があれば，本体の分解はすべきでない。

内装の清掃方法

- 定期点検時，装置本体に溜まった埃を除去する。
- 各部品（駆動部・電源部・基盤部）の清掃はメーカーに委ねる場合が多い。

One Point Advice

臨床工学技士は医療機器の専門家として，医療機器の性能維持と感染防止に専念することで，患者の安全確保がなされることを念頭に置き，日々の保守管理に努める責務がある。

参考文献

1）澤　芳樹: 本邦におけるPCPSの現状. 経皮的心肺補助法, 19-24, 秀潤社, 1998.

4 ペースメーカ

深町直之

装置外観

図1　体外式ペースメーカ

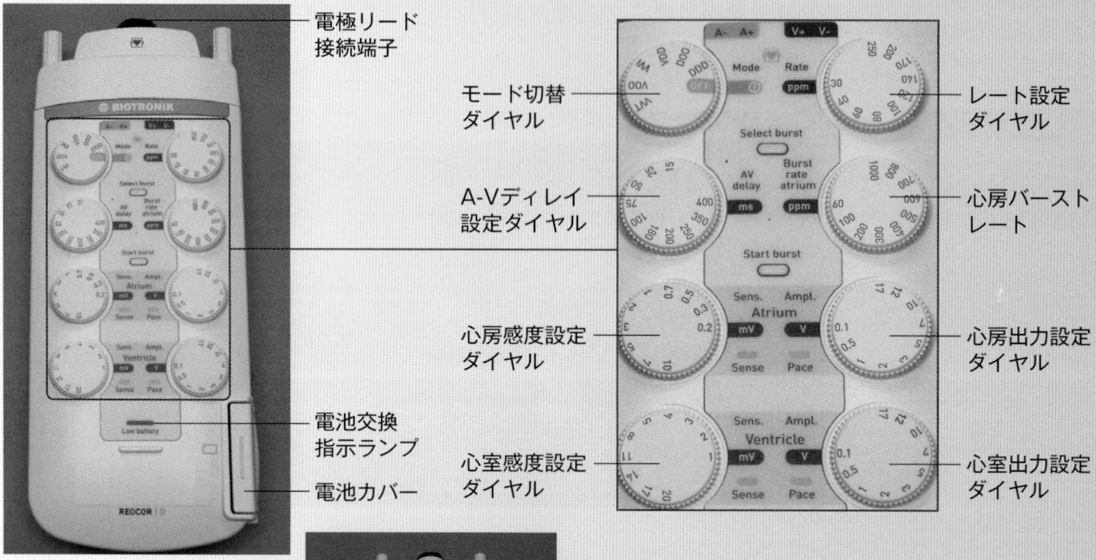

BIOTRONIK
REOCOR D
Low battery
電極リード接続端子
電池交換指示ランプ
電池カバー
モード切替ダイヤル
A-Vディレイ設定ダイヤル
心房感度設定ダイヤル
心室感度設定ダイヤル
レート設定ダイヤル
心房バーストレート
心房出力設定ダイヤル
心室出力設定ダイヤル
Mode
Rate
ppm
Select burst
AV delay
Burst rate atrium
ms
Start burst
Sens.
Ampl.
Atrium
mV
V
Sense
Pace
Ventricle

正面

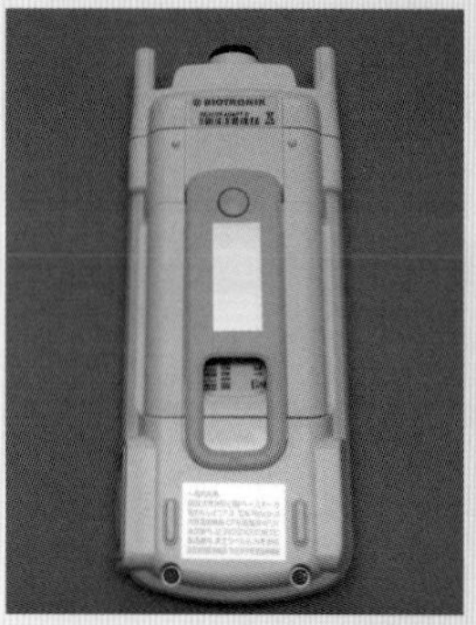

背面

電極リード接続端子

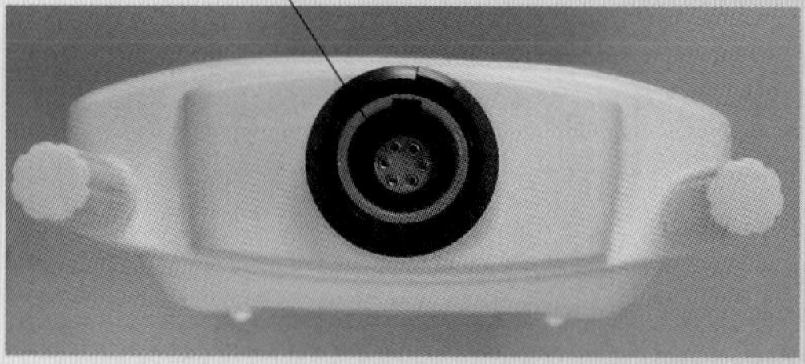

上面

〔BIOTRONIK：レオコア D〕

経静脈的心腔内電極

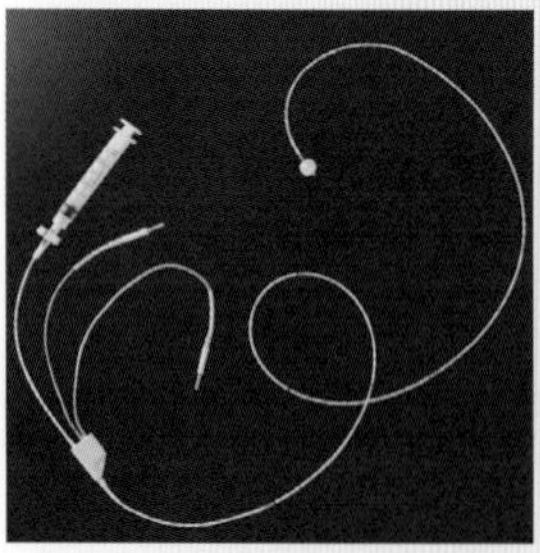

（エドワーズライフサイエンスより許可を得て掲載：スワンガンツ短期ペーシング用カテーテル）

心外膜取り付け電極

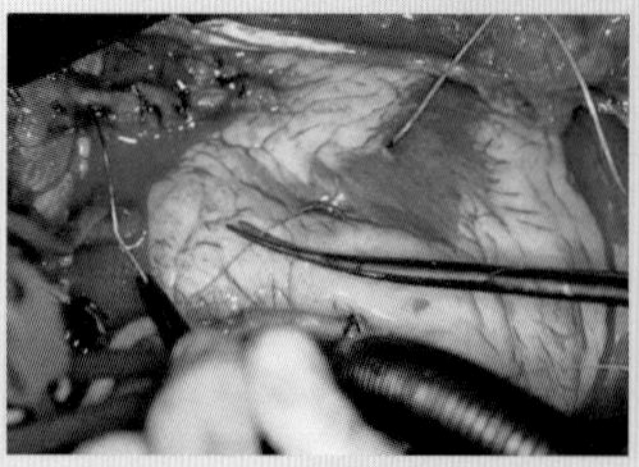

（平和物産より許可を得て掲載：オスピカハートワイヤ）

患者ケーブル

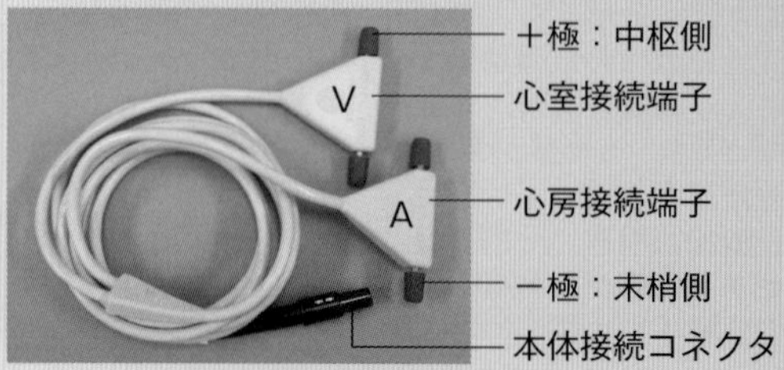

＋極：中枢側
V
心室接続端子
A
心房接続端子
－極：末梢側
本体接続コネクタ

ペーシングカテーテルと本体を接続

何をする装置？

定義

- 必要な心拍数を維持させるために，心臓に周期的に電気刺激を与え心拍動を発生させる装置をいう。

使用目的，効能または効果

- **除脈**となり，**アダムス・ストークス発作**[*1]や心不全などの症状がある患者に対し，電極から心臓に人工的に電気的刺激を与え，心拍数を整え血行導体を維持すること。
- ペースメーカは目的により次のような分類に分けることができる(**表1**)。

表1　ペーシング分類

一時的ペーシング	体外式	経静脈的心腔内電極
		心外膜取り付け電極(開心術時)
		体表電極(経皮的)[*2]
恒久的ペーシング	植込み式	心内膜植込み電極
		心外膜植込み電極

用語アラカルト

＊1　アダムス・ストークス発作
除脈および頻脈性不整脈により心拍出量の急激な低下をきたし，それに伴う脳血流減少によりめまい，意識消失(失神)，痙攣などの一過性の脳虚血症状を引き起こした病態。

＊2　体表経皮電極
体表面に貼るパット状の電極で，除細動や，体表面ペーシングおよび心電図モニタリングのために用いられる監視除細動装置用の電極である。

ペースメーカの種類

❶体外式ペースメーカ(図1)

- **経静脈的心腔内**や**心筋表面**に留置された電極に対し，ケーブルを介して体外から刺激を与え一時的にペーシングを行う。

❷体表電極(経皮的)ペースメーカ(図2)

- **緊急の徐脈や心停止**に対して，他の経静脈的一時ペーシングや，薬物療法による対応の間，体表経皮電極(パッド)を用いてペーシングを行う。

図2　経皮的ペースメーカ(ペーシング機能付除細動器)

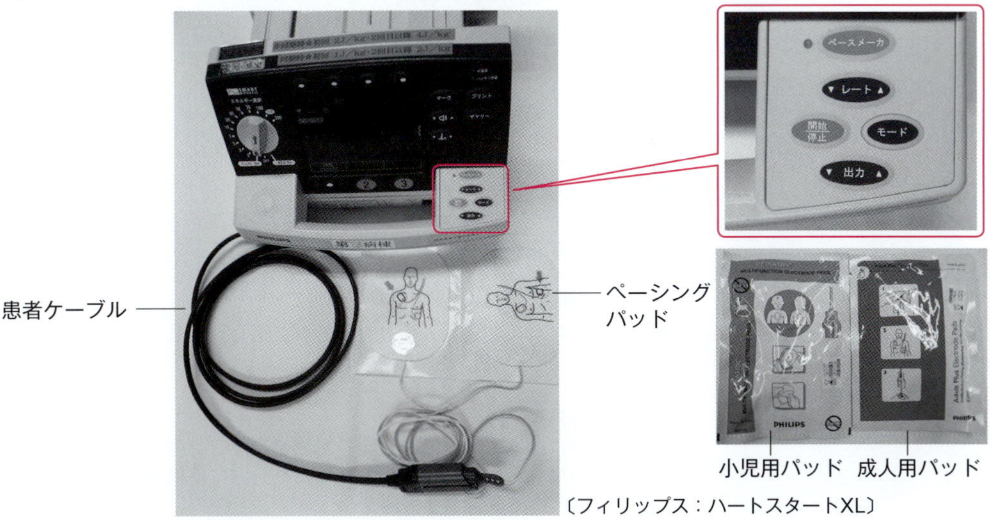
経皮的ペーシング設定
ペースメーカ
レート
開始
停止
モード
出力
患者ケーブル
ペーシング
パッド
PHILIPS
小児用パッド
成人用パッド

〔フィリップス：ハートスタートXL〕

❸植込み型ペースメーカ（図3）

- 胸部または腹部に本体と電極リードを植え込み，**恒久的**にペーシングすることによって，正常に近い心臓の収縮リズムを回復させ，患者を日常生活に復帰させることを目的とする。

図3　植込み型ペースメーカ・プログラマ

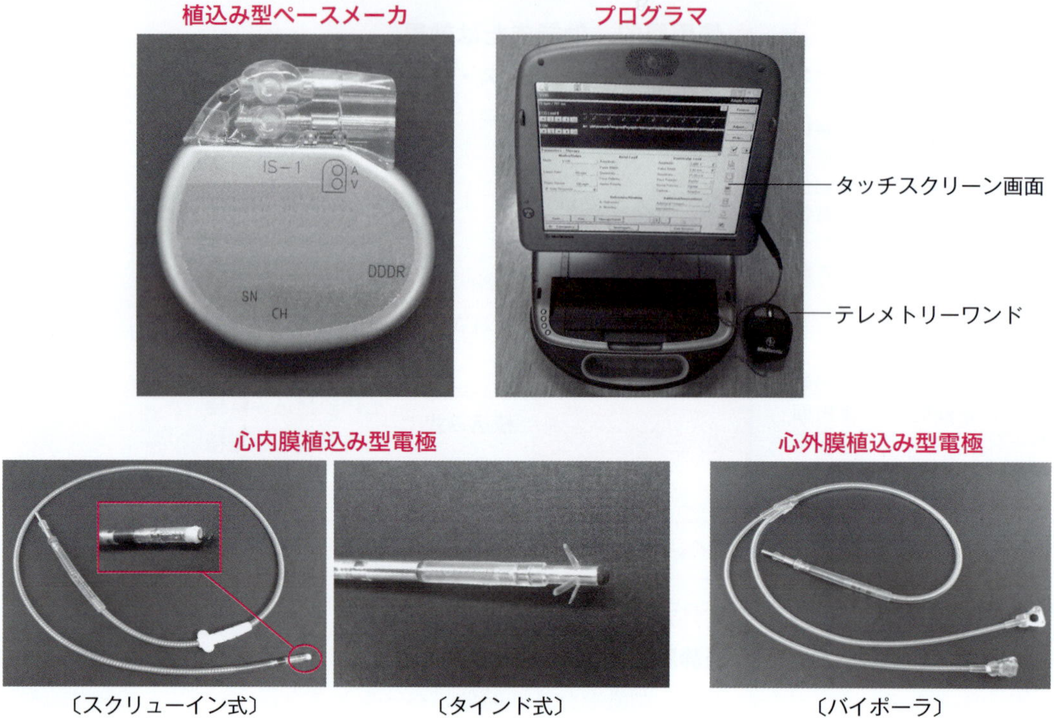

植込み型ペースメーカ
IS-1
A
V
DDDR
SN
CH
プログラマ
タッチスクリーン画面
テレメトリーワンド
心内膜植込み型電極
心外膜植込み型電極
〔スクリューイン式〕
〔タインド式〕
〔バイポーラ〕

付属する機器

❶植込み型ペースメーカ用プログラマ

- 植込み型ペースメーカのパラメータ設定および変更を行い，フォローアップ時に作動状態を確認するために用いられる。

MEMO

スクリューイン式電極リード
電極先端にワインの栓抜き状のピンを有し，心内膜からねじ込んで固定する。さまざまな部位に固定できるが，穿孔しないよう注意が必要である。

タインド式電極リード
先端付近にひげ状の突起物が取り付けられており，これらを心腔内の肉柱に引っ掛けて心筋へ留置する。

バイポーラ心外膜電極
開心術と同時にペースメーカを植え込む場合や，三尖弁置換しているため心内膜リードを使用できない場合，または小児患者などに心外膜に直接電極を装着させる。先端が二股になっており双極ペーシングが可能。

日常のお手入れ

- 生命維持装置であるペースメーカは適切な使用法と日常の手入れ，点検が重要である。

体外式ペースメーカ

●外装の清掃・消毒方法

- 装置使用後は，本体の清掃・消毒を必ず行う。
- 消毒する前に，水または微温湯に浸した柔らかい布で血液などの有機物を除去する。
- 有機物と消毒薬でタンパク変性を起こし，表面に固着した状態になり，感染の危険性が増加してしまう。
- その後，塩酸ベンザルコニウムなどの**低水準消毒薬***3または次亜塩素ナトリウムなどの**中水準消毒薬***3にて消毒を行う。

注意

・強力な洗浄剤または有機溶媒は，プラスチックの筐体を腐食する可能性があるため使用しない。
・ペースメーカ本体は水や洗浄液には浸けない。また，オートクレーブ・EOG・プラズマなどの滅菌は，故障の原因となるため行わない。

●患者ケーブルの清掃・消毒方法

- 患者ケーブルは，本体よりも血液などに汚染されることが多いため，十分な清掃・消毒が必要である（図4）。
- 清掃はアルコールを含まないハンドソープなどで湿らせた布で拭いた後，水で湿らせた布で拭き取り，さらに乾いた清潔な布で拭く。
- 内部に汚染がある場合には，**超音波洗浄***4などで清掃する。
- 消毒は10倍希釈塩素系漂白剤水溶液または2％グルタールアルデヒド溶液などの高水準消毒薬で湿らせた布で拭き取る。
- 患者ケーブルを滅菌する際は，清掃後EOG滅菌で行う。

図4　患者ケーブル清掃・消毒

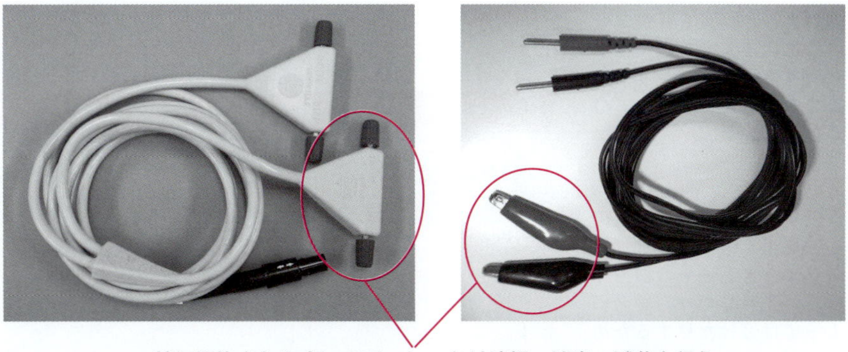
特に汚染されやすいので，しっかり清掃・消毒・滅菌を行う

用語アラカルト

***3　消毒薬の薬剤別効能分類**

低水準消毒剤
ほとんどの栄養型細菌，数種のウイルス・真菌を殺滅する。

中水準消毒剤
結核菌，栄養型細菌，ほとんどのウイルスとほとんどの真菌を殺滅する。

高水準消毒剤
芽胞が多数存在する場合を除きすべての微生物を死滅させる。

MEMO

EOG滅菌
エチレンオキサイドガスを使用し，高圧蒸気滅菌に比べ，低温度（35〜70℃）・低湿度での滅菌のため，熱や水分による損傷の多いプラスチック，ゴム類などの滅菌に最適である。エアレーションが必要。

用語アラカルト

***4　超音波洗浄**
液体の中に強力な超音波を照射し，その時に発生するキャビテーションよる衝撃波や振動を用いて洗浄する方法で，通常の浸漬洗浄に比べより細かい部分まで処理できる。

注意

・患者ケーブルの滅菌をくり返すと劣化を生じる可能性があるため，使用毎に導通および絶縁の確認を行う。

MEMO

体外式ペースメーカの電池は通常9Vアルカリ電池を使用する。
使用中はいつでも交換できるよう，近くにバックアップ用電池を準備しておく。

体外式ペースメーカ電池交換

- 装置の使用中に電池交換のメッセージがでた場合には，ペーシングリードをペースメーカ本体より取り外し，別のペースメーカ本体に接続してから行う。
- バックアップ電力が維持できる機種では，通常15秒程度動作を続行できるので，設定を確認した後，素早く電池交換する（図5）。

図5　動作中の電池交換手順

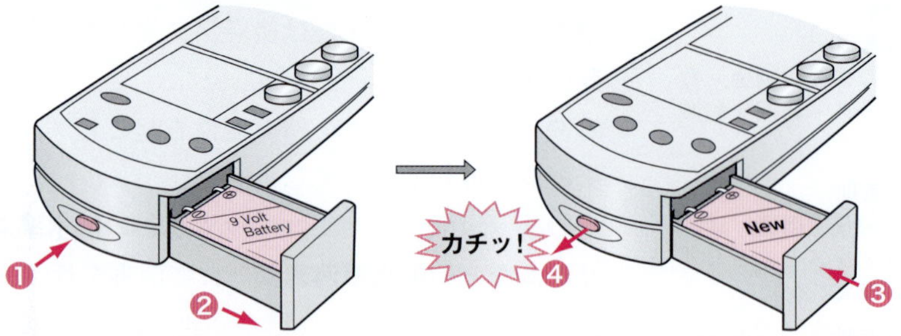

9 Volt Battery
❶
❷
New
カチッ！
❹
❸

〔日本メドトロニック〕

注　意

・電池取り出し中は，ロック状態でもダイヤルやボタンに触れると直ちに電源が遮断してしまうので注意する。
・電池取り出し時にバックアップ電力が維持できる機種とできない機種があるため，持続時間を含め必ず確認してから行う。

経皮的ペースメーカ（ペーシング機能付除細動器）

- 本体の表面，バッテリ，データカードのクリーニングには，以下のクリーニング剤を使用する。
  - ・イソプロピル・アルコール（水で70％に希釈したもの）
  - ・弱性石鹸水
  - ・塩素系漂白剤（水で３％に希釈したもの）
  - ・**第四級アンモニウム化合物**[*5]（水で10％に希釈したもの）
  - ・クリーニングの際には，装置に液体をかけたり，装置の内部に液体が入らないようにする。
  - ・ディスプレイ画面は，キズがつかないように注意しながら柔らかい布で拭く。

注　意

・装置本体に対しては，滅菌，超音波洗浄，液浸は行わない。
・研磨剤を含むクリーナやアセトンまたは**アセトン系化合物**[*6]のような強い溶剤は使用しない。

用語アラカルト

＊5　第四級アンモニウム化合物
陽イオン表面活性剤で，界面活性作用による細菌細胞膜のタンパク質を変性させることによって，殺菌性を発揮する。塩酸ベンザルコニウムや塩化ベンゼトニウムなどがある。

＊6　アセトン系化合物
極性有機溶媒で，脂溶性のものをよく溶かし，ポリエステルなど石油系の繊維ではごわごわしたり，場合によっては溶けたりするため注意が必要である。

植込み型ペースメーカ用プログラマ

- 本体のクリーニングは中性洗剤で湿らせた布を使用し，筐体を拭いた後，タッチスクリーン画面は同量の水で薄めたガラスクリーナを柔らかい布に少量つけ，穏やかに拭く。洗浄パウダーや洗浄液，化学液は使用しない。
- 本体を滅菌，超音波洗浄に掛けない。
- **テレメトリーワンド***7およびケーブル類のクリーニングには，エタノールまたは過酸化水素など低刺激性の抗菌剤で湿らせた布で拭く。
- 開心術中などで設定変更などが必要な場合は，テレメトリーワンドを清潔野に出す必要があるが，その際はEOG滅菌または滅菌された袋に入れ操作を行う（図6）。

用語アラカルト

***7　テレメトリーワンド**
植込み型ペースメーカなどパルスジェネレータと交信するための送受信アンテナ。

図6　開心術中における設定変更

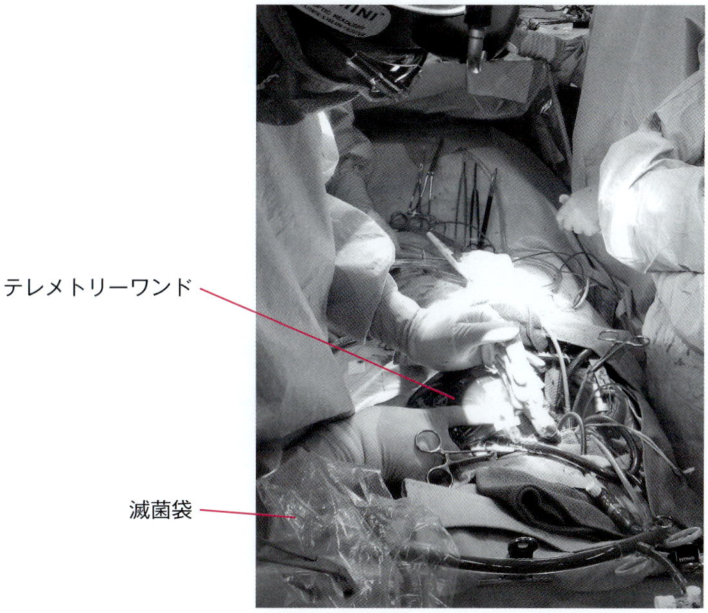
テレメトリーワンド
滅菌袋

（群馬県立小児医療センター　宮本隆司先生より提供）

⚠ 注　意

・テレメトリーワンドを滅菌する場合，透過性滅菌バック内に入れEOG滅菌にて行い，滅菌温度は50℃を超えないようにする。

参考文献

1）バイオトロニックジャパン（株）レオコアD　取扱説明書および添付文書
2）フィリップス（株）　ハートスタートXL　取扱説明書および添付文書
3）日本メドトロニック（株）　5388体外式DDDペースメーカ電池交換時の注意

5 輸液ポンプ

島津敏広

装置外観

図1 輸液ポンプ

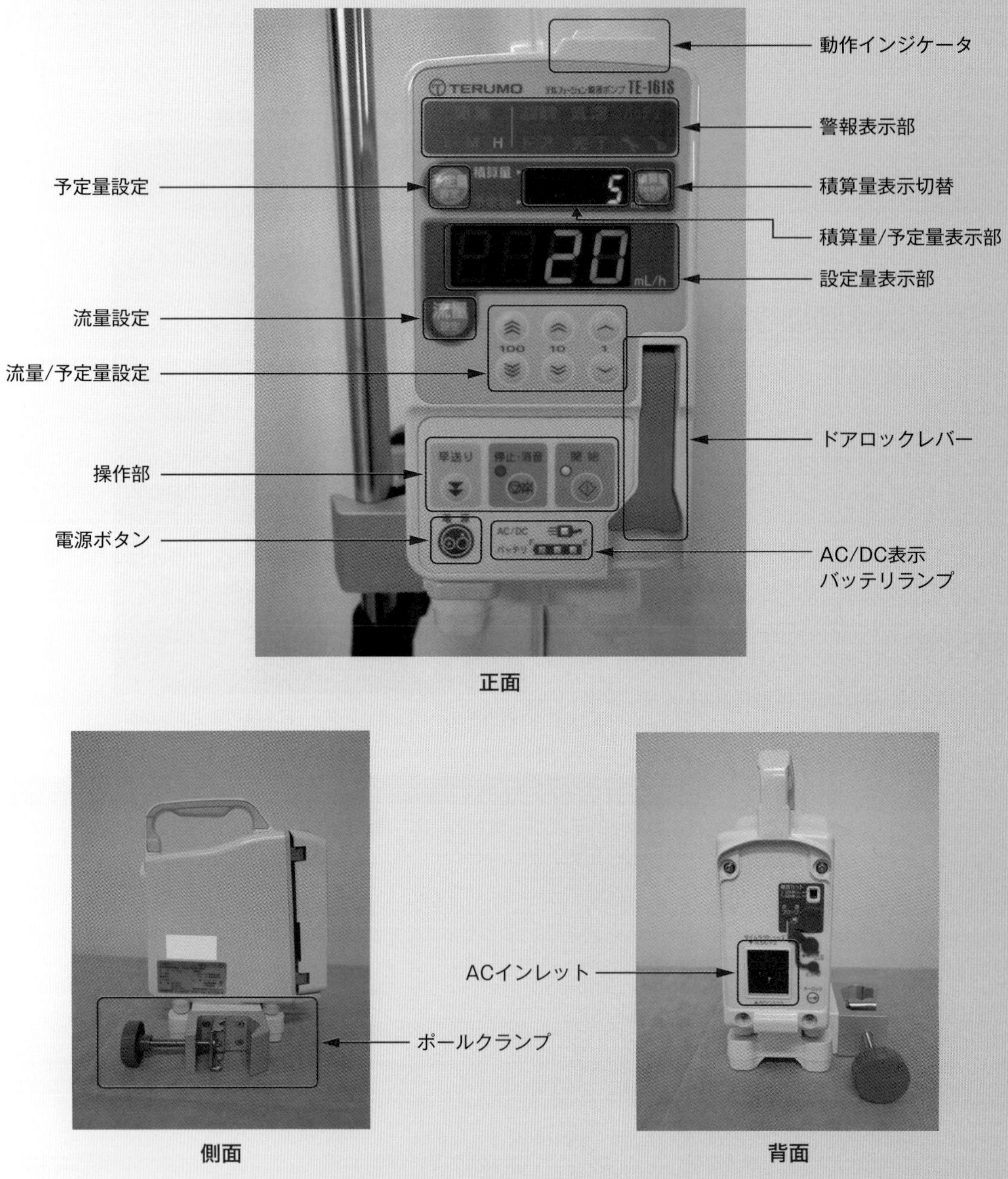
動作インジケータ
警報表示部
予定量設定
積算量表示切替
積算量/予定量表示部
設定量表示部
流量設定
流量/予定量設定
ドアロックレバー
操作部
電源ボタン
AC/DC表示
バッテリランプ
正面
ACインレット
ポールクランプ
側面
背面

〔テルモ：TE-161S〕

MEMO

流量制御型輸液ポンプ（図1）
指定の輸液セットを使用。フィンガの動きにより輸液セットを「しごく」ことによって流量をコントロールする。

滴数制御型輸液ポンプ（図2）
点滴筒に滴下センサを取り付け，**滴下数をカウント**することによって流量をコントロールする。

何をする装置？

定義

- 薬液を設定した**時間当たりの流量**で持続的に患者へ注入するための装置。

使用目的，効能または効果

- 機械的な力を利用することにより，正確な輸液が可能となる。
- 厳密な流量管理，輸液バランスの管理が必要な場合に使用する。

類似装置

❶シリンジポンプ：シリンジ内の薬液を設定した時間当たりの流量で持続的に注入するための装置（144ページ参照）。

❷経腸栄養ポンプ：経腸栄養剤などを設定した時間当たりの流量で持続的に注入するための装置（220ページ参照）。

付属する機器

❶滴下センサ：滴数制御型輸液ポンプに使用（図3）。

❷専用輸液セット：輸液ポンプ指定以外の輸液セットを使用すると**流量精度の低下や警報機能の異常につながる**。

補　足

輸液セットの太さが同じであっても**回路の柔らかさ（弾性・剛性）の違いにより注入精度が変化する。**

図2　滴数制御型輸液ポンプ

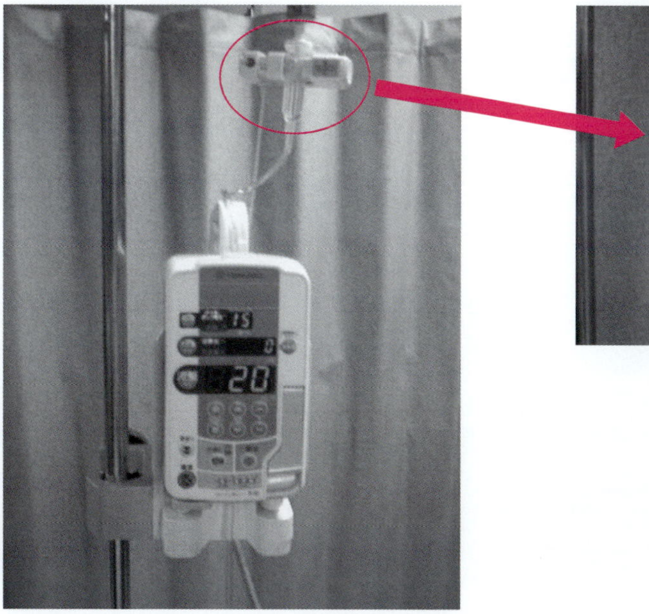

図3　滴下センサ

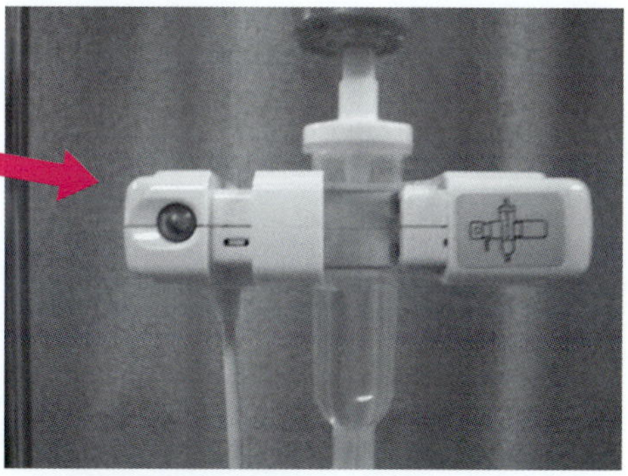

MEMO

薬剤の固着
糖類を含んだ薬剤が付着し乾いてしまうと固着し拭き取りにくくなる。

補　足

使用中に血液や薬剤が付着した場合，感染予防・機器の誤動作防止のため，**その場で拭きとるよう指導することも重要である。**

MEMO

環境清拭用ウェットクロス
米国環境保護庁（EPA：United States Environmental Protection Agency）の認定を受けた，第四級アンモニウム塩を不織布に含浸させた製品が市販されている。

日常のお手入れ

外装の清掃・消毒方法

- 装置使用後には清掃を行う。
- 使用前にも装置に薬液などの固着（**図4**）がないかを確認する。
- 消毒液を浸したガーゼなどをよく絞り本体を拭く。
- 水やぬるま湯を浸してよく絞ったガーゼなどで消毒液などを拭き取る。
- 乾いた柔らかい布などで水気をよく拭き取る。
- ドアロックレバーと筐体の隙間にも注意する（**図5**）。
- 本体・ポールクランプ間にも薬液の固着がみられる場合があるため，本体より取り外し清掃をする（**図6，7**）。
- **表1**に使用できる消毒液の例を示す。

One Point Advice
薬剤や血液の固着を拭き取る場合，環境清拭用ウェットクロスを使用することも有用である。

図4　薬剤固着例

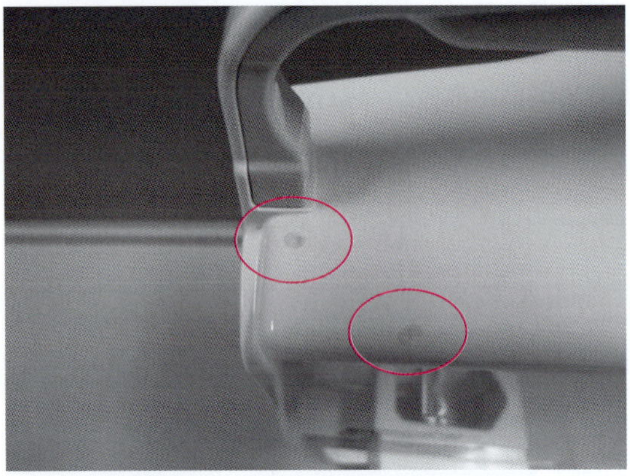

図5　ドアロック部

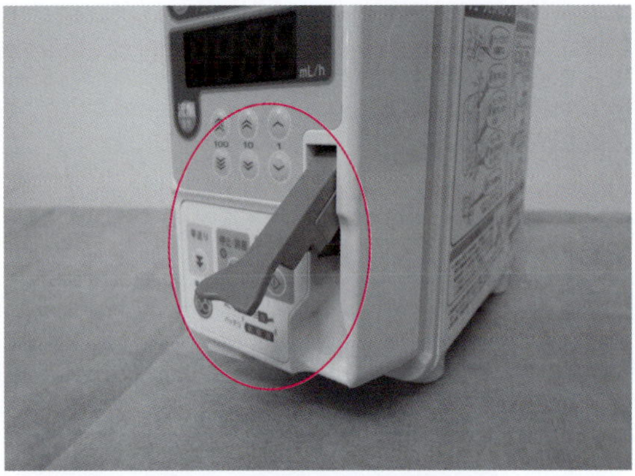

図6　本体底部

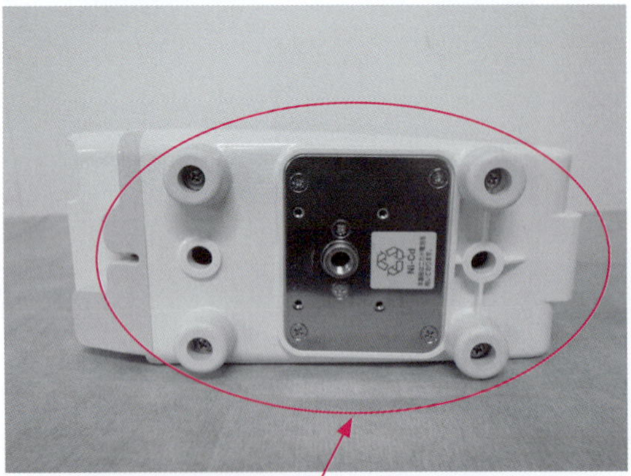

ポールクランプ接触部分

図7　ポールクランプ

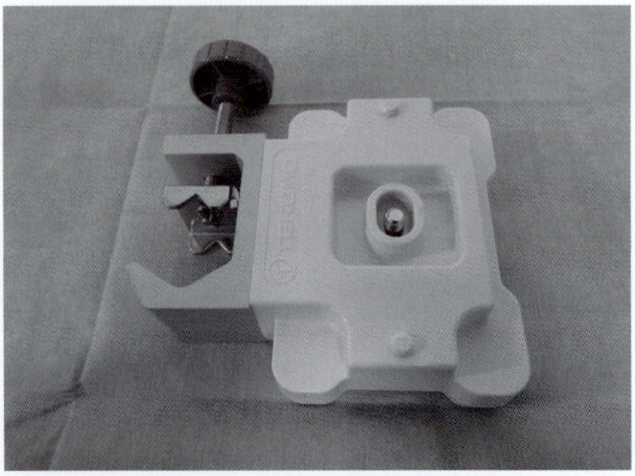

> **注意**
> ・有機溶剤[*3]やポピドンヨード[*4]では拭かない。
> ・本体を流水や水没させての洗浄は行わない。

用語アラカルト

＊1　グルコン酸クロルヘキシジン
皮膚に対する刺激が少ない生体消毒薬。医療機器に対しては0.1～0.5%水溶液または0.5%エタノール溶液を使用。

＊2　塩化ベンザルコニウム
結核菌・大部分のウイルスには効果はない。陽イオン界面活性剤（逆性石鹸）医療機器に対しては0.1%溶液を使用。

＊3　有機溶剤
個体・液体あるいは気体の溶質を溶かす有機物の液体。アルコール・アセトン・ヘキサンなど。

＊4　ポピドンヨード
速効力と広い抗微生物スペクトルをもつ生体消毒薬。

表1　消毒液例

成分名	製品名
グルコン酸クロルヘキシジン[*1]	5%ヒビテン液
	マスキン液(5w/v%)
塩化ベンザルコニウム[*2]	オスバン液

> **厳重注意**
> ・清掃する際は，感染予防のためにグローブを着用すること。
> ・清掃するときは，必ず本体の電源を切り，AC電源コードを抜いてから行う。本体の故障や感電などを起こす可能性がある。
> ・ACインレット清掃後は，十分に乾燥させてから使用する。乾燥が不十分な場合，感電やショートなどの原因となる。

内部の清掃・消毒方法

- 内部に薬液などが付着すると，**流量異常・警報異常の原因**となる。
- 気泡検出部，フィンガ部，閉塞検出部などに薬液が付着した場合は綿棒などを使用する（図8）。

図8　ドア内部

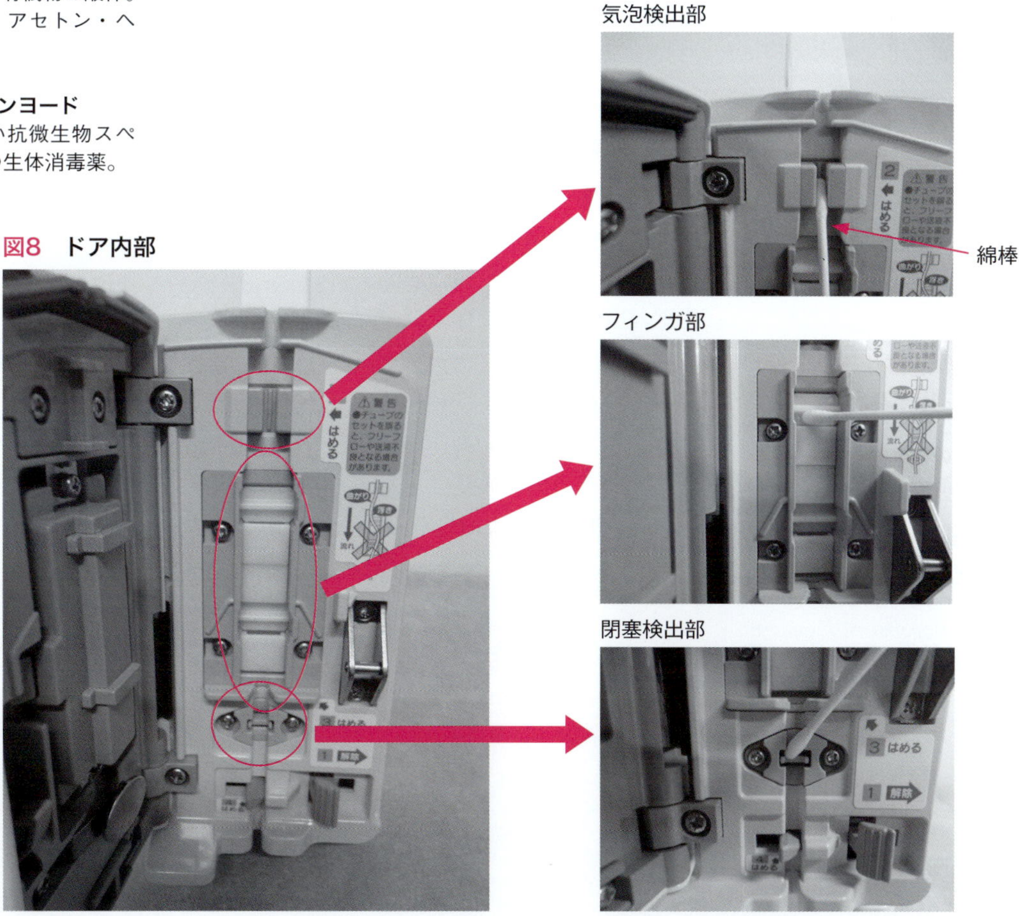

気泡検出部
綿棒
フィンガ部
閉塞検出部

注意点

本体の落下・転倒・ぶつけるなどの衝撃が加わった場合，本体に異常がみられない場合でも内部の破損・動作異常が起こることがあるため，**落下・転倒などの痕跡を見落とさないことが重要**である。

補　足

輸液ポンプのドアを開けた際，必ずチューブクランプが閉じていることを確認する。また，輸液セット装着の際には解除できることを確認する。

注　意

チューブ装着面に傷がつかないよう，金属製の硬いものや鋭利なものでは擦(こす)らない(図9)。

図9　チューブ装着面

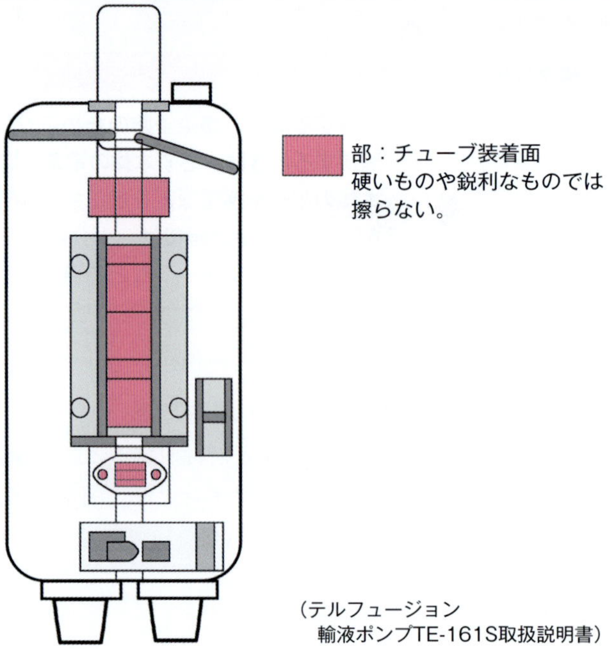
部：チューブ装着面
硬いものや鋭利なものでは
擦らない。

（テルフュージョン
輸液ポンプTE-161S取扱説明書）

MEMO

チューブクランプが正常に動作しない場合，**フリーフロー**[*6]・**ボーラス注入**[*7]の原因となる。

用語アラカルト

＊6　フリーフロー
輸液ポンプの制御に関係なく落差のみによって意図しない輸液が行われる状態。

＊7　ボーラス注入
薬液の一時的な過大注入。

日常点検

- 外観点検
  ❶薬液・血液などの固着の確認。
  ❷本体・付属品の破損の確認。
- 内蔵バッテリでの動作確認。
- 電源投入時のセルフチェック。
- 交流電源の接続および動作確認。
- チューブクランプの動作確認(図10)。
- 各スイッチの動作確認。
- 表2に，使用者による定期点検項目の例を示す。

図10　チューブクランプ

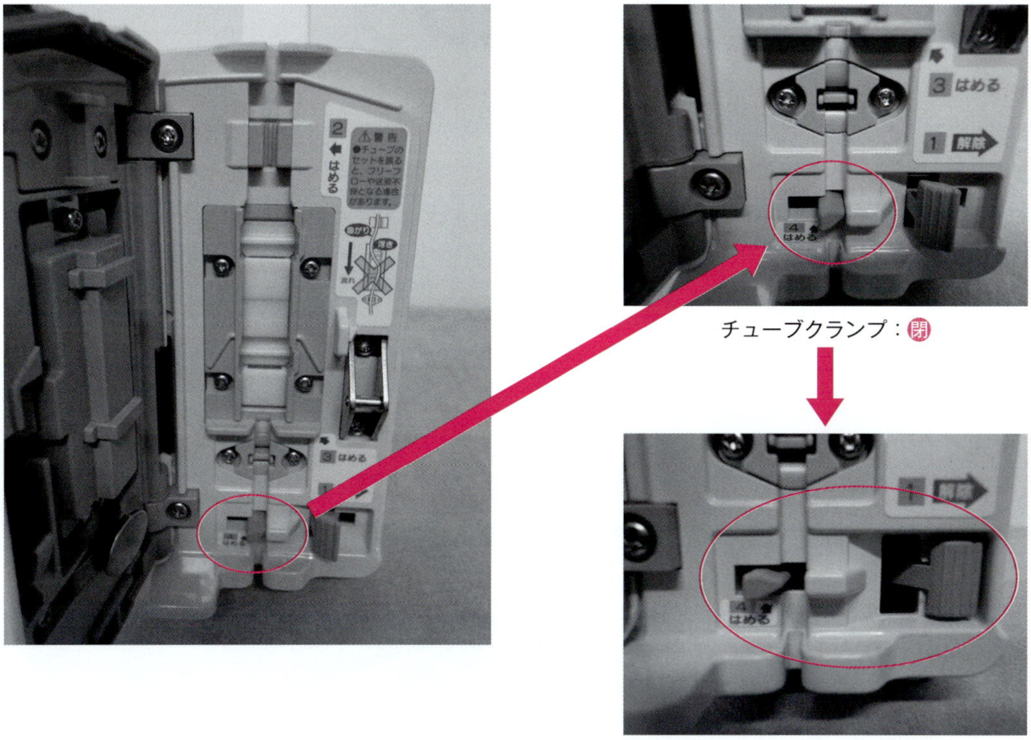
3 はめる
1 解除

チューブクランプ：閉

チューブクランプ：開

MEMO

点検項目・点検頻度に関しては，各輸液ポンプの取り扱い説明書・添付文書にて確認すること。

表2　使用者による定期点検項目

点検項目	内容	点検頻度
内蔵バッテリ	充放電作業を行いバッテリの状態を確認	1カ月毎
チューブクランプ機構	チューブクランプが動作し，チューブが圧閉されることを確認	2カ月毎
閉塞検出	閉塞を発生させ，規定時間内に検出することを確認	2カ月毎
流量精度	一定時間の吐出量を測定し，流量精度を確認	2カ月毎
気泡検出	一定の長さの気泡を混入させ，検出することを確認	2カ月毎

参考文献

1）（社）日本エム・イー学会ME技術教育委員会 編: MEの基礎知識と安全管理. 改訂第5版, 326-333, 南江堂, 2008.
2）丹木義和: 輸液ポンプ. HEARTnursing増刊　ナースのためのICU・CCUで使うME機器パーフェクトブック, 43-52, メディカ出版, 2008.
3）伏見　了: 医療機器の効果的な清拭方法とその評価. Clinical Engineering Vol 23 No.2, 112-117, 秀潤社, 2012.

6 シリンジポンプ

島津敏広

装置外観

図1 シリンジポンプ

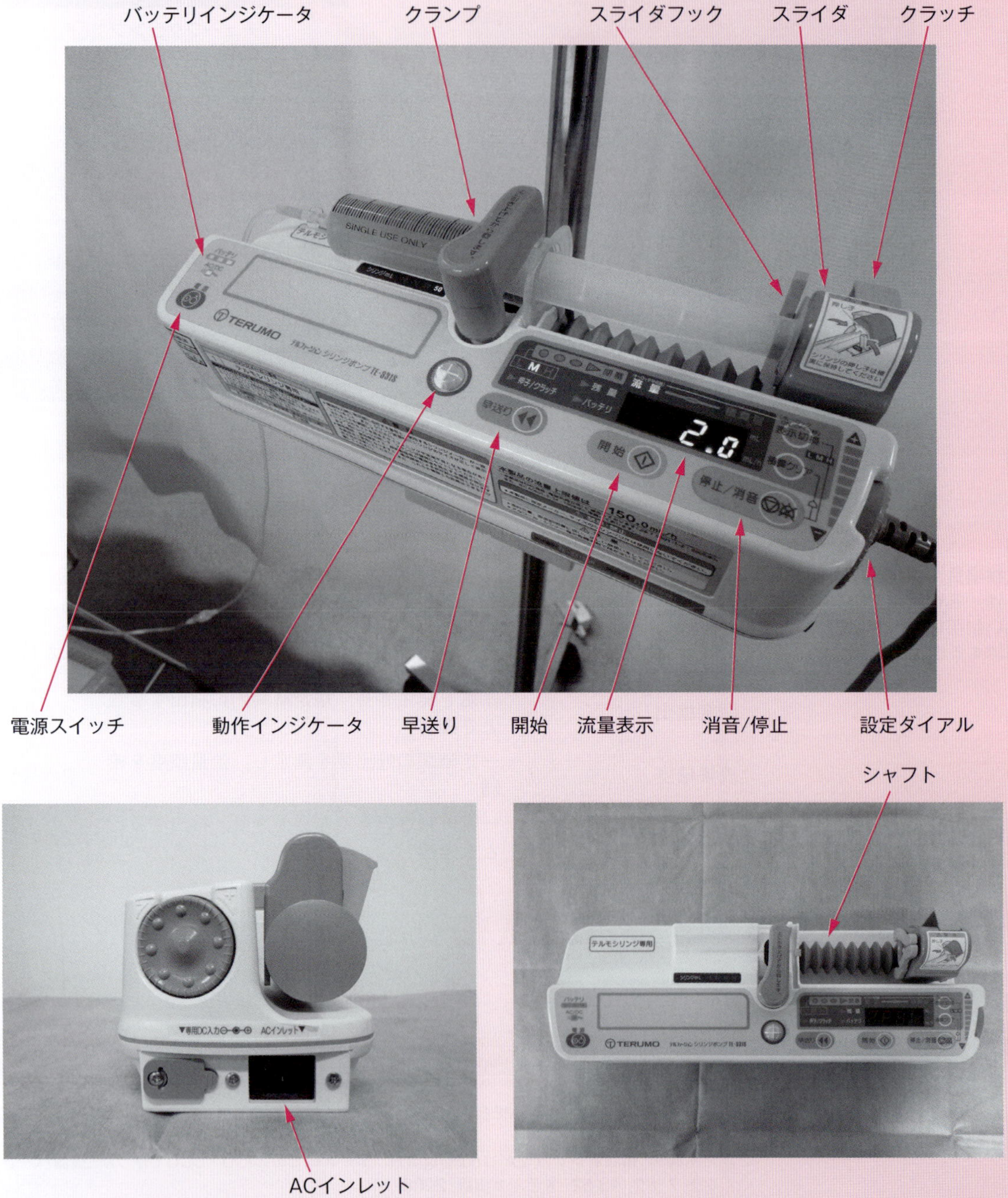
バッテリインジケータ
クランプ
スライダフック
スライダ
クラッチ
SINGLE USE ONLY
TERUMO
早送り
開始
停止/消音
流量
2.0
電源スイッチ
動作インジケータ
早送り
開始
流量表示
消音/停止
設定ダイアル
シャフト
テルモシリンジ専用
ACインレット

〔テルモ：TE-331S〕

MEMO

シリンジポンプは輸液ポンプに比べ，精密かつ微量の輸液が可能となるため，手術室やICU領域または新生児・小児領域で使用されることが多い。

何をする装置？

定義

シリンジ内の薬液を設定した**時間当たりの流量**で持続的に注入するための装置(図1)。

使用目的，効能または効果

- 安定した薬液の微量持続注入を行う。
- 高濃度の薬液をより正確に投与する場合に行う。
- 水分の負荷を避けたい場合に行う。

類似装置

❶TCIポンプ：Target Controlled Infusion(図2)
薬剤の目標血中濃度を指定する機能をもつ。
薬剤充填シリンジ専用シリンジポンプ。

❷PCAポンプ：Patient Control Analgesia
術後などの疼痛をコントロールするため，鎮痛薬を投与するためのポンプ。

図2　TCIポンプ

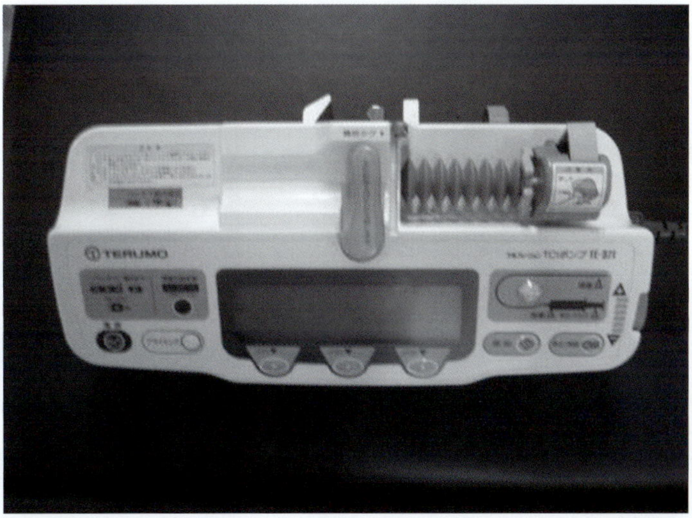
TERUMO

補　足

指定以外のシリンジを使用した場合，**流量精度や警報機能が正常に働かない場合がある。**

付属する機器

各種(サイズ)シリンジ

- シリンジメーカー設定を変更することで，各社シリンジが使用可能となる機種もある。

日常のお手入れ

外装の清掃・消毒方法

- 装置使用後には清掃を行う。
- 使用前にも装置に薬液などの固着(**図3**)がないかを確認する。

図3　薬剤・血液固着例

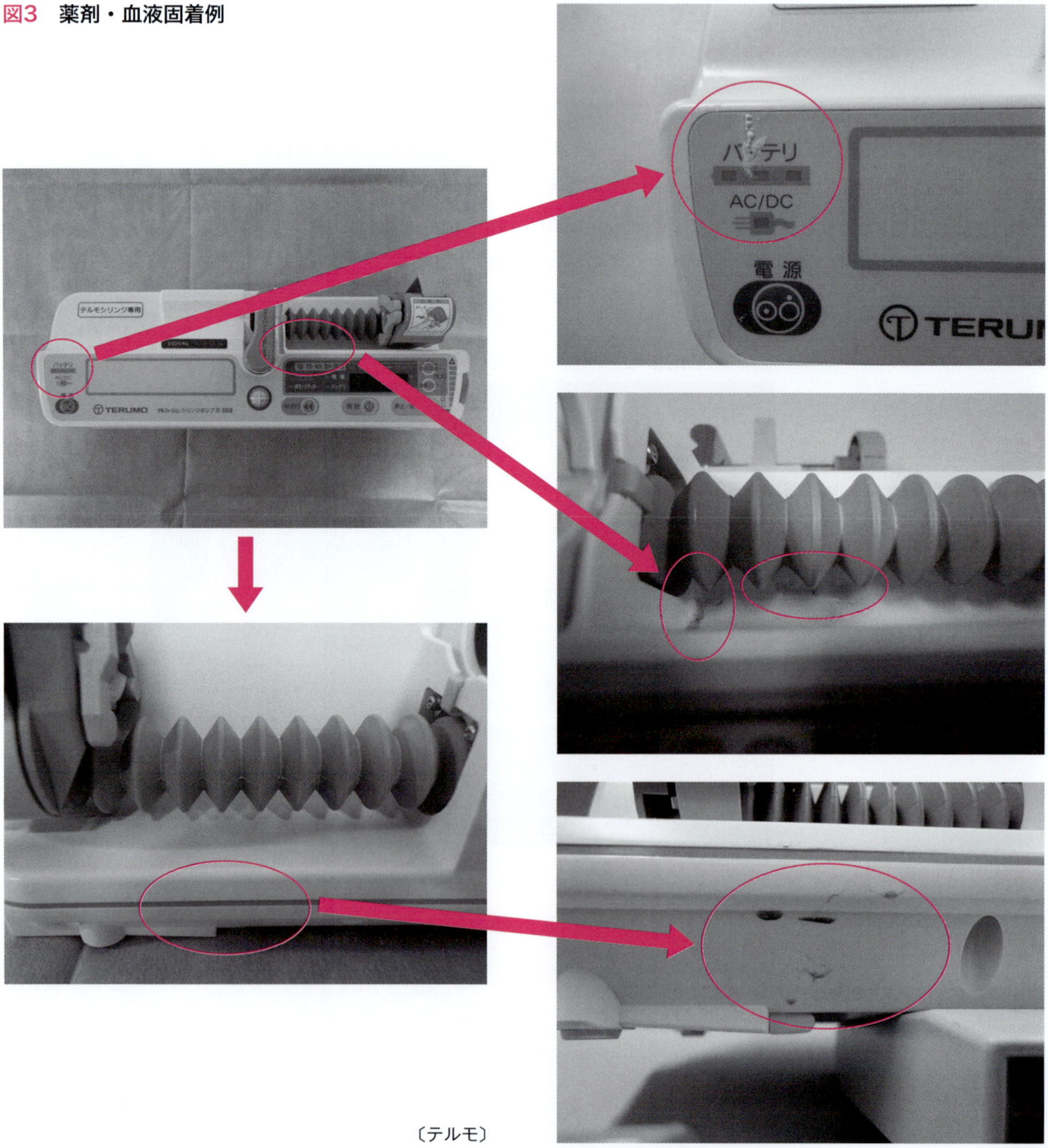
バッテリ
AC/DC
電源
TERUMO

〔テルモ〕

補　足

クランプ（**図4**）やスライダフック（**図8**）に薬剤の固着があると，**シリンジの取り付けが不完全**になる場合がある。

補　足

使用中に血液や薬剤が付着した場合，感染予防・機器の誤動作防止のため，**その場で拭きとるよう指導することも重要である。**

MEMO

シリンジポンプに対する外装の清掃に関しては，輸液ポンプと共通する点が多いので「5　輸液ポンプ」（138ページ）も参照のこと。

- 消毒液を浸したガーゼなどをよく絞り本体を拭く。
- 水やぬるま湯を浸してよく絞ったガーゼなどで消毒液などを拭き取る。
  - ・乾いた柔らかい布などで水気をよく拭き取る。
  - ・クランプを上部に引き上げ，筐体との隙間にも注意する（**図4**）。
  - ・シャフトの下部も拭き残しがないよう注意する（**図5**）。
  - ・本体底部・ポールクランプ間にも薬液の固着がみられる場合があるため，本体より取り外し清掃をする（**図6，7**）。
- 使用可能な消毒液は輸液ポンプと同様である（**表1**）。

図4　クランプ

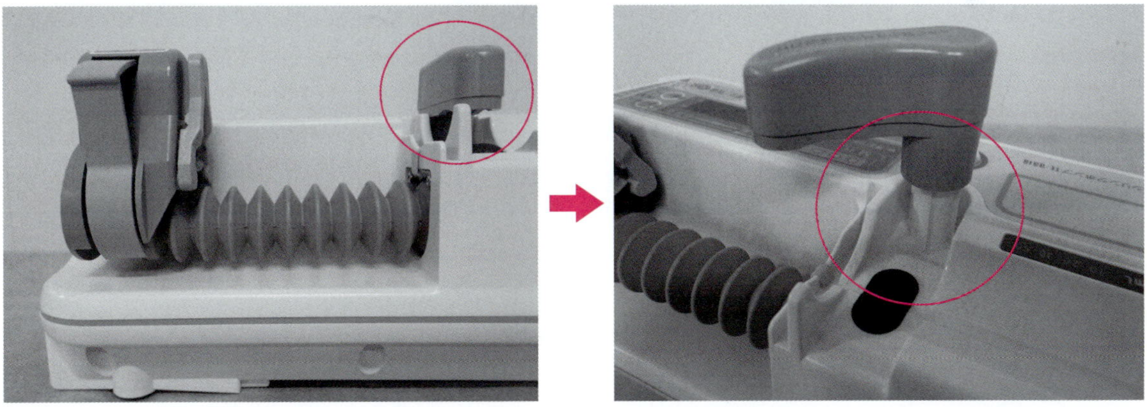

図5　シャフト部

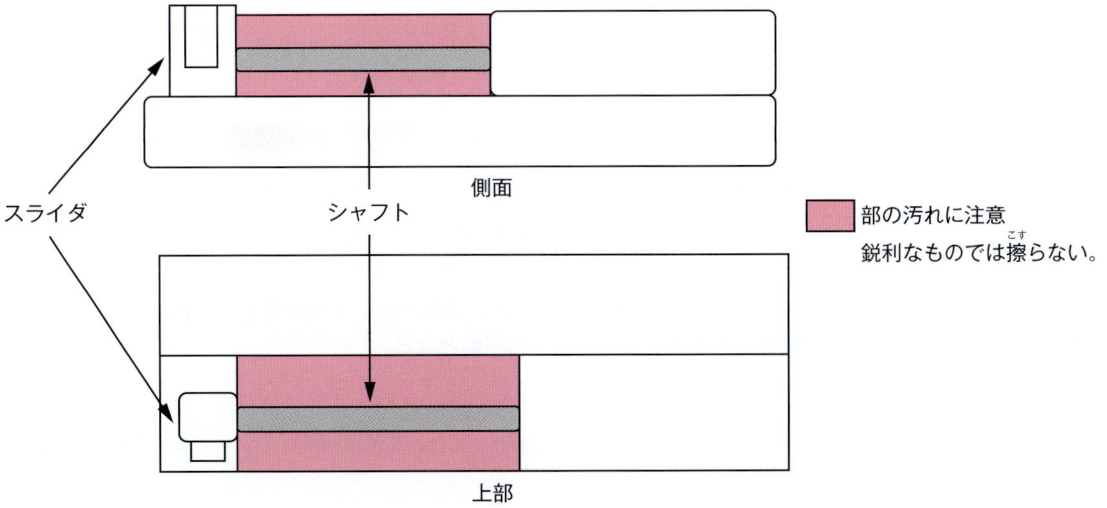
側面
スライダ
シャフト
部の汚れに注意
鋭利なものでは擦（こす）らない。
上部

図6　本体底部

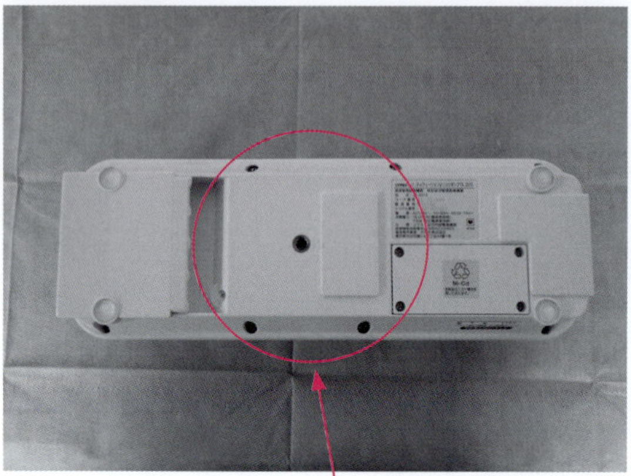

ポールクランプ接触部分

図7　ポールクランプ

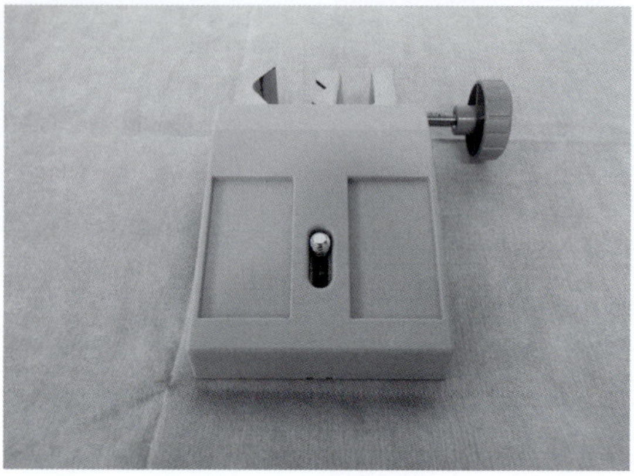

図8　スライダフック

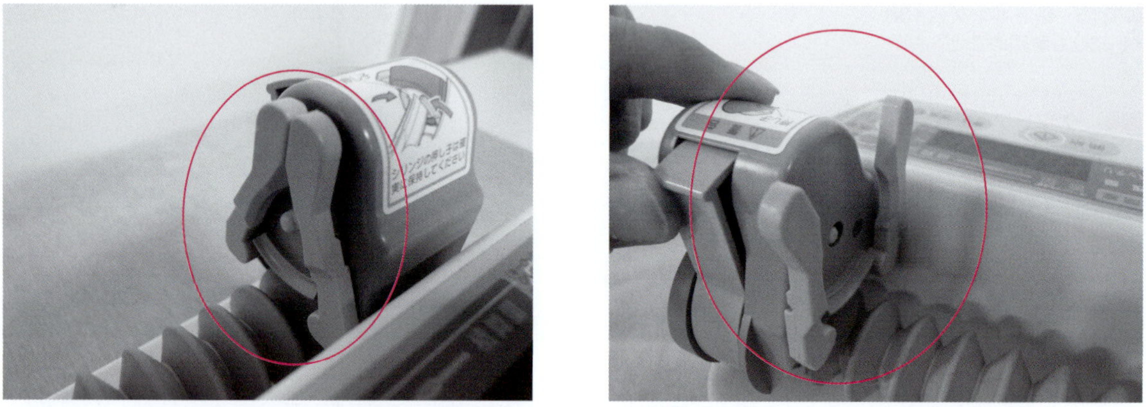

注　意

・有機溶剤やポビドンヨードでは拭かない。
・本体を流水や水没させての洗浄は行わない。

表1　消毒液例

成分名	製品名
グルコン酸クロルヘキシジン	5%ヒビテン液
	マスキン液(5w/v%)
塩化ベンザルコニウム	オスバン液

厳重注意

・清掃する際は，感染予防のためにグローブを着用すること。
・清掃するときは，必ず本体の電源を切り，AC電源コードを抜いてから行う。本体の故障や感電などを起こす可能性がある。
・ACインレット清掃後は，十分に乾燥させてから使用する。乾燥が不十分な場合，感電やショートなどの原因となる。

One Point Advice

薬剤や血液の固着を拭き取る場合，環境清拭用ウェットクロスを使用することも有用である。

補　足

本体ダイアル取付部およびダイアル側面に薬剤の固着があると**ダイアルの動きが悪くなる**。

●設定ダイアルの清掃(図9)

- 設定ダイアルの溝を上側に向け，マイナスドライバを溝に当てて外側に押し出す。
- ダイアルを取り外し，本体・シャフト・ダイアルの拭き取り清掃を行う。
- 清掃後，ダイアルを本体に取り付ける。
- 取り付け後，電源を入れ流量などの設定ができることを確認する。

図9　設定ダイアルの清掃相

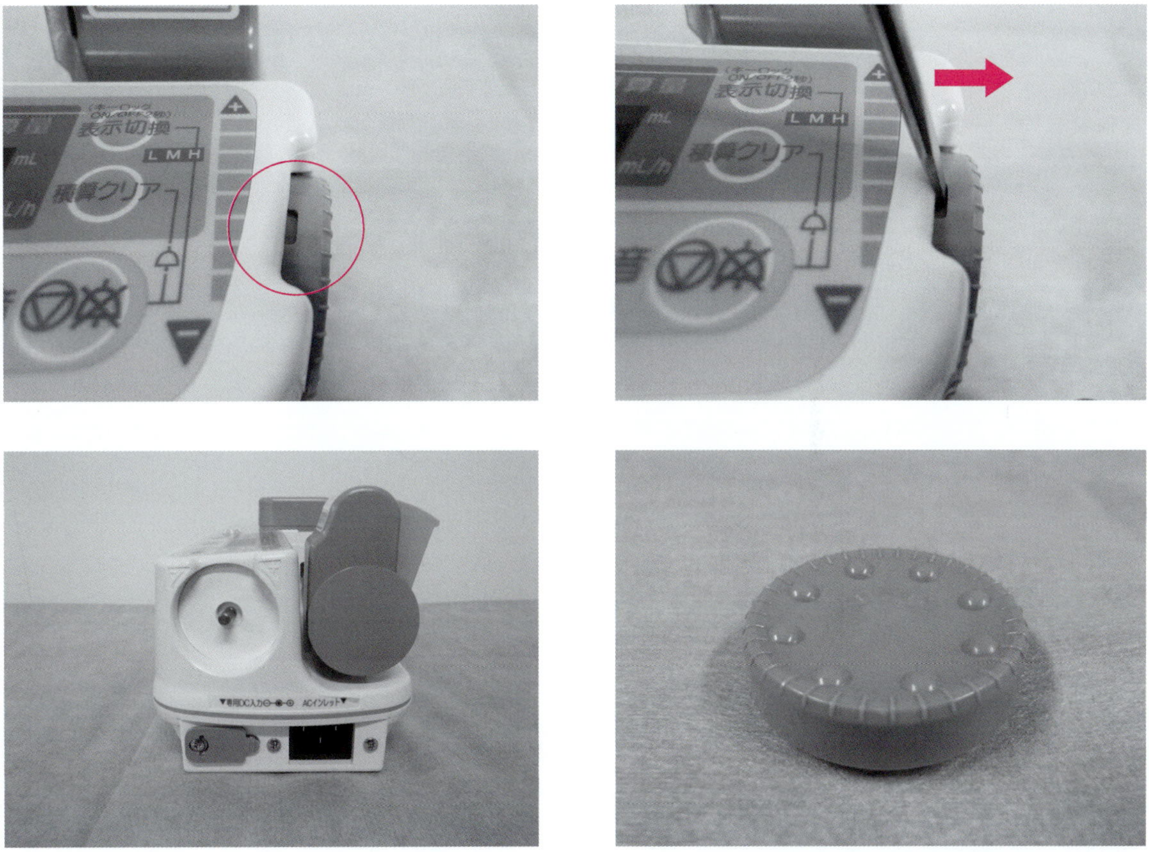
表示切換
積算クリア
L M H
mL

注意点

本体の落下・ぶつけるなどの衝撃が加わった場合，本体に異常がみられない場合でも内部の破損・動作異常が起こることがあるため，**落下・転倒などの痕跡を見落とさないことが重要である。**

日常点検

- 外観点検
  - ・薬液・血液などの固着の確認。
  - ・本体・付属品の破損の確認。
- 内蔵バッテリでの動作確認。
- 電源投入時のセルフチェック。
- シリンジメーカー番号およびシリンジ検出の確認。
- 交流電源の接続および動作確認。
- スライダの動きが滑らかであることを確認。
- 残量警報ランプの点滅。
- 押子/クラッチ警報ランプの点滅，消灯の確認。
- 各スイッチの動作確認。
- **表2**に使用者による定期点検項目の例を示す。

MEMO

点検項目・点検頻度に関しては，各シリンジポンプの取扱説明書・添付文書を確認すること。

表2　使用者による定期点検項目

点検項目	内容	点検頻度
内蔵バッテリ	充放電作業を行いバッテリの状態を確認	1カ月毎
閉塞検出	閉塞を発生させ，規定時間内に検出することを確認	2カ月毎
流量精度	一定時間の吐出量を測定し，流量精度を確認	2カ月毎

参考文献

1）（社）日本エム・イー学会ME技術教育委員会 編: MEの基礎知識と安全管理. 改定第5版, 326-333, 南江堂, 2008.
2）小林英知: シリンジポンプ. HEARTnursing増刊　ナースのためのICU・CCUで使うME機器パーフェクトブック, 53-60, メディカ出版, 2008.
3）伏見　了: 医療機器の効果的な清拭方法とその評価. Clinical Engineering Vol23 No.2, 112-117, 秀潤社, 2012.

MEMO

1 心拍出量モニタシステム（CCOモニタシステム）

氏家憲一

装置外観

図1　心拍出量モニタシステム

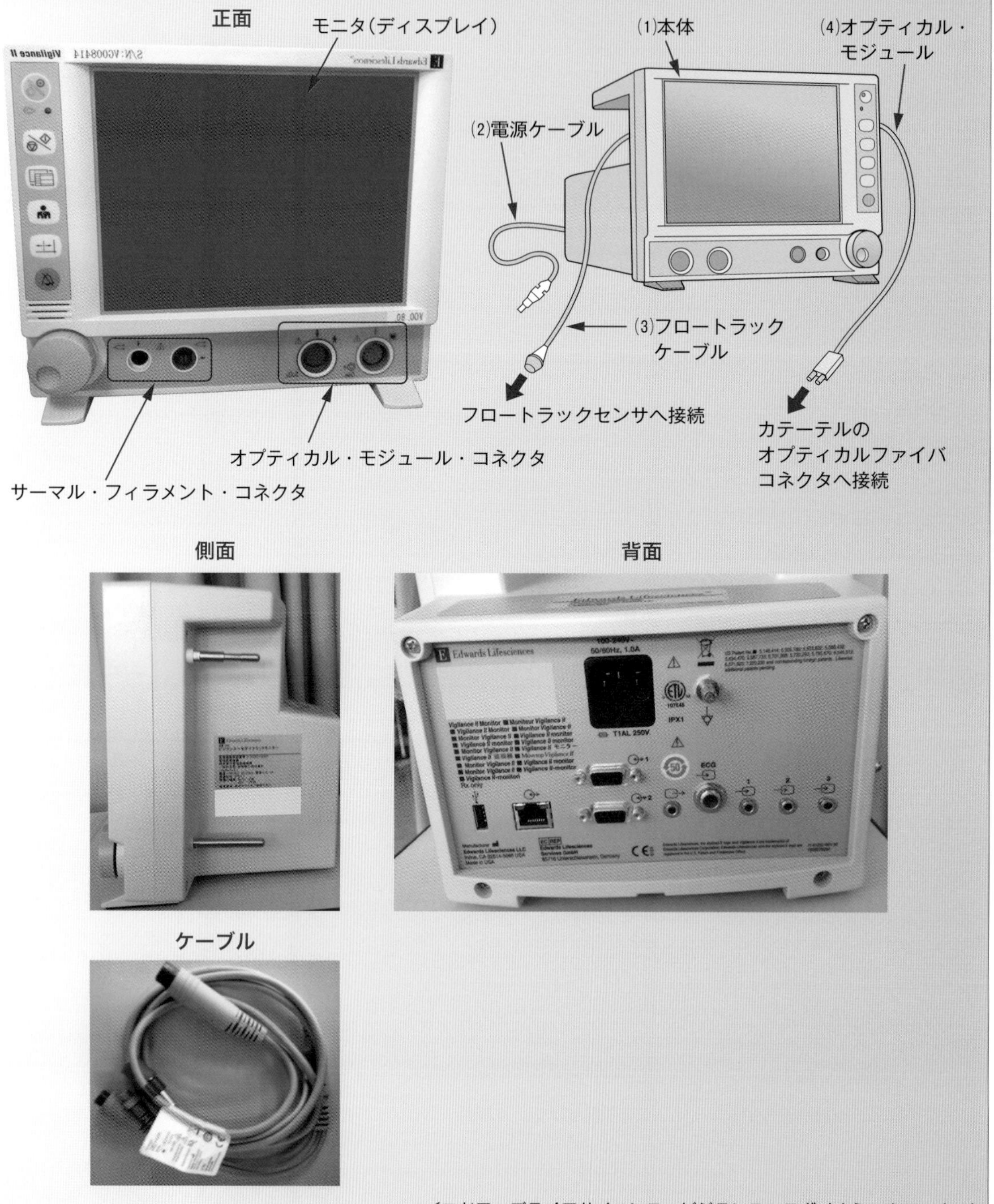
正面
モニタ（ディスプレイ）
サーマル・フィラメント・コネクタ
オプティカル・モジュール・コネクタ
(1)本体
(2)電源ケーブル
(3)フロートラックケーブル
(4)オプティカル・モジュール
フロートラックセンサへ接続
カテーテルのオプティカルファイバコネクタへ接続
側面
背面
ケーブル
Edwards Lifesciences
Vigilance II

〔エドワーズライフサイエンス：ビジランスヘモダイナミックモニター〕

何をする装置？

- 肺動脈カテーテル(スワン・ガンツカテーテル)を用いて，輸液管理や治療効果判定のモニタをする装置。

使用目的

- 循環動態の不安定な患者，心疾患を合併する患者の循環動態をモニタする。
- **心拍出量(CO)**＊1，**混合静脈血酸素飽和度(SvO_2)**＊2，**中心静脈血酸素飽和度($ScvO_2$)**＊3などを連続的に測定するために使用する。

付属する機器

❶肺動脈カテーテル(スワンガンツカテーテル)

- 心拍出量測定や酸素飽和度測定，心内圧測定を行うカテーテル(図2)。

図2　スワンガンツカテーテル

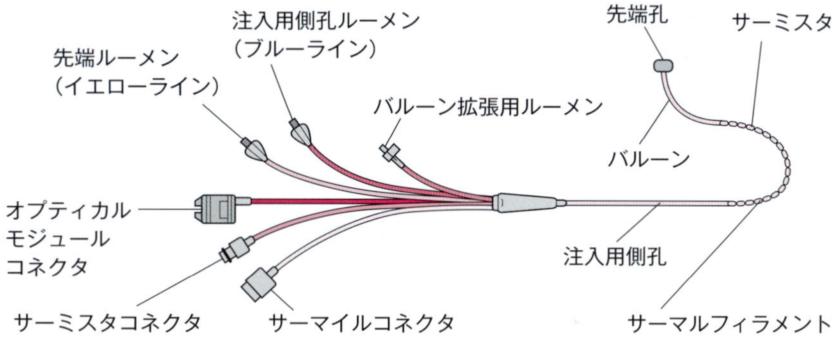
注入用側孔ルーメン
(ブルーライン)
先端孔
サーミスタ
先端ルーメン
(イエローライン)
バルーン拡張用ルーメン
バルーン
オプティカル
モジュール
コネクタ
注入用側孔
サーミスタコネクタ
サーマイルコネクタ
サーマルフィラメント

肺動脈カテーテル(スワン・ガンツカテーテル)の適応

- **心機能の評価が必要な患者**：心臓大血管手術，狭心症や心筋梗塞などの虚血性心疾患，重症弁膜症，その他の原因による心不全など。
- **その他，循環動態か不安定な場合や強心薬や血管拡張薬を使用している患者。**
- **循環血液量の評価が必要な患者**：ショック，大量出血，多発性外傷，熱傷，急性腎不全など。
- **肺動脈圧のモニタが必要な患者**：肺高血圧症，肺塞栓，肺梗塞，肺水腫など。
- **徐脈性不整脈(房室ブロック，洞不全症候群など)に対する緊急の経静脈的ペーシング，血管抵抗など，肺動脈カテーテル(スワンガンツカテーテル)を使用した計算が循環管理に有用な患者**：敗血症など。
- **混合静脈血酸素飽和度の測定が必要な患者**：重症呼吸不全など。

用語アラカルト

＊1　**心拍出量(CO：Cardiac Output)**
1分間に心臓から送り出される血液容量(l/min)
・心係数(CI：Cardiac Index)
心拍出量を体格補正したもの(l/min/m^2)
・1回心拍出量(SV：Stroke Volume)
1回当たりの心拍出量(ml)
・1回心拍出量係数(SI：Stroke Index)
1回心拍出量を体格補正したもの(ml/m^2)

＊2　**混合静脈血酸素飽和度(SvO_2：mixed venous oxygen saturation)**
混合静脈血とは，上大静脈血・下大静脈血・冠静脈血の三者が混合されたもので，右心室内・肺動脈の血液を指す。この混合静脈血中のヘモグロビンの酸素飽和度が混合静脈血酸素飽和度(SvO_2)である(基準値：正常値60～80%)。

＊3　**中心静脈血酸素飽和度($ScvO_2$：central venous oxygen saturation)**
冠静脈洞からの静脈血が混合しないため，混合静脈血酸素飽和度(SvO_2)より高い(基準値：70%前後)。

MEMO

カテーテルとは?
病気の検査・治療を目的に，血管内に挿入する管のこと。

日常のお手入れ

始業点検

- 目視による損傷点検を行う。
- 電源を入れる前に，各種ケーブルの接続確認と，本体，ディスプレイの点検を行う。
- 電源スイッチを入れ，表示や動作時の状態を確認する。
- 電源投入時にセルフチェックを行うので，その結果に異常がないことを確認する。
- 起動後に日時が正しく設定されていることを確認する。

終業点検

- 機器使用後に血液や造影剤などの付着や外観の変形の有無を確認すること。

定期点検

表1　点検項目

項目	内容
外観	各部の汚れ スイッチ・ツマミ類の割れやガタつきの有無 本体・架台の割れやガタつきの有無
入力部 出力部	誘導コードや各種入力コード類の断線・破損の有無 コネクタの接触状態・破損の有無
表示部 （ディスプレイ）	輝度調整範囲の確認 時計表示と内容保持確認
計測部 操作部	測定誤差は基準範囲内であるか確認 血圧ゼロバランス確認 QRSトリガ点確認
電源部	電源コード破損の有無 アース線状態確認 ヒューズ容量確認 電源電圧の確認 ファン正常動作の確認
バックアップ	システムセットアップ内容保持確認 時計表示と内容保持確認
安全	漏れ電流確認 注意および取り扱いラベルの汚れやはがれの有無
その他	オプション機器接続・使用状況の確認

※年1回，メーカーによる定期点検を施行すること。

清掃・消毒方法

- 装置本体およびディスプレイ，キーボード，モジュールは定期的に清掃，消毒すること。
- 柔らかい布で汚れている部分を乾拭(からぶ)きする。
- 汚れがひどい場合は，

①水
②水で薄めた中性洗剤
③消毒用アルコール

を含ませ，堅くしぼった柔らかい布で清拭する。

- 付着した血液およびその他の有機物が付着した場合は，

①クロルヘキシジン製剤*4
②塩化ベンゼトニウム製剤*5
③グルタラール製剤

などの消毒薬を含ませ，堅くしぼった柔らかい布で清拭する。

装置本体

- 水またはぬるま湯で湿らせた柔らかい布などで，かるく拭いたのち，乾拭きする。
- 柔らかい布で汚れている部分を乾拭きする。

注　意

・装置表面をいためてしまうため，シンナー，ベンジン，工業用アルコールは使用しないこと。
・乾いている布，繊維のあらい布は，なるべく使用しないこと。酸性洗剤は使用しないこと。
・清掃および消毒を行う場合は，感電や誤動作を防止するため，電源を切り，かつ電源プラグをコンセントから抜いて行うこと。
・シンナー・ベンジンなどの有機溶媒は，プラスチック部分が溶けたり，ひび割れの原因となるため使用しないこと。
・装置表面が劣化し，ひび割れ，変色の原因となるので紫外線殺菌は行わないこと。
・消毒効果は薬品の種類，濃度などにより影響するのでメーカー推奨方法を確認し，正しい濃度で使用すること。

用語アラカルト

＊4　クロルヘキシジン製剤
イワコールE
オールカット
クリゲン
グルコキシジンアルコール
グルコン酸クロルヘキシジン
クロバインA
クロヘキシンアルコール
ステリクロン
フェルマジンアルコール
ヘキザックアルコール
ベンクロジド
マスキン
ラポテックアルコールなど

＊5　塩化ベンゼトニウム製剤
ハイアミン
ハイアミンT
エンゼトニン液
ベゼトン液など

MEMO

グルタラール製剤
ステリハイド
ステリスコープ
サイデックス
クリンハイド
グルトハイド
ステリコール
ステリゾール
ソレゾール
デントハイド
ワシュライトなど

参考文献

1）ベイム，グロスマン 著，芹沢　剛 訳: 心臓カテーテル検査・造影・治療法，南江堂，1994.
2）渡辺　敏: 血圧計・心拍出量計・血流計・脈波計・血液ガス分析装置・心臓カテーテル検査（ME早わかりQ&A），南江堂，1988.
3）天羽敬祐，川村隆枝 著: これだけは知っておきたいモニタリングQ&A（ナーシングケアQ&A，総合医学社，2007.
4）日本生体医工学学会: MEの基礎知識と安全管理，南江堂，2008.
5）合同研究班参加学会（日本循環器学会，日本医学放射線学会，日本医療機器学会，日本医療情報学会，日本磁気共鳴医学会，日本集中治療医学会，日本心エコー図学会，日本心血管インターベンション学会，日本心臓血管外科学会，日本心臓病学会，日本生体医工学会，日本体外循環技術医学会，日本臨床工学技士会）: 循環器診療における検査・治療機器の使用，保守管理に関するガイドライン．Circulation Journal Vol.73，Suppl,Ⅲ: 1323-1359，2009.

2 生態情報モニタ（医用ポリグラフ）

氏家憲一

装置外観

図1　医用ポリグラフ

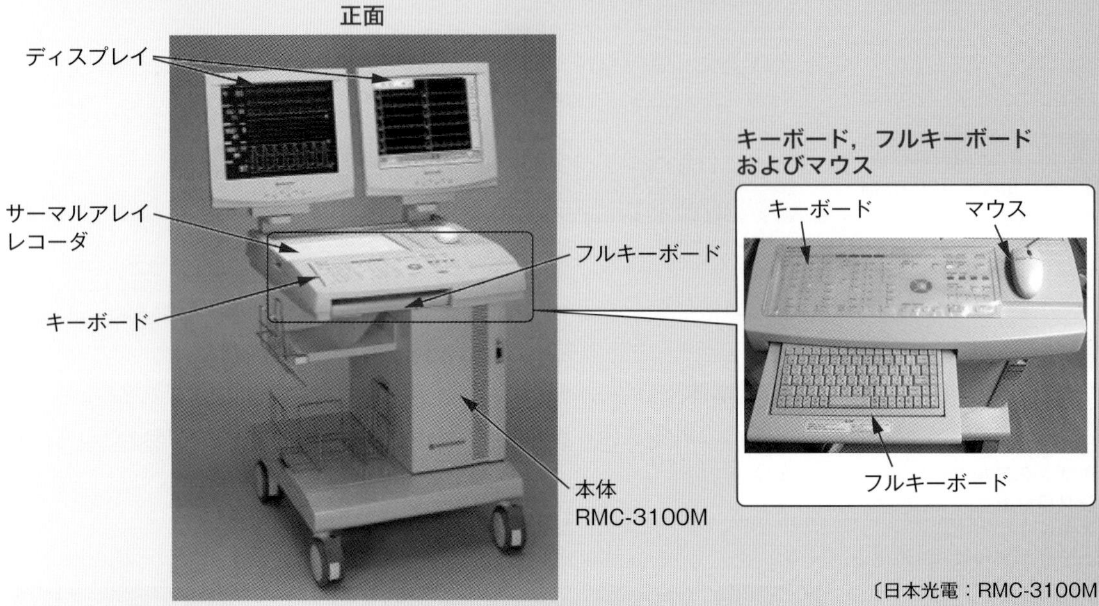
正面
ディスプレイ
サーマルアレイ
レコーダ
キーボード
フルキーボード
本体
RMC-3100M
キーボード，フルキーボード
およびマウス
キーボード
マウス
フルキーボード

〔日本光電：RMC-3100M〕

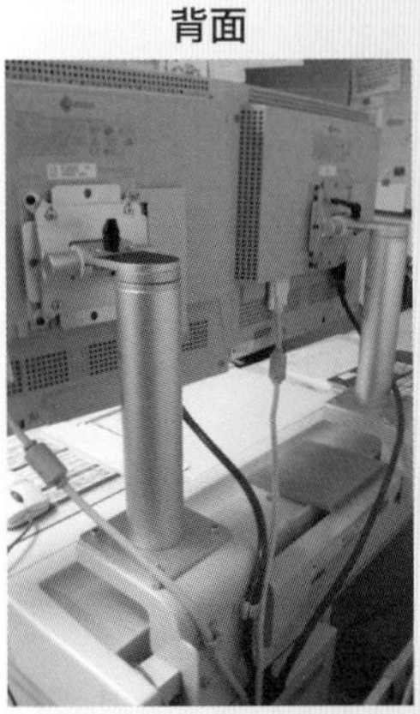
背面

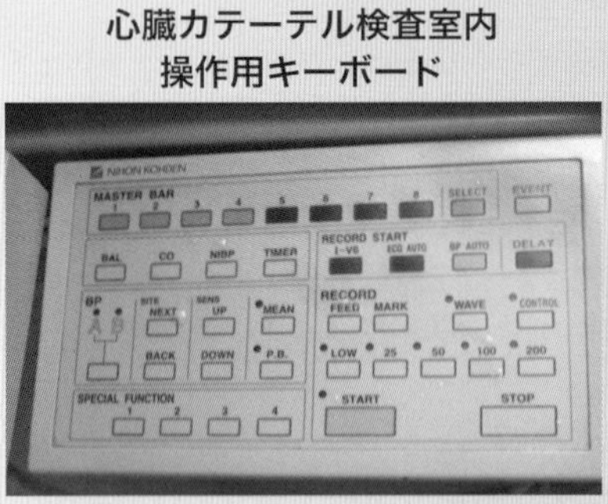
心臓カテーテル検査室内
操作用キーボード
NIHON KOHDEN
MASTER BAR
SELECT
EVENT
BAL
CO
NIBP
TIMER
RECORD START
DELAY
RECORD
FEED
MARK
WAVE
CONTROL
BP
NEXT
UP
MEAN
BACK
DOWN
P.B.
LOW
25
50
100
200
SPECIAL FUNCTION
START
STOP

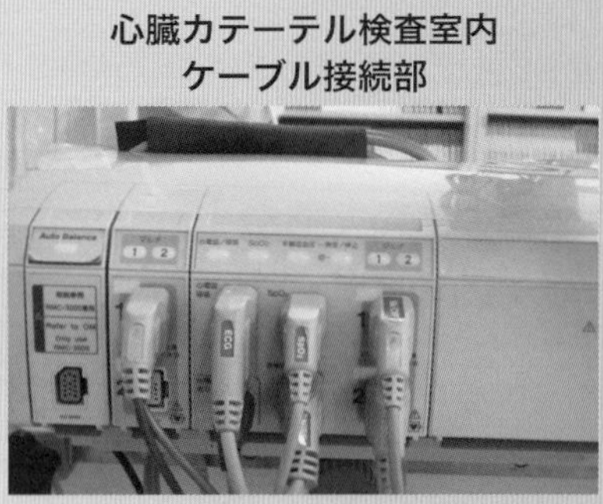
心臓カテーテル検査室内
ケーブル接続部

〔日本光電：RMC-3100〕

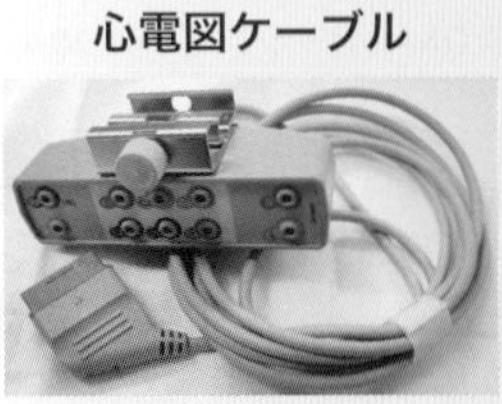
心電図ケーブル

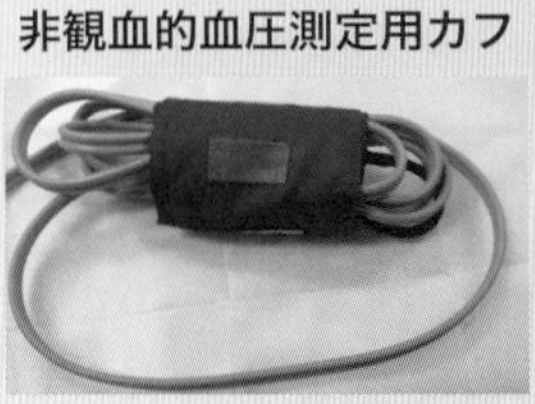
非観血的血圧測定用カフ

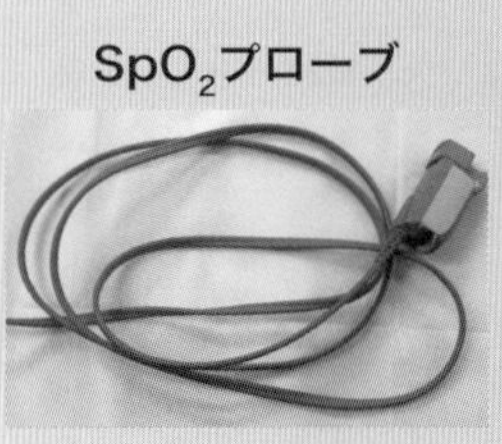
SpO_2プローブ

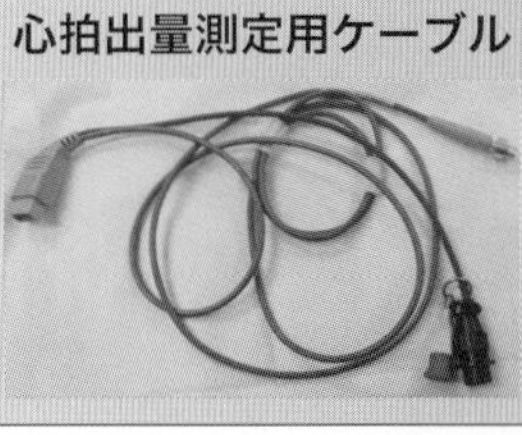
心拍出量測定用ケーブル

何をする装置？

- 呼吸・脈拍・血圧など複数の生理現象を，電気的または物理的なシグナルとして同時に計測・記録する装置。

使用目的

- 心臓カテーテル検査時に，肺動脈カテーテルを用いた**心内圧測定**[*1]や**心拍出量測定**[*2]や，治療中の呼吸・脈拍・血圧などの複数の生理現象を監視するために使用する。

用語アラカルト

＊1　心内圧測定
カテーテルを用いて心臓各部の圧を測定すること。

＊2　心拍出量測定
1分間に心臓から駆出される血液量で，通常，肺動脈カテーテル(スワンガンツカテーテル)を用いて測定する。

他の類似装置

❶ベッドサイドモニタ，医用テレメータ

- 患者生態情報を連続的に監視する装置。
- 一般病棟，ICU，CCU，回復室などで使用する。

❷セントラルモニタ

- 一般病棟，ICU，CCU，回復室などで，患者生体情報をベッドサイドモニタ，医用テレメータなどから収集し，持続的に集中監視する装置。

付属する機器

❶心臓用電気刺激装置

- 伝導機能検査，診断ペーシング，期外(早期)刺激法における測定，**誘発試験等電気生理学検査**[*3]に使用する装置(**図2**)。

用語アラカルト

＊3　電気生理学検査(EPS：Electrophysiological Study)
電極カテーテルを挿入し，電気刺激を加えながら心臓内各部の電位を記録して，刺激伝導系の機能を測定する検査。

図2　心臓用電気刺激装置

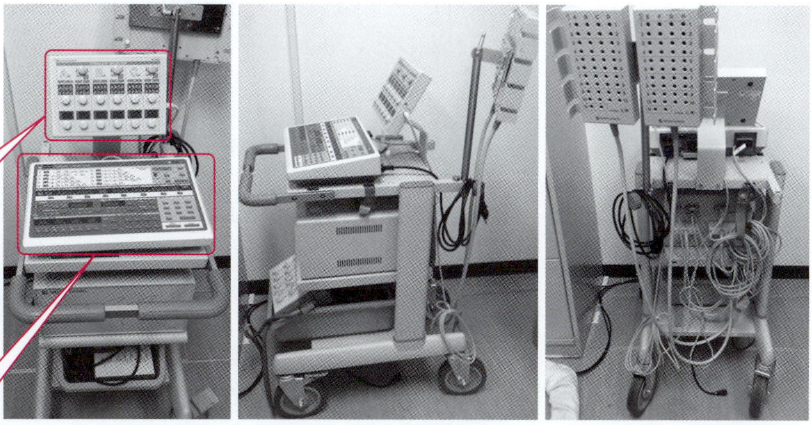

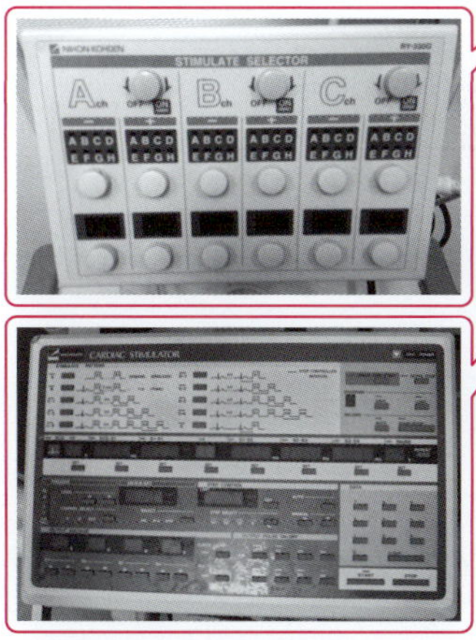
STIMULATE SELECTOR
CARDIAC STIMULATOR

〔日本光電：カーディアック　スティムレーター　SCE-4103〕

用語アラカルト

＊4　アブレーション(カテーテルアブレーション)
電極カテーテルを不整脈の原因となっている部分に挿入し，高周波電流を流して原因部位を焼き切る治療法。

❷アブレーション＊4システム

- 不整脈の原因となる心筋組織を，凝固壊死に陥らせ不整脈回路を遮断，切断する装置(図3)。

図3　アブレーションシステム

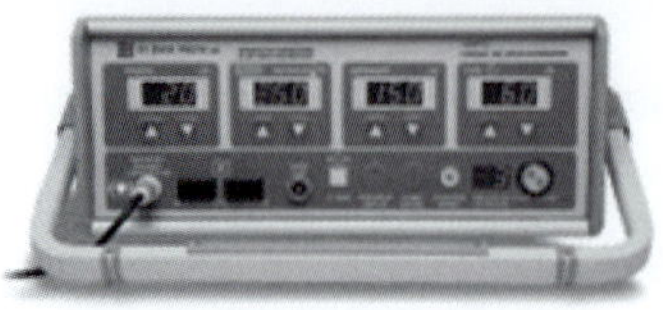

IBI-1500T12
(許可を得て掲載)

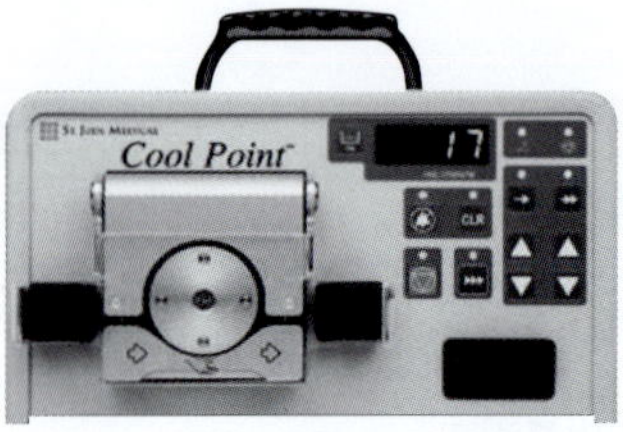
Cool Point
17
CLR

Cool Point

〔セント・ジュード・メディカル：Cool Path アブレーションシステム〕

日常のお手入れ

始業点検

- 電源を入れる前に，各種ケーブルの接続確認と本体，ディスプレイ，キーボードの点検を行う。
- 電源スイッチを入れ，表示や動作時の状態を確認する。
- 電源投入時にセルフチェックを行うので，その結果に異常がないことを確認する。
- 起動後に日時が正しく設定されていることを確認する。
- 本体ハードディスクのバックアップを確認する。

清掃・消毒方法

- 装置本体およびディスプレイ，入力箱，モジュールは定期的に清掃，消毒すること。
- 柔らかい布で汚れている部分を乾拭きする。
- 汚れがひどい場合は，

  ①水
  ②水で薄めた中性洗剤
  ③消毒用アルコール

  を含ませ，堅くしぼった柔らかい布で清拭する。
- 付着した血液およびその他の有機物が付着した場合は，

  ①クロルヘキシジン製剤＊5
  ②塩化ベンゼトニウム製剤＊6
  ③グルタラール製剤＊7

  などの消毒薬を含ませ，堅くしぼった柔らかい布で清拭する。

用語アラカルト

＊5　クロルヘキシジン製剤
＊6　塩化ベンゼトニウム製剤
＊7　グルタラール製剤
155ページ参照

装置本体

- 水またはぬるま湯で湿らせた柔らかい布などで，かるく拭いたのち，乾拭きする。
- 柔らかい布で汚れている部分を乾拭きする。
- **キーボードは，キーボードの隙間またはキーボード周囲の隙間から水などが内部に入り故障の原因となるので，乾拭きのみ行う。**

ディスプレイ

- 消毒用アルコールまたは非アンモニア系ガラスクリーナで湿らせた布で拭き取る。

清掃・消毒方法

❶記録器（サーマルアイレコーダ）（図4）

- 記録紙２～３冊（200～300m）使用するごとに清掃する。
- マガジン蓋を取り外す。
- 付属品のサーマルヘッドクリーナペンを中心とした銀白色部分または黒のライン上を清掃する。
- 清掃後，３～５秒たってからマガジン蓋を元の位置に戻す。

図4　記録器（サーマルアイレコーダ）

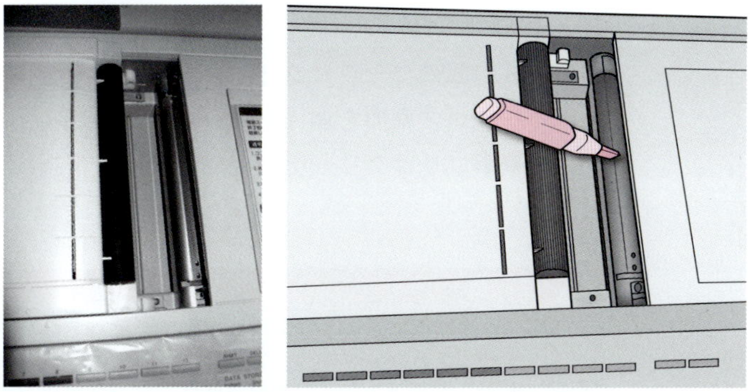

注意
カスを取り除く際，金属製のピンセットを使用するとサーマルヘッド表面に傷がつき，断線，ショート，ヘッドの酸化が発生する恐れがあるので，付属品のサーマルヘッドクリーナペンを使用すること。

❷記録器（紙送りローラ）

- 長時間にわたり記録器を使用すると，紙送りローラも紙粉などにより汚れることがあるため，ファインクリーナ（主成分エタノール）を綿棒につけて清掃する。

注意
綿棒の棒部分がサーマルヘッドに当たらないように十分注意する。

❸記録器(記録紙およびマーク検出センサ)(図5)

- 記録器のマガジン蓋をスライドさせて記録器内部をみると，装置手前側(すべり板上)に記録紙の有無と記録紙の折り目(トップ)を検出する検知孔がある。
- 検知孔にゴミやホコリが付着すると，誤認識により，記録器が正しく作動しない場合があるため，定期的に(6カ月に1回程度)この部分のホコリを乾いた綿棒などで取り除く。
- 記録器は，毎月ヘッドクリーニングを行う。

図5　記録器(記録紙およびマーク検出センサ)

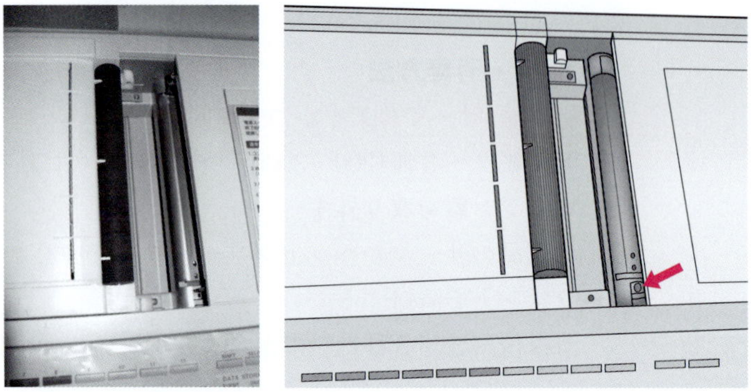

❹マウス

- マウス内部のローラにゴミやホコリが付着するとマウスの動きが悪くなるため，マウス底面を開けてボールを取り出し，内部ローラに付着しているゴミやホコリはクリーナを綿棒につけて清掃する。

注 意

- 清掃，および消毒を行う場合は，感電や誤動作を防止するため電源を切り，かつ電源プラグをコンセントから抜いて行うこと。
- シンナー・ベンジンなどの有機溶媒は，プラスチック部分が溶けたり，ひび割れの原因となるため使用しないこと。
- 装置表面が劣化し，ひび割れ，変色の原因となるので，紫外線殺菌は行わないこと。
- ケーブル類のなかには防水加工となっているものもあり，直接消毒薬や水に浸すことが可能なものもあるので，水や消毒薬に浸す際は取扱説明書を確認して行うこと。
- 防水加工がなされたケーブル類であっても，硬化し劣化する恐れがあるのでアルコール類には浸さないこと。
- SpO_2プローブは防水加工ではないので，水分がプローブ内部に侵入しないようにすること。
- 消毒効果は薬品の種類，濃度などにより影響するのでメーカー推奨方法を確認し，正しい濃度で使用すること。

MEMO

参考文献

1）ベイム, グロスマン 著, 芹沢　剛 訳: 心臓カテーテル検査・造影・治療法, 南江堂, 1994.
2）渡辺　敏: 血圧計・心拍出量計・血流計・脈波計・血液ガス分析装置・心臓カテーテル検査（ME早わかりQ&A）, 南江堂, 1988.
3）天羽敬祐, 川村隆枝 著: これだけは知っておきたいモニタリングQ&A（ナーシングケアQ&A）, 総合医学社, 2007.
4）日本生体医工学学会: MEの基礎知識と安全管理, 南江堂, 2008.
5）合同研究班参加学会（日本循環器学会, 日本医学放射線学会, 日本医療機器学会, 日本医療情報学会, 日本磁気共鳴医学会, 日本集中治療医学会, 日本心エコー図学会, 日本心血管インターベンション学会, 日本心臓血管外科学会, 日本心臓病学会, 日本生体医工学会, 日本体外循環技術医学会, 日本臨床工学技士会）: 循環器診療における検査・治療機器の使用, 保守管理に関するガイドライン. Circulation Journal Vol.73, Suppl.Ⅲ: 1323-1359, 2009.

3 ロータブレータシステム

氏家憲一

装置外観

図1　ロータブレータシステム

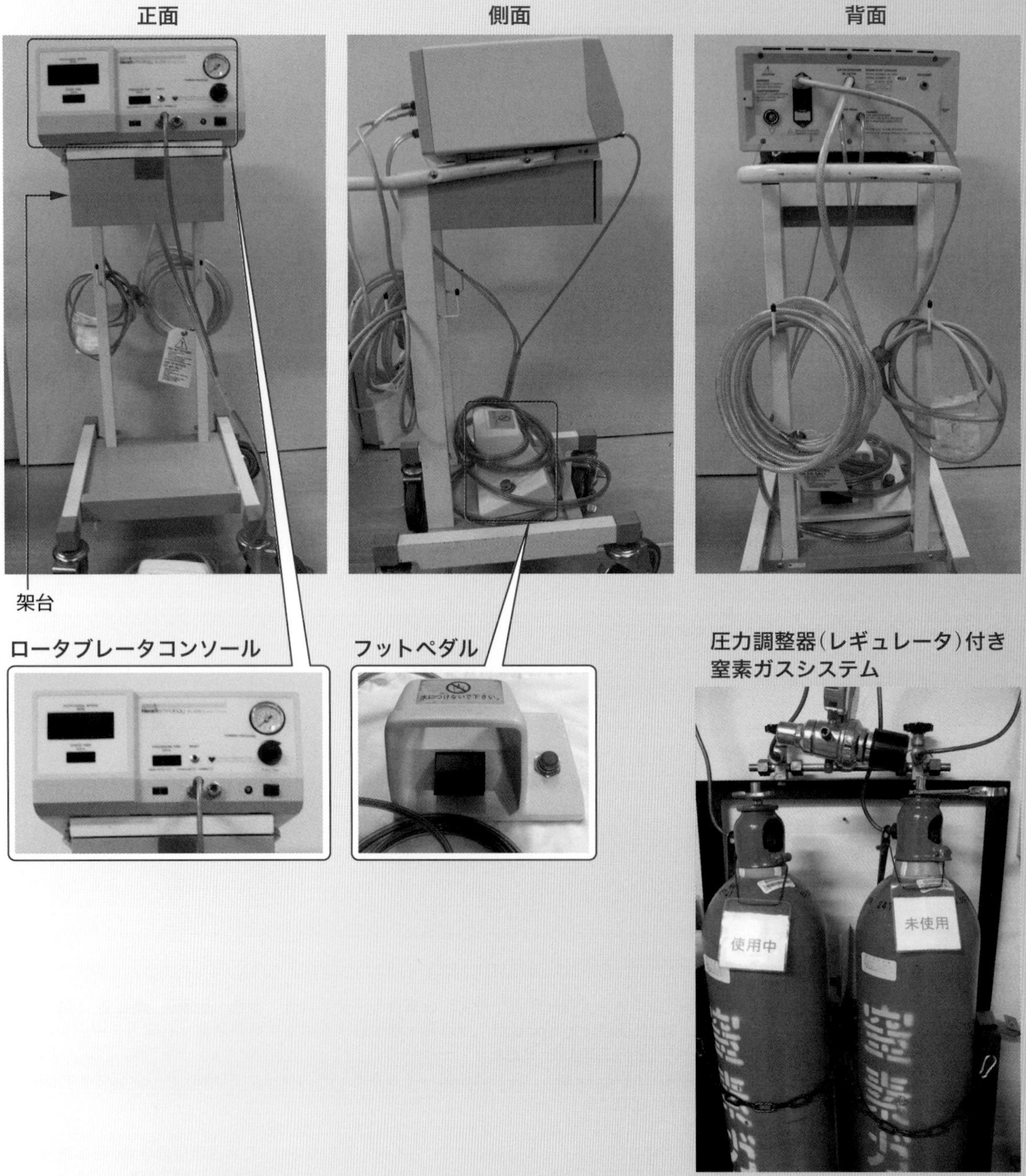
正面
側面
背面
架台
ロータブレータコンソール
フットペダル
圧力調整器（レギュレータ）付き
窒素ガスシステム
使用中
未使用

〔ボストン・サイエンティフィック ジャパン：ロータブレータコンソール〕

何をする装置？

- 冠動脈内に挿入し，固い狭窄病変を切除するために用いられる装置。

付属する機器

❶ロータブレータアドバンサ/カテーテル

- 冠動脈内に挿入し，動脈硬化組織を切除するために用いられるカテーテル。

❷圧力調整器（レギュレータ）付き窒素ガスシステム

- ロータブレータシステムに窒素ガスを供給する装置。

日常のお手入れ

始業点検

- 目視による損傷点検を行う。
- 窒素ガスを使用するので，ガスボンベの容量が十分にあることを確認する。
- 使用前には必ずロータブレータの回転操作を行い，表示される回転数を確認する。
- 電源を入れる前に，各種ケーブルの接続確認と本体の点検を行う。
- 電源スイッチを入れ，表示や動作時の状態を確認する。

終業点検

- 機器使用後に血液や造影剤などの付着や外観の変形の有無を確認すること。

MEMO

PCI（Percutaneous Coronary Intervention：経皮的冠動脈インターベンション）
カテーテルを用いた冠動脈疾患のさまざまな治療法を包括した名称。

POBA（Plain Old Baloon Angioplasty：経皮経管的冠動脈形成術）
バルーンカテーテルを冠動脈の狭窄部に挿入し，バルーンを膨らませて狭窄部分を押し拡げる治療法。

STENT：ステント
拡張した血管の内腔に金属製の網状のリングを挿入する治療法。

Rotablator（PTCRA：Purcutaneous Transluminal Coronary Rotational Atherectomy）（ロータブレータ）
微少のダイアモンド粒子でコーティングされた先端チップ（Burr）とそのBurrを回転させる駆動シャフトから構成され，Burrを15～19万回転/分で高速回転することにより動脈硬化組織を削る治療法。
高速回転はモータでは不可能なので，窒素ガスを動力としたガスタービンで駆動する。
ロータブレータによる削りカスは非常に細かく，赤血球よりも小さく砕くので血管が閉塞することはない。

定期点検

表1　点検項目

項目	内容
外観	各部の汚れ スイッチ・ツマミ類の割れやガタつきの有無 本体・架台の割れやガタつきの有無
入力部 出力部	各種ケーブル類の断線・破損の有無 コネクタの接触状態・破損の有無
電源部	電源コード破損の有無 アース線状態確認 ヒューズ容量確認 電源電圧の確認 ファン正常動作の確認
安全	漏れ電流確認 注意および取り扱いラベルの汚れやはがれの有無
その他	オプション機器接続・使用状況の確認

※年1回，メーカーによる定期点検を施行すること。

清掃・消毒方法

- 装置の使用後は，必ず清掃，消毒を行う。
- 柔らかい布で汚れている部分を乾拭きする。
- 汚れがひどい場合は，

  ①水
  ②水で薄めた中性洗剤
  ③消毒用アルコール

  を含ませ，堅くしぼった柔らかい布で清拭する。
- 付着した血液およびその他の有機物が付着した場合は，

  ①クロルヘキシジン製剤*1
  ②塩化ベンゼトニウム製剤*2
  ③グルタラール製剤*3

  などの消毒薬を含ませ，堅くしぼった柔らかい布で清拭する。

用語アラカルト

＊1　クロルヘキシジン製剤
＊2　塩化ベンゼトニウム製剤
＊3　グルタラール製剤
155ページ参照

装置本体

- 水またはぬるま湯で湿らせた柔らかい布などで，かるく拭いたのち，乾拭きする。
- 柔らかい布で汚れている部分を乾拭きする。

注 意

・清掃および消毒を行う場合は，感電や誤動作を防止するため，電源を切り，かつ電源プラグをコンセントから抜いて行うこと。
・シンナー・ベンジンなどの有機溶媒は，プラスチック部分が溶けたり，ひび割れの原因となるため使用しないこと。
・装置表面が劣化し，ひび割れ，変色の原因となるので，紫外線殺菌は行わないこと。
・消毒効果は薬品の種類，濃度などにより影響するのでメーカー推奨方法を確認し，正しい濃度で使用すること。

参考文献

1）ベイム, グロスマン 著, 芹沢　剛 訳: 心臓カテーテル検査・造影・治療法, 南江堂, 1994.
2）加藤　修, 鈴木孝彦, 玉井秀男: 冠動脈インターベンション―Complex Catheter Therapeutics, 南江堂, 2006.
3）三角和雄: ロータブレーター・イラストレイテッド―その戦略，テクニック及びトラブルシューティング, ライフサイエンス出版, 1999.
4）木島幹博, 添田信之: カテーテルスタッフのための PCI必須知識－これだけおさえれば大丈夫, メジカルビュー社, 2007.
5）添田信之: カテーテルスタッフのためのカテ室の機器 使い方完全マニュアル, メジカルビュー社, 2012.
6）日本生体医工学学会: MEの基礎知識と安全管理, 南江堂, 2008.
7）合同研究班参加学会（日本循環器学会, 日本医学放射線学会, 日本医療機器学会, 日本医療情報学会, 日本磁気共鳴医学会, 日本集中治療医学会, 日本心エコー図学会, 日本心血管インターベンション学会, 日本心臓血管外科学会, 日本心臓病学会, 日本生体医工学会, 日本体外循環技術医学会, 日本臨床工学技士会: 循環器診療における検査・治療機器の使用. 保守管理に関するガイドライン. Circulation Journal Vol.73, Suppl.Ⅲ: 1323-1359, 2009.

4 血管内超音波検査装置(IVUS)

氏家憲一

装置外観

図1 血管内超音波検査装置

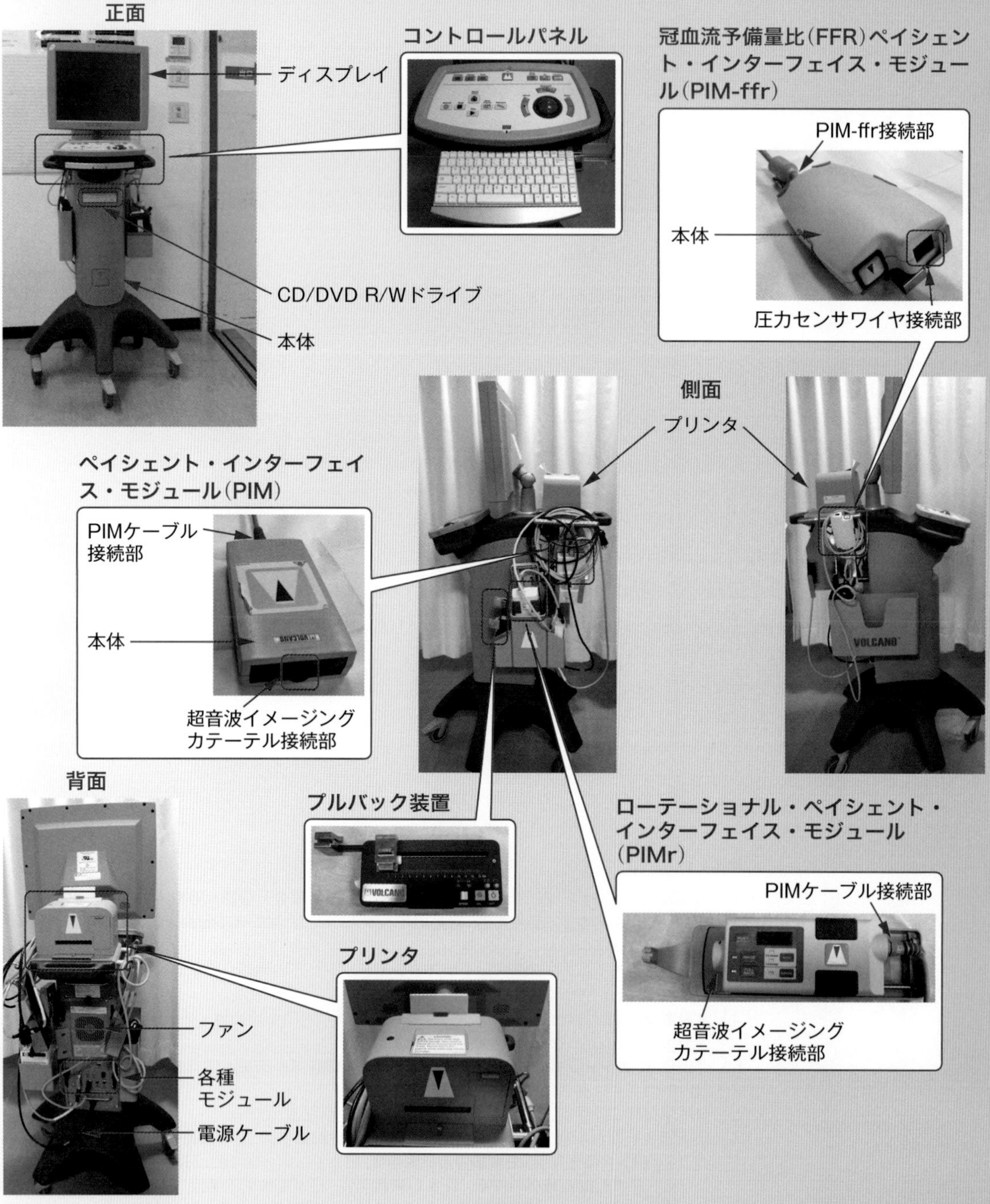

正面
ディスプレイ
コントロールパネル
CD/DVD R/Wドライブ
本体
冠血流予備量比(FFR)ペイシェント・インターフェイス・モジュール(PIM-ffr)
PIM-ffr接続部
本体
圧力センサワイヤ接続部
側面
プリンタ
ペイシェント・インターフェイス・モジュール(PIM)
PIMケーブル接続部
本体
VOLCANO
超音波イメージングカテーテル接続部
背面
プルバック装置
VOLCANO
ファン
各種モジュール
電源ケーブル
プリンタ
ローテーショナル・ペイシェント・インターフェイス・モジュール(PIMr)
PIMケーブル接続部
超音波イメージングカテーテル接続部

〔ボルケーノ・ジャパン:ボルケーノs5 イメージング システム〕

MEMO

血管内超音波：IVUS(intravascular ultrasound)
・血管内部の360度の断層画像を得ることができ，ここから得られる情報は病態の評価・診断や治療方法の決定に役立つ。
・また，通常の血管造影画像では得られにくい血管自体，性状や血管内血栓などの評価も可能にする。

用語アラカルト

＊1　電子スキャン方式
64素子のフェーズドアレイ型超音波探触子が超音波イメージングカテーテル先端に全周性に配置され，これらが電気的に順番に発火することによって断層画像を表示する方式。

＊2　機械スキャン方式
超音波イメージングカテーテル先端に単一の探触子が装着され，超音波イメージングカテーテル自体が回転することにより断層画像を表示する方式。

＊3　冠血流予備量比(FFR：fractional flow reserve)
冠動脈の生理的な冠動脈狭窄度の指標である。安静時の冠循環は，抵抗血管の収縮で冠血流が一定に保たれるため，また冠動脈狭窄部での圧較差は過小評価されるため，薬剤投与により最大充血を起こした状態で計測する。

何をする装置？

・超音波を用いて血管内の詳細情報を得る装置。

付属する機器

❶プルバック装置
・自動的に一定の速度で超音波イメージングカテーテルを移動させる装置。

❷プリンタ

❸ペイシェント・インターフェイス・モジュール(PIM)
・超音波イメージングカテーテル(**電子スキャン方式**＊1)を接続する装置。

❹ローテーショナル・ペイシェント・インターフェイス・モジュール(PIMr)
・超音波イメージングカテーテル(**機械スキャン方式**＊2)を接続する装置。

❺冠血流予備量比(FFR)＊3ペイシェント・インターフェイス・モジュール(PIM-ffr)
・圧力センサワイヤを接続する装置。

❻超音波イメージングカテーテル

❼冠動脈内圧測定用ワイヤおよび冠動脈血流速度測定用ワイヤ

日常のお手入れ

始業点検
・目視による損傷点検を行う。
・電源を入れる前に，各種ケーブルの接続確認と本体，ディスプレイ，キーボードの点検を行う。
・電源スイッチを入れ，表示や動作時の状態を確認する。
・起動後に日時が正しく設定されていることを確認する。
・本体ハードディスクのバックアップを確認する。

終業点検
・機器使用後に血液や造影剤などの付着や外観の変形の有無を確認すること。

定期点検

表1　点検項目

項目	内容
外観	各部の汚れ スイッチ・ツマミ類の割れやガタつきの有無 本体・架台の割れやガタつきの有無
入力部 出力部	各種ケーブル類の断線・破損の有無 コネクタの接触状態・破損の有無
電源部	電源コード破損の有無 アース線状態確認 ヒューズ容量確認 電源電圧の確認 ファン正常動作の確認
安全	漏れ電流確認 注意および取り扱いラベルの汚れやはがれの有無
その他	オプション機器接続・使用状況の確認

※年1回，メーカーによる定期点検を施行すること。

清掃・消毒方法

- 装置の使用後は，清掃，消毒を必ず行う。

❶装置本体

- 柔らかい布で汚れている部分を乾拭きする。
- 汚れがひどい場合は，

  ①水
  ②水で薄めた中性洗剤
  ③消毒用アルコール

  を含ませ，堅くしぼった柔らかい布で清拭する。
- 付着した血液およびその他の有機物が付着した場合は，

  ①クロルヘキシジン製剤*4
  ②塩化ベンゼトニウム製剤*5
  ③グルタラール製剤*6

  などの消毒薬を含ませ，堅くしぼった柔らかい布で清拭する。
- 水またはぬるま湯で湿らせた柔らかい布などで，かるく拭いたのち，乾拭きする。
- 柔らかい布で汚れている部分を乾拭きする。
- キーボードは，キーボードの隙間またはキーボード周囲の隙間から，水などが内部に入り故障の原因となるので，乾拭きのみ行う。

用語アラカルト

*4　クロルヘキシジン製剤
*5　塩化ベンゼトニウム製剤
*6　グルタラール製剤
155ページ参照

❷モニタ（ディスプレイ）

- 水またはぬるま湯で湿らせた柔らかい布などで，かるく拭いたのち，乾拭きする。
- 柔らかい布で汚れている部分を乾拭きする。
- 汚れがひどい場合は，

①水
②水で薄めた中性洗剤
③消毒用アルコール

を含ませ，堅くしぼった柔らかい布で清拭する。

❸マウス

- マウス内部のローラにゴミやホコリが付着するとマウスの動きが悪くなるため，マウス底面を開けてボールを取り出し，内部ローラに付着しているゴミやホコリはクリーナを綿棒につけて清掃する。

❹画像記録装置

- 毎月ヘッドクリーニングを行う。

注　意

- 清掃，および消毒を行う場合は，感電や誤動作を防止するため，電源を切り，かつ電源プラグをコンセントから抜いて行うこと。
- シンナー・ベンジンなどの有機溶媒は，プラスチック部分が溶けたり，ひび割れの原因となるため，使用しないこと。
- 装置表面が劣化し，ひび割れ，変色の原因となるので紫外線殺菌は行わないこと。
- 故障の原因となるので，本体開口部，キーボード，モニタハウジングおよびペイシェント・インターフェイス・モジュール（PIM）に液体が浸入しないようにすること。
- 消毒効果は薬品の種類，濃度などにより影響するのでメーカー推奨方法を確認し，正しい濃度で使用すること。

参考文献

1）ベイム，グロスマン著，芹沢　剛 訳: 心臓カテーテル検査・造影・治療法，南江堂，1994.
2）加藤　修，鈴木孝彦，玉井秀男: 冠動脈インターベンション—Complex Catheter Therapeutics，南江堂，2006.
3）本江純子，斎藤　穎: IVUSマニュアル（Hands-on Book），中山書店，2006.
4）大倉宏之: チャートでわかる実践IVUS，OCT & FFR，南江堂，2009.
5）木島幹博，添田信之: カテーテルスタッフのためのPCI必須知識－これだけおさえれば大丈夫，メジカルビュー社，2007.
6）添田信之: カテーテルスタッフのためのカテ室の機器 使い方完全マニュアル，メジカルビュー社，2012.
7）日本生体医工学学会: MEの基礎知識と安全管理，南江堂，2008.
8）合同研究班参加学会（日本循環器学会，日本医学放射線学会，日本医療機器学会，日本医療情報学会，日本磁気共鳴医学会，日本集中治療医学会，日本心エコー図学会，日本心血管インターベンション学会，日本心臓血管外科学会，日本心臓病学会，日本生体医工学会，日本体外循環技術医学会，日本臨床工学技士会）: 循環器診療における検査・治療機器の使用，保守管理に関するガイドライン. Circulation Journal Vol.73, Suppl.Ⅲ: 1323-1359, 2009.

5 光干渉断層撮影装置（OCT）

氏家憲一

装置外観

図1　光干渉断層撮影装置

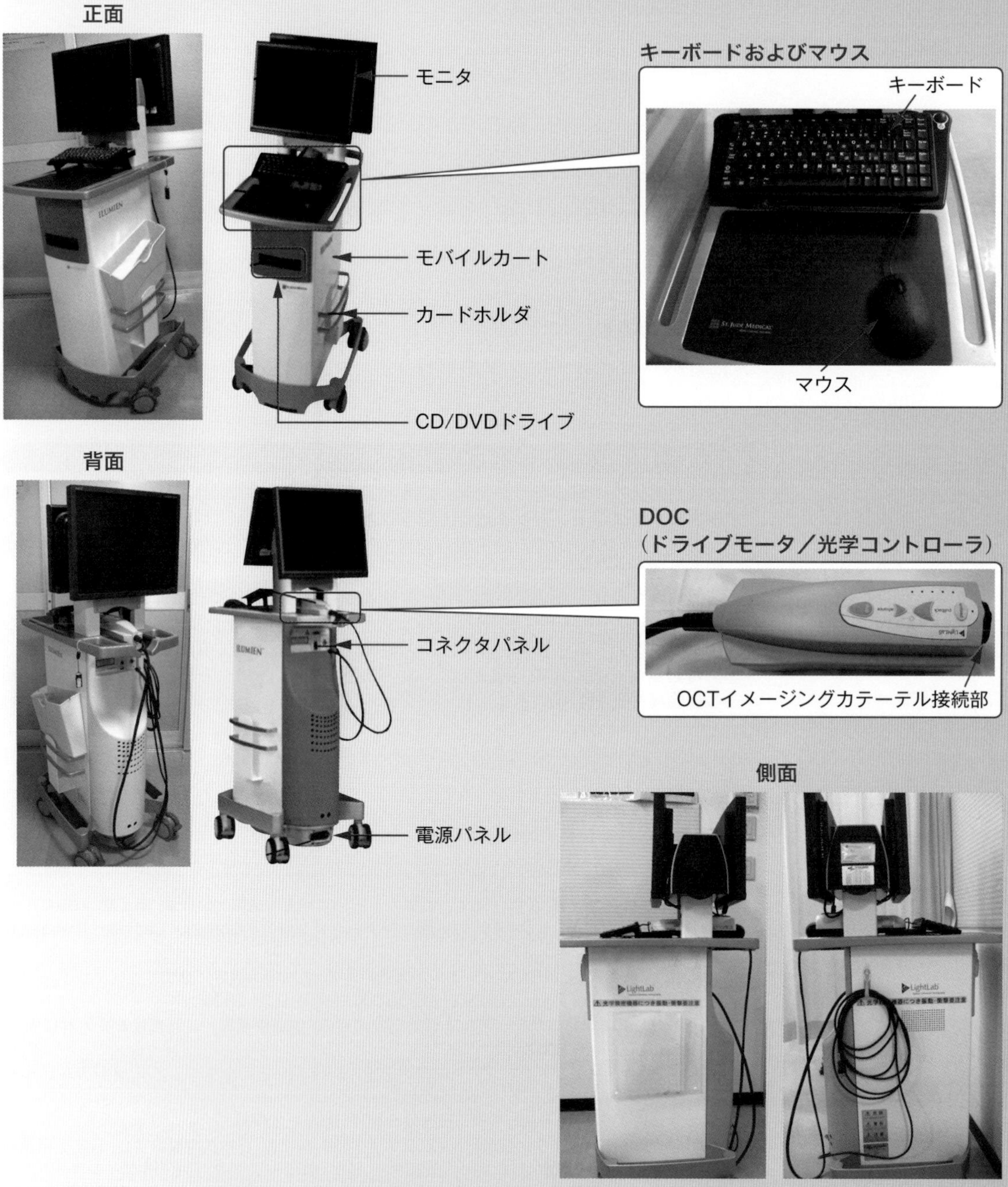
正面
モニタ
モバイルカート
カードホルダ
CD/DVDドライブ
キーボードおよびマウス
キーボード
マウス
背面
コネクタパネル
電源パネル
DOC
（ドライブモータ／光学コントローラ）
OCTイメージングカテーテル接続部
側面

〔セント・ジュード・メディカル：血管内OCTイメージングシステム〕

MEMO

光干渉断層撮影：OCT（Optical Coherence Tomography）
近赤外線（波長約1.3μm）を用いて，血管内腔および血管壁表層を画像化し，血管内超音波（IVUS）で観察が困難である血管内腔および血管壁表層の評価を可能にする。

用語アラカルト

＊1 近赤外線光
近赤外線は波長がおよそ0.7〜2.5μmの電磁波で，赤色の可視光線に近い波長をもつ。性質も可視光線に近い特性をもつ。

＊2 光干渉計
光源から出た光を2つ以上の光に分割し，別々の光路を通ったあと再び重ね合わせ，光路差により発生する干渉縞を捉え，これを解析して表面形状や透過波面形状を求めるもの。

何をする装置？

- **近赤外線光（波長約1.3μm）**＊1と**光干渉計**＊2を用いて，血管内の詳細情報を得る装置。

付属する機器

❶**冠動脈内圧計測装置〔冠血流予備量比（FFR）**：167ページ参照〕
❷**OCTイメージングカテーテル**
❸**OCTイメージワイヤ**
❹**冠動脈内圧測定用ワイヤおよび冠動脈血流速度測定用ワイヤ**

日常のお手入れ

始業点検

- 目視による損傷点検を行う。
- 電源を入れる前に，各種ケーブルの接続確認と本体，ディスプレイ，キーボードの点検を行う。
- 電源スイッチを入れ，表示や動作時の状態を確認する。
- 起動後に日時が正しく設定されていることを確認する。
- しばらく使用しなかった機器を再使用するときは，使用前に必ず機器が正常かつ安全に作動することを確認すること。
- 本体ハードディスクのバックアップを確認する。

終業点検

- 機器使用後に造影剤などの付着や外観の変形の有無を確認すること。

定期点検

表1 点検項目

項目	内容
外観	各部の汚れ スイッチ・ツマミ類の割れやガタつきの有無 本体・架台の割れやガタつきの有無
入力部 出力部	各種ケーブル類の断線・破損の有無 コネクタの接触状態・破損の有無
電源部	電源コード破損の有無 アース線状態確認 ヒューズ容量確認 電源電圧の確認 ファン正常動作の確認
安全	漏れ電流確認 注意および取り扱いラベルの汚れやはがれの有無
その他	オプション機器接続・使用状況の確認

※年1回，メーカーによる定期点検を施行すること。

清掃・消毒方法

- 装置の使用後は，装置，DOC（ドライブモータ/光学コントローラ）およびケーブルの清掃，消毒を必ず行う。

❶装置本体

- 柔らかい布で汚れている部分を乾拭きする。
- 汚れがひどい場合は，

①水
②水で薄めた中性洗剤
③消毒用アルコール

を含ませ，堅くしぼった柔らかい布で清拭する。

- 付着した血液およびその他の有機物が付着した場合は，

①クロルヘキシジン製剤*3
②塩化ベンゼトニウム製剤*4
③グルタラール製剤*5

などの消毒薬を含ませ，堅くしぼった柔らかい布で清拭する。

- 水またはぬるま湯で湿らせた柔らかい布などで，かるく拭いたのち，乾拭きする。
- 柔らかい布で汚れている部分を乾拭きする。
- キーボードは，キーボードの隙間またはキーボード周囲の隙間から，水などが内部に入り故障の原因となるので，乾拭きのみ行う。

用語アラカルト

＊3 クロルヘキシジン製剤
＊4 塩化ベンゼトニウム製剤
＊5 グルタラール製剤
155ページ参照

❷モニタ（ディスプレイ）

- 水またはぬるま湯で湿らせた柔らかい布などで，かるく拭いたのち，乾拭きする。
- 柔らかい布で汚れている部分を乾拭きす
- 汚れがひどい場合は，

①水
②水で薄めた中性洗剤
③消毒用アルコール

を含ませ，堅くしぼった柔らかい布で清拭する。

❸マウス

- マウス内部のローラにゴミやホコリが付着するとマウスの動きが悪くなるため，マウス底面を開けてボールを取り出し，内部ローラに付着しているゴミやホコリはクリーナを綿棒につけて清掃する。

❹画像記録装置

- 毎月ヘッドクリーニングを行う。

注 意

・清掃，および消毒を行う場合は，感電や誤動作を防止するため，電源を切り，かつ電源プラグをコンセントから抜いて行うこと。
・シンナー・ベンジンなどの有機溶媒は，プラスチック部分が溶けたり，ひび割れの原因となるため使用しないこと。
・装置表面が劣化し，ひび割れ，変色の原因となるので紫外線殺菌は行わないこと。
・消毒効果は薬品の種類，濃度などにより影響するのでメーカー推奨方法を確認し，正しい濃度で使用すること。

参考文献

1）ベイム, グロスマン 著, 芹沢　剛 訳: 心臓カテーテル検査・造影・治療法, 南江堂, 1994.
2）加藤　修, 鈴木孝彦, 玉井秀男: 冠動脈インターベンション―Complex Catheter Therapeutics, 南江堂, 2006.
3）鈴木孝彦, 赤松隆史: 光干渉断層法―新しい冠動脈イメージング, 南江堂, 2008.
4）大倉宏之: チャートでわかる実践IVUS, OCT & FFR, 南江堂, 2009.
5）木島幹博, 添田信之: カテーテルスタッフのためのPCI必須知識ーこれだけおさえれば大丈夫, メジカルビュー社, 2007.
6）添田信之: カテーテルスタッフのためのカテ室の機器 使い方完全マニュアル, メジカルビュー社, 2012.
7）日本生体医工学学会: MEの基礎知識と安全管理, 南江堂, 2008.
8）合同研究班参加学会（日本循環器学会, 日本医学放射線学会, 日本医療機器学会, 日本医療情報学会, 日本磁気共鳴医学会, 日本集中治療医学会, 日本心エコー図学会, 日本心血管インターベンション学会, 日本心臓血管外科学会, 日本心臓病学会, 日本生体医工学会, 日本体外循環技術医学会, 日本臨床工学技士会）: 循環器診療における検査・治療機器の使用. 保守管理に関するガイドライン. Circulation Journal Vol.73, Suppl.Ⅲ: 1323-1359, 2009.

1 電気メス

真下 泰

装置外観

図1 電気メス本体

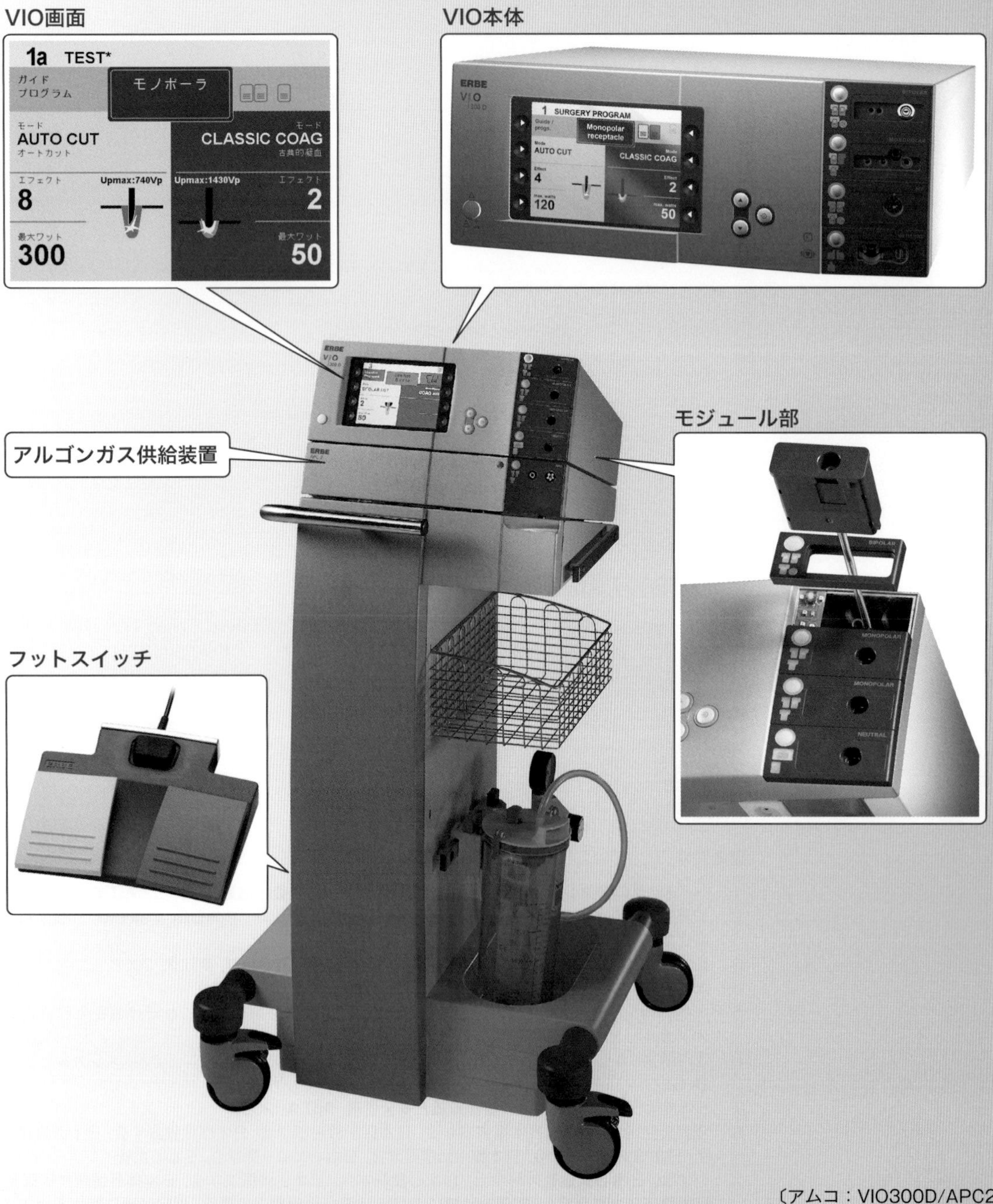
VIO画面
1a TEST*
ガイド
プログラム
モノポーラ
モード
AUTO CUT
オートカット
モード
CLASSIC COAG
古典的凝血
エフェクト
8
Upmax:740Vp
Upmax:1430Vp
エフェクト
2
最大ワット
300
最大ワット
50
VIO本体
ERBE
1 SURGERY PROGRAM
Monopolar receptacle
AUTO CUT
CLASSIC COAG
4
2
120
50
アルゴンガス供給装置
モジュール部
BIPOLAR
MONOPOLAR
MONOPOLAR
NEUTRAL
フットスイッチ

〔アムコ：VIO300D/APC2〕
（許可を得て掲載）

何をする装置？

使用目的

- 高周波電流により発生した熱を利用して，生体組織の切開や凝固を行う装置をいう。

基本構成

❶電気メス本体

- 高周波電流を発生させる**高周波発振器**である(図1)。
- 0.3〜5 MHzの周波数を使用している。
- 作用の違いにより，①**正弦波**，②**矩形波**，③**バースト波**などが発振される。

❷メス先電極と電極ホルダ

- 凝固や切開の各出力スイッチが付いたペンシル型のメス先ホルダ(図2)にさまざまな形状のメス先電極(図3)を接続して使用する。
- 整形外科，脳外科，耳鼻科などには「ピンセット型電極」，内視鏡手術では内視鏡専用の電極などが使用される。

> **MEMO**
> 高周波電流を生体組織に流すメス先電極には，さまざまな用途(術式や部位)に対応した形状や長さなどの種類がある。

図2　メス先ホルダ

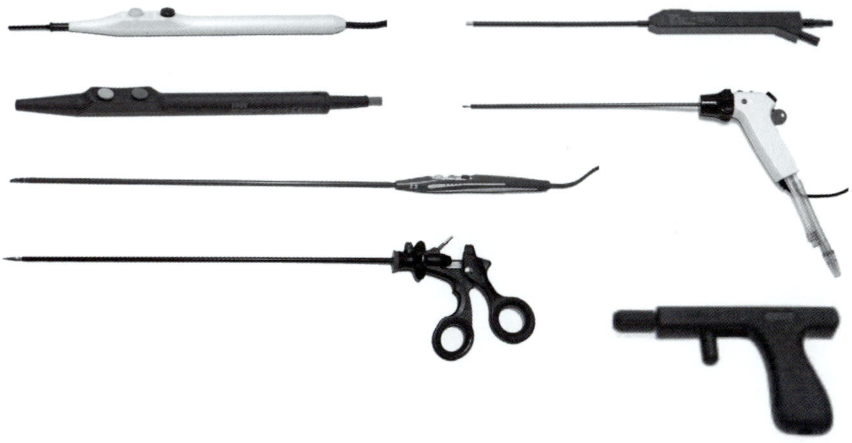

〔アムコ〕

> **MEMO**
> - 「リユーザブル」と「ディスポ」の2タイプがある。
> - リユーザブルは，数十回まで再利用が可能で，オートクレーブ滅菌ができる。

図3　メス先電極

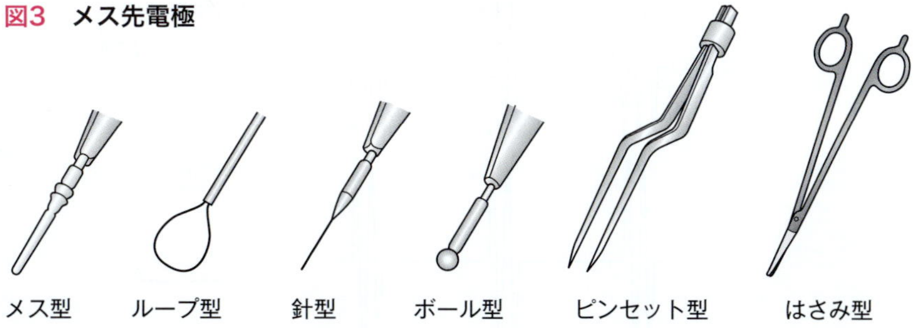
メス型
ループ型
針型
ボール型
ピンセット型
はさみ型

> **MEMO**
> ●**切開・切除用**
> - メス型(直，曲)
> - ループ型
> - 針型
> - はさみ型
>
> ●**凝固・止血用**
> - ボール型
> - ブレード型
> - ピンセット型

MEMO

●対極板の装着で注意すること。

①毛深いところ
②脂肪が過剰なところ
③身体の輪郭が不規則（凹凸）なところ
④骨の突出しているところ
⑤患者の身体の下

●対極板

- 電気メスの高周波電流はメス先電極を通じて人体に流れ，その電流を電気メスに回収するために「**対極板**」という電極を貼る。
- 「**ディスポ型**」と「**リユーザブル型**」が販売されている。

図4　電極板の貼り方

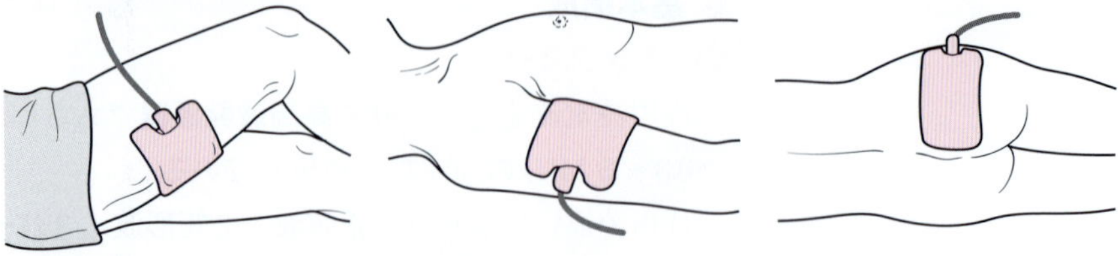

大腿後部
視認性が悪く，圧迫を受ける可能性がある。

上腕部
視認性がよく，また圧迫を受ける可能性も低いが，腕が細いと発熱する可能性がある。

臀部
仙骨部に近く，また圧迫を受ける可能性がある。

●基本原理

MEMO

切開機能
高周波電流を連続的に集中的に流すことにより，細胞液の温度は急激に上昇し，細胞は水蒸気爆発を起こす。電極を動かすとともに，水蒸気爆発が連続的に進み，組織が切れる。

凝固機能
切開出力よりも高い電圧で放電力を強化し，組織を熱的に変性させる。高周波電流は断続的に流す。

❶切開

- 連続波形（正弦波）を用いる。

❷凝固

- 放電を発生させる高いピーク電圧のパルス波を用いて，ジュール熱以外に放電による熱作用を利用している。

❸混合

- 切開波形を断続させることで，切開と凝固の両方の特性を持った混合モードも使用されている。

❹スプレー

- 火花が広範囲に飛ぶので，メス先の電極が組織に接触していなくても凝固ができるモード。

図5　出力波形

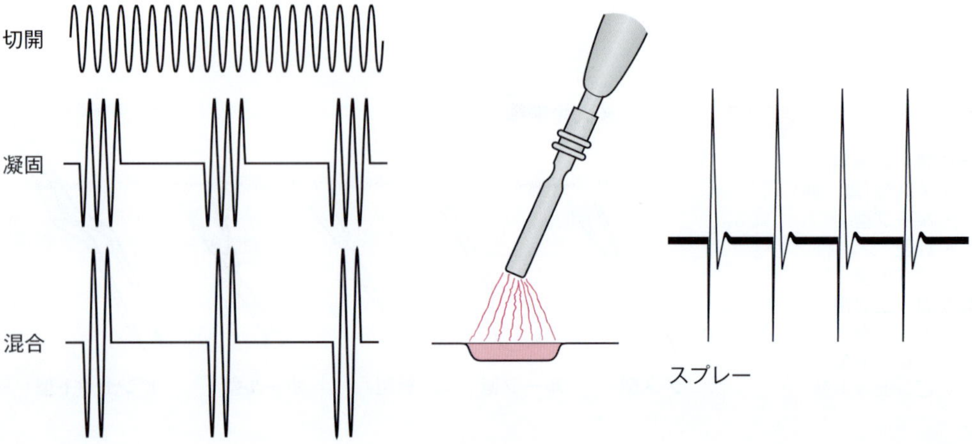
切開
凝固
混合
スプレー

付属する装置

❶アルゴンプラズマ凝固装置

- 非接触で広い面を浅く凝固できるスプレー凝固をアルゴンガスにて強化。

図6　アルゴンプラズマ

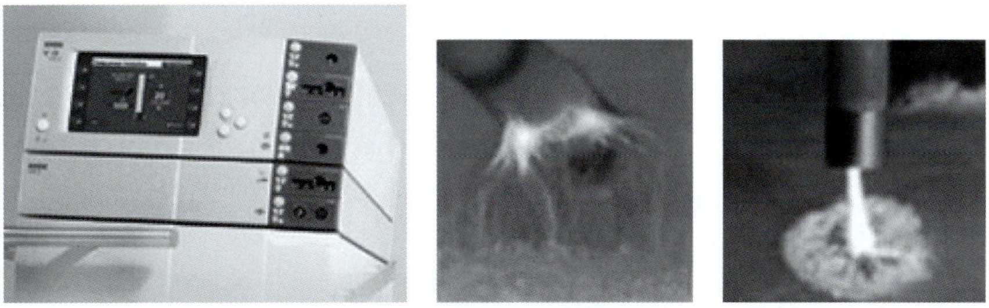

〔アムコ〕(許可を得て掲載)

MEMO

開腹手術に加え，浅層での凝固が可能なことから，軟性内視鏡下での止血を中心として内視鏡室・耳鼻科での処置に広く使用されている。

日常のお手入れ

- 装置の性能を長期にわたり維持し，安全に稼働させるためには正しい操作と日頃の手入れと点検が重要である。

本体の掃除と消毒方法

- 装置やカートの表面の汚れを落とす。
- 柔らかい布で，汚れている部分を清拭する。
- 汚れがひどい場合は，水で薄めた中性洗剤や希釈した消毒用アルコールにて拭き取る。
- 外装に血液などが付着した場合は，あらかじめ汚れを落としてから**グルタラール製剤**や**次亜塩素酸ナトリウム液**[*1]などにて消毒し，その後，乾いた柔らかい布にて清拭する。ただし，液晶パネル（図7）は，消毒剤を塗布することで材質の変性が起きることがあるので注意が必要。

MEMO

グルタラール製剤
ステリハイド，ステリスコープ，エタナール・イソプロパナール，サイデックス，ワシュライト　など

用語アラカルト

＊1　次亜塩素酸ナトリウム液
ミルトン，ピューラックス，ヤクラックス，キッチンハイター　など

図7　液晶パネルの消毒

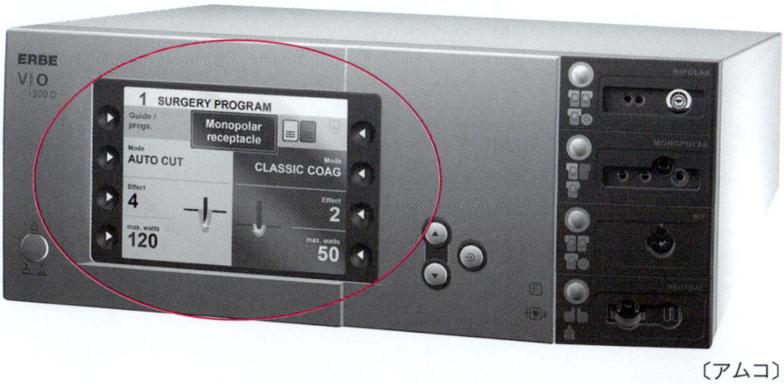
ERBE
VIO
1 SURGERY PROGRAM
Monopolar receptacle
AUTO CUT
CLASSIC COAG
4
120
2
50

〔アムコ〕
(許可を得て掲載)

注　意

- 消毒液は製造元の指定する濃度に希釈して使用する。
- 血液で汚染された表面はあらかじめ汚れを落としてから消毒する。
- 清拭後は，製造元の指定する消毒剤の作用時間に従って放置する。
- 薬剤により，材質を変性させるものもある。

ペンシル型メスホルダの洗浄・消毒

- 使用後は直ちに洗浄，消毒および滅菌すること。
- 器械洗浄・消毒が推奨されている。用手洗浄は，例え超音波洗浄を併用したとしても，効果が劣るため推奨されていない。
- 洗剤使用後は洗剤を十分に洗い流すこと。

前洗浄手順

- 前洗浄には水を使用し，必要な際には適当な洗剤を使用すること。
  ①流水を用いて製品をすすぐ。
  ②柔らかいブラシまたは布を用いて，表面に付着した汚れを落とす。

器械洗浄・消毒手順

- 国内の規制に従った**ウォッシャーディスインフェクタ**＊2を使用すること。
- プラスティック製および金属製の医療機器に適した洗剤と消毒剤を使用する。
- 洗剤と消毒剤は製造元の指示に従い使用する。

滅菌

- 滅菌前にひび割れ，ざらつき，剥がれ，変色などの表面の磨耗（まもう）や亀裂などの製品の損傷やケーブル，コネクタ部の絶縁被覆の破損，亀裂，破れ，剥がれ，削れ，磨耗（薄くなる）などを確認する。
- 必ず洗浄・消毒した製品を滅菌すること。
- 製品を138℃を超える温度に曝（さら）さないこと。
- 乾熱滅菌はしないこと

注 意

●スイッチ部に血液などが残りやすいので注意が必要。
・目視にて汚れがなくても残っている可能性があるので，十分な前洗浄を行うこと。
●断線する恐れがあるためシャフトやケーブルはおりまげないこと。
●アルコールを含んだ消毒剤を使用した場合は，完全に蒸発するまで電気手術器を使用しないこと。
●指定された薬剤での洗浄が望ましい。
●添付文書に書かれている内容を理解し使用すること。

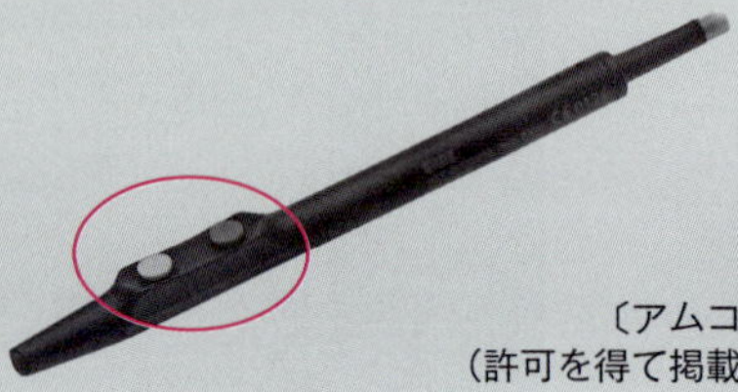

〔アムコ〕
（許可を得て掲載）

MEMO

●洗浄とは?
対象物からあらゆる異物（汚染・有機物など）を除去すること。

●消毒とは?
人畜に対して有害な微生物または目的とする微生物のみを殺滅すること。

●滅菌とは?
微生物生活環境すべての形態を破壊し，すべての微生物を殺滅・除去すること。

用語アラカルト

＊2 ウォッシャーディスインフェクタ
使用後器材を予洗・洗浄したのち超音波洗浄にて細部まで洗浄を行い，再度洗浄・93℃熱水消毒・防錆潤滑剤注入をして乾燥させるシステムを備えた機器である。

⚠ 警告

- 洗浄および消毒中の装置／専用カートと電源の接続医療従事者への電撃のリスク。
- 装置の電源をOFFにする。装置および専用カートの電源コードをコンセントから抜く。

使用前点検

- ハンドスイッチ，ケーブル，アクティブ電極のプラグやコネクタに破損や亀裂，劣化やその他の変形がないことを確認する。
- 各絶縁部に破損，亀裂，破れ，剥がれ，削れ，磨耗（薄くなる）などがないことを確認する。
- その他，使用上不具合を生じる損傷や変形，異常な凸凹，著しい変形，腐食などがないことを確認する。破損や消耗・劣化などが確認された場合には，新品と交換すること。
- アクティブ電極をハンドスイッチに差し込む。
- 電気手術器の電源がOFFであることを確認し，ハンドスイッチを電気手術器に接続する。確認後，電気手術器の電源をONにする。
- ハンドスイッチの黄色ボタンを押すと切開モードに，青色ボタンを押すと凝固モードに電気手術器が切り替わることを確認する。

⚠ 警告

- 可燃性の洗剤および消毒剤，患者および装置／カートに使用される接着剤中の可燃性溶剤患者および医療従事者への発火および爆発のリスク！ 機材の損害のリスク。

①難燃性の製品を利用。
②可燃性の製品の使用が避けられない場合は，次の手順に従う。
  a．装置の電源をONにする前に溶剤を完全に揮発る。
  b．患者の身体の下や，臍などの腹部の窪みや，腟などの体腔に可燃性の液体が貯留していないことを確認。
  c．装置の使用前にいかなる液体も除去する。

フットスイッチの掃除と消毒

❶保守・点検に係る事項

- 75℃以上の温度に曝（さら）さないこと。
- 適切な消毒剤を用いて清拭法か散布法にて消毒することが可能である。適合性や希釈濃度については消毒剤の製造元の指示に従うこと。
- 汚れがひどい場合は，化学的熱処理が伴う洗浄装置にかけることができる。ただし，75℃以下であること，また，洗浄装置内でしっかり固定することが必要である。ただし，これにより製品寿命が短くなる可能性がある。
- 滅菌しないこと。

❷洗浄・消毒

- 使用後は直ちに水ですすぎ，アルカリ洗剤で洗浄すること。
- 推奨に従い，必要に応じて消毒する。
- 消毒剤の製造元の指示に従うこと。
- 75℃以下の温度下で乾燥させる。

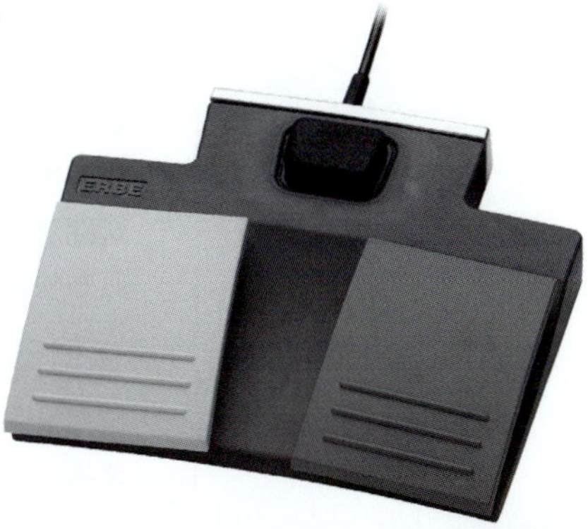
ERBE

〔アムコ〕
（許可を得て掲載）

注意事項

消毒剤使用時の注意

- **消毒効果に影響を与える因子**
  - ・対象物の形状(管腔など)
  - ・消毒剤の濃度，曝露(ばくろ)時間，温度，pHなど
- **化学的残留物質による副作用**
  - ・業務上の曝露には十分注意する。
- **消毒剤の特性と毒性の把握**
  - ・日常的に多くの消毒剤が使用されているが，すべての微生物に万能なものはない。
  - ・目的に応じた消毒剤を選択し，有効な方法で使用する。
  - ・化学的残留物質による副作用や業務上の曝露には十分注意し，できる限りの防護を行う。

ペンシル型メスホルダ ＆ メス電極の注意

- **使用する前に，絶縁部などに破損や亀裂，劣化などがないことを確認すること。**
- **絶縁部などに劣化や損傷の認められたアクセサリ類は速やかに交換し，使用しないこと。**
- **使用する前に，本品，アクティブ電極，電気手術器の接続が正確であることを確認すること。**
  (不完全な接続により，装置の動作不良や患者への神経・筋刺激が誘発される可能性があるため)
- **手術に携わる医師や医療スタッフは，電気手術器が部品の故障，アクティブ電極や対極板およびケーブルの不具合などにより正常に作動しない可能性があることを予め理解し，予備の電気手術器やアクセサリを準備しておくこと。**
- **本品，その他の併用機器および患者に異常がないことを常に監視し，異常が認められた際には患者に安全な状態で適切な処置を講じること。**

熱傷事故

- **対極板の貼り付けが不十分であったり，指輪などの貴金属類を身に着けた状態で，ベッドなどの金属に患者の身体が接触している場合に，電流が逃げ熱傷を起こす危険性がある人工呼吸器管理下の電気メスを使用した気管切開施行時に，酸素に引火し気道や咽頭部，顔などに大火傷を負う事故なども報告されている。**

周辺機器への雑音障害

- **電気メスの高周波が，微小な生体電位の計測器やデジタル機器に影響を与える。**

ペースメーカ障害

- **通電時に発生するパルス電圧を，自己脈としてペースメーカが誤認識して，ペーシングパルスの一時停止が起こることがある。**

MEMO

参考文献

1）海老根東雄 ほか: 臨床工学ハンドブック（下）, 121～132, ベクトル・コア, 2001.
2）池田卓也, 鳥居　克: ME機器保守管理マニュアル, 230～239, 南江堂, 1998.

2 レーザ手術装置

真下　泰

装置外観

図1　炭酸ガス（CO_2）レーザ

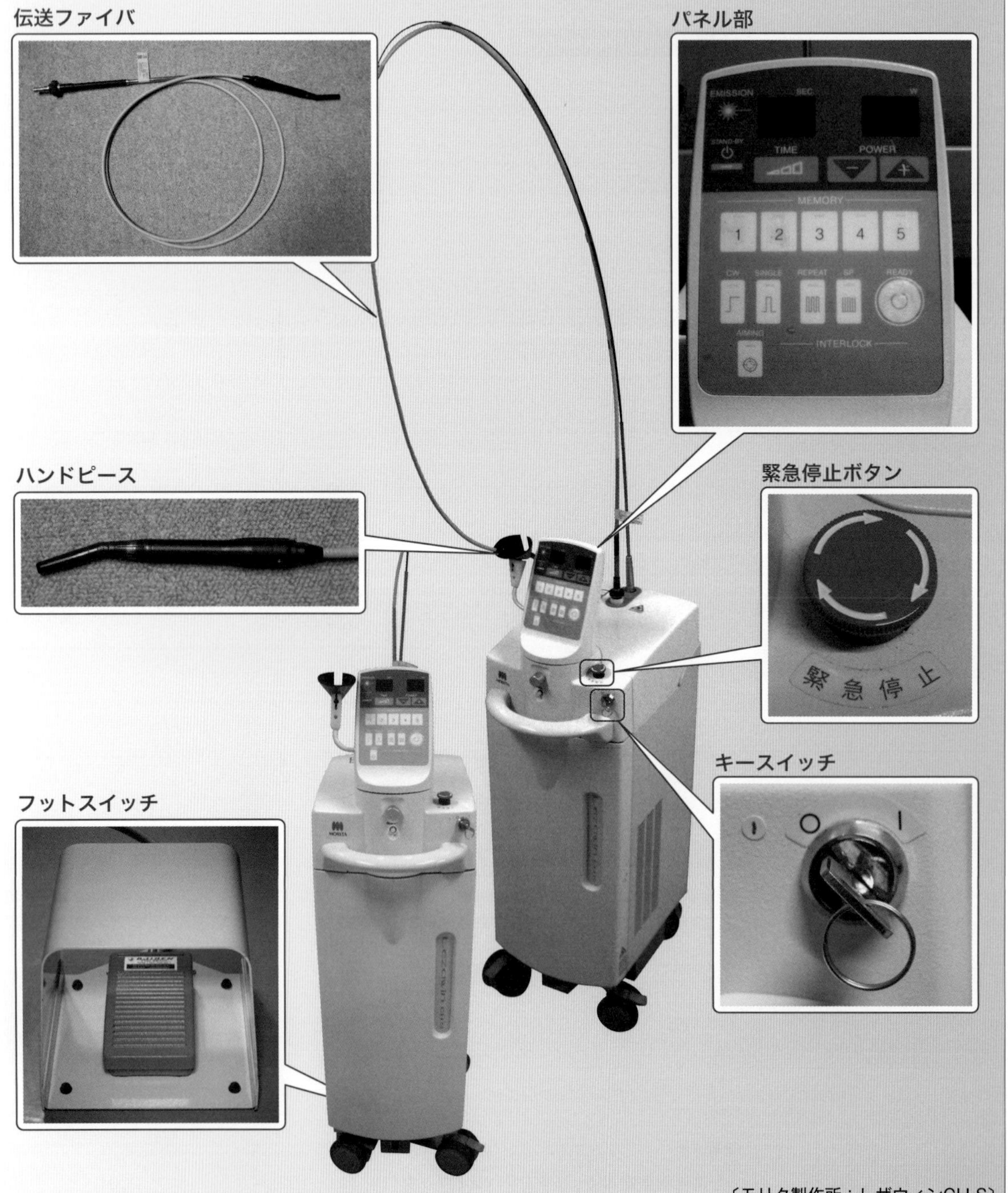
伝送ファイバ
パネル部
EMISSION
SEC
W
STAND-BY
TIME
POWER
MEMORY
1
2
3
4
5
CW
SINGLE
REPEAT
SP
READY
AIMING
INTERLOCK
ハンドピース
緊急停止ボタン
緊急停止
キースイッチ
フットスイッチ

〔モリタ製作所：レザウィンCH-S〕

何をする装置？

MEMO

蒸散，切開，止血などの作用は，光が吸収されて熱に変化することによって起こる。

定義

- 開頭手術や外科手術，眼科手術などさまざまな分野の手術施行時の**切開**や**止血**に用いる装置（図1）。

使用目的

- 生体組織の切開および止血，蒸散に用いる。
- また，止血作用が高いため，開頭手術や肝臓区域切除術などで**出血量の減少**が期待できる。

MEMO

レーザとは，「Light Amplification by Stimulated Emission of Radiation」の頭文字から名付けられた。

レーザの種類

- レーザ光の波長と組織の吸収度の関係は，レーザ光の種類により異なる（表1）。

表1　医用レーザメスの種類と特徴

種類	波長(nm)	連続出力(W)	特徴	適応
炭酸ガス(CO_2)	10,600	0.5～30	熱効果，深達度は最も浅い エネルギーは大きい	浅い組織の切開，蒸散，皮膚科，形成外科，耳鼻咽喉科，眼科
Nd-YAG	1,064	1～100	熱効果，深達度は，KTPと比べて深い エネルギーは大きい	光凝固 内視鏡（外科，内科），泌尿器科
KTP/YAG	532	0.05～20	熱効果，深達度はCO_2に比べてやや深い エネルギーは大きい	耳鼻咽喉科，脳外科，泌尿器科，産婦人科，外科，口腔外科など広い適応
アルゴン(Ar)	488～514	0.02～2	光化学効果，深達度は浅い	光凝固（眼科）
He-Ne	632.8	0.001～0.1	低出力光化学効果，透過照明	ホログラフィ，流速計，ガイド光用として使用される

装置の構成

MEMO

本体には，電源回路，制御回路，レーザ発振管，冷却系統などが組み込まれている。

❶本体

❷フットスイッチ

❸伝送装置

付属部品・消耗品

❶フレキシブル中空ファイバ(伝送ファイバ)(図2)

- 内部をレーザ光，ガイド光，チップエアが同時に通る。
- 独自コーティングによりロスの少ない安定した出力が得られる。

MEMO

伝送装置は，伝送ファイバ，ハンドピースで構成される。

図2　伝送ファイバ

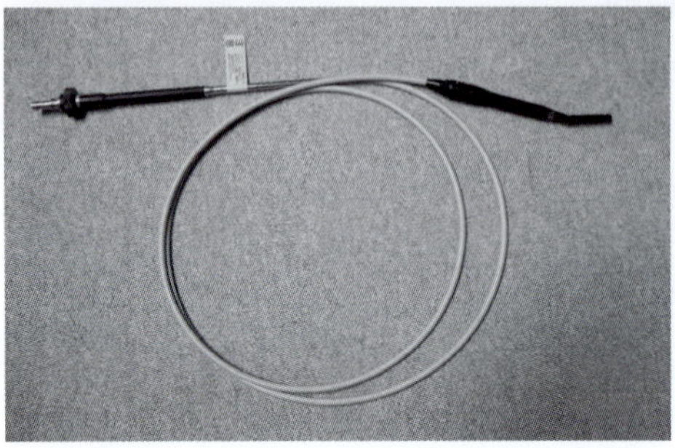

MEMO

照射チップには，
①ストレート型
②カーブ型
③拡散型
④反射45度型
⑤反射90度型
などがあり，用途により使い分ける。

❷細径照射チップ(図3)

- 細径照射チップは，術視野が確保でき，深部まで容易に到達できる。
- 照射チップは，オートクレーブ滅菌およびアルコール消毒可能。

図3　細径照射チップの種類

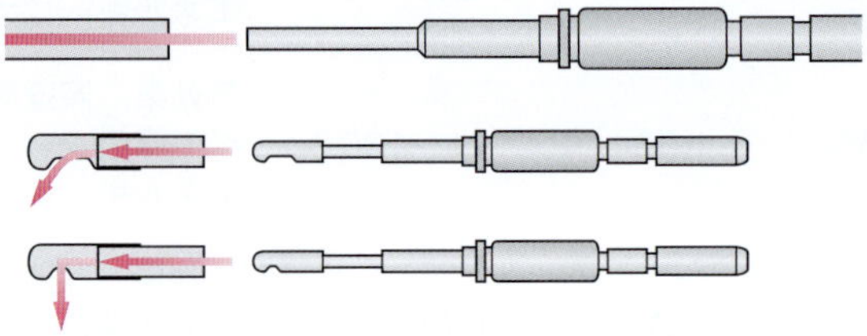
ストレート型
反射45度型
反射90度型

原理

- レーザ光が発振するためには，光の誘導放出を人工的に起こす必要がある。
- そのための要素としては，
  ①レーザ媒質(気体，液体，固体結晶，半導体)
  ②励起源(レーザ媒質に与えるエネルギー)
  ③共振器(誘導放出を起こさせるためのミラー)
  の3つが必要(図4)。

図4　レーザ発振管の構造

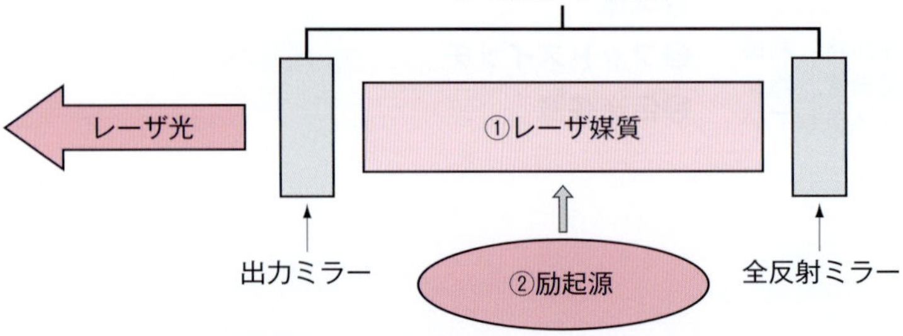
③増幅器（共振器）
レーザ光
①レーザ媒質
出力ミラー
②励起源
全反射ミラー

その他のレーザ治療装置

❶ホルミウム・ヤグレーザ装置(図5)

- 波長は，①ネオジウム・ヤグ10,600nmと②ホルミニウム・ヤグ2,100nmの2種類ある。
- 泌尿器科領域の結石破砕，腫瘍切除，尿管狭窄の治療など，幅広い用途に使用できる。

図5　バーサパルス セレクト 80：100

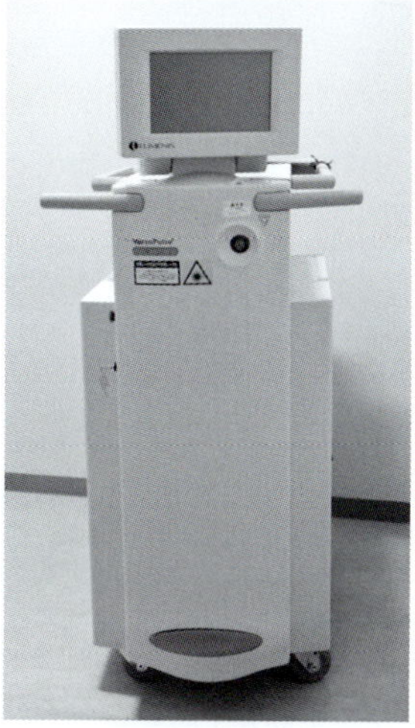

〔ボストンサイエンティフィック〕

❷エキシマレーザ血管形成装置(図6)

- 波長308nmのエキシマレーザ光をカテーテルから照射し，冠動脈の硬化組織を蒸散させ，PTCA*1困難病変の冠動脈形成術や植込み型ペースメーカなどのリード抜去の際に使用する。

用語アラカルト

＊1　PTCA
経皮的冠動脈形成術(percutaneous transluminal coronary angioplastyの略)
狭心症や心筋梗塞などで冠動脈が狭窄または閉塞したときに，心臓カテーテル検査にて冠動脈を広げる治療。

図6　エキシマレーザ装置

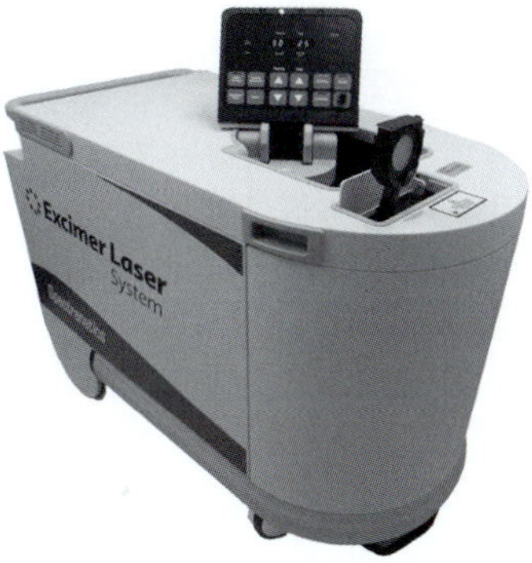
Excimer Laser
System

〔ディーブイエックス〕
(許可を得て掲載)

❸レーザ光凝固装置(図7)

- 眼科分野で用いられる。
- モジュール式レーザユニットにより，3色の波長を選択できる(グリーン532nm，イエロー577nm，レッド647nm)。
- 特に黄色レーザは，水晶体の濁りに対する透過率，酸化ヘモグロビンに対する吸収率が高い波長を使用する。

注意点

レーザ使用時の注意点

①レーザ光の危険
人体が直接光に触れると熱傷を引き起こすことがある。

②ガイド光による影響
ガイド光もレーザ光の一種のため，眼に当たらないよう注意する

③レーザ反射光による危険
金属製品は，レーザを反射するので，目的部位以外にはレーザビームを当てない。

④保護眼鏡の使用
装置使用時は，患者・施術者とも使用するレーザに適した保護眼鏡を着用する。

図7　MC-500

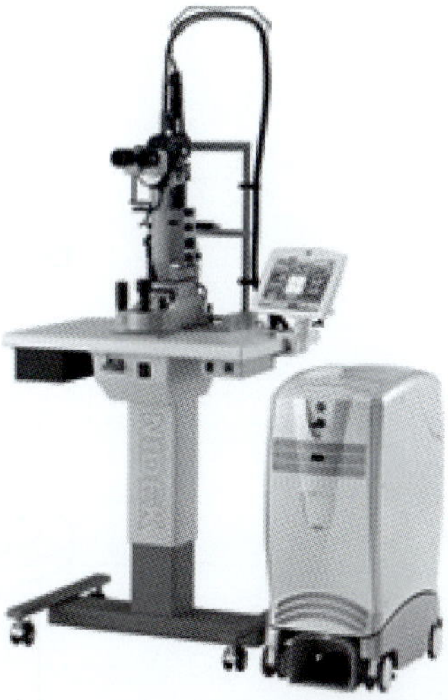

〔ニデック〕
(許可を得て掲載)

日常のお手入れ

- 使用後あるいは必要に応じて実施すること。

外観のクリーニング

- シンナーなどの有機溶剤，研磨剤入りの洗剤を使用しない。
- 装置本体の外観を拭く場合は，力を入れずに軽く拭く。
- 外観の汚れを拭く場合は，水で薄めた中性洗剤に柔らかい布を浸して固く絞り，汚れた部分を軽く拭く。次に柔らかい布を水に浸して固く絞り，中性洗剤で濡れた部分を軽く水拭きする。最後に乾いた柔らかい布で，水に濡れた部分を乾拭きする。

警告
照射チップは必ず患者さんごとに清拭・消毒とオートクレーブ滅菌，またはEOG滅菌を行う。

炭酸ガス(CO_2)レーザ用照射チップお手入れ

(モリタ製作所：レザウィンCHS)

- 照射チップに血液，煙などの汚れが付着した場合は，以下の方法で清拭・消毒とEOG滅菌を行う。

MEMO
照射チップは，種類によりオートクレーブ滅菌(135℃ 5分，滅菌後は自然乾燥)，またはEOG滅菌が可能。

照射チップの清拭・消毒

❶ハンドピースより照射チップを取り外し，表面は消毒用エタノールを含ませた柔らかい布で，軽く汚れを拭き取る。反射鏡の清拭には，付属のチップクリーナに消毒用エタノールを含ませ，軽く汚れを拭き取る(図8)。

図8　照射チップの反射面の清拭

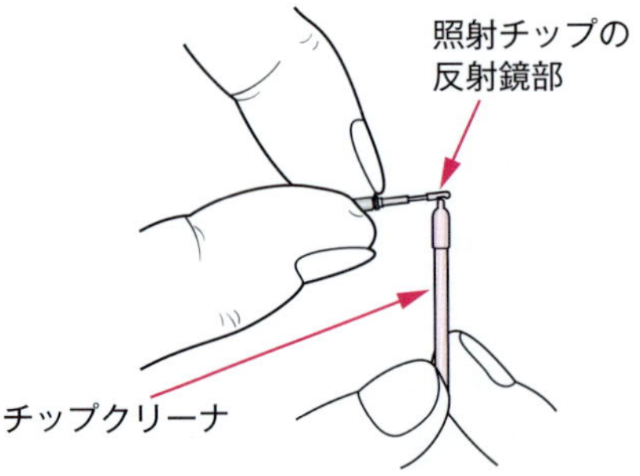
照射チップの
反射鏡部
チップクリーナ

❷希釈した消毒液に照射チップ先端を浸漬させる(図9)。

図9　消毒液に浸漬

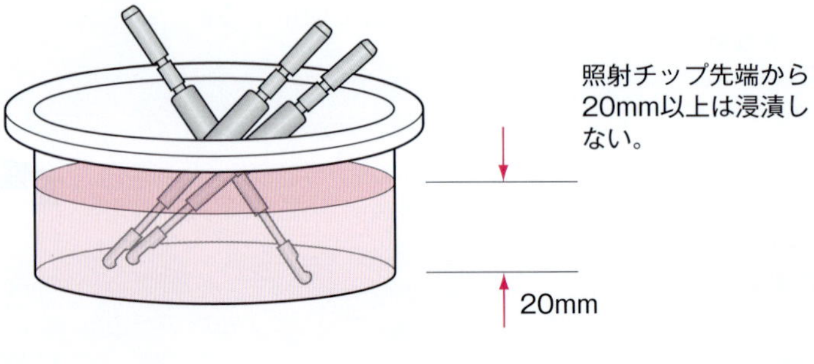
照射チップ先端から
20mm以上は浸漬しない。
20mm

注　意

・消毒液は必ず各消毒液の「医療器具の消毒」で定められた濃度に従う。
　使用可能な消毒液
　　①グルタラール
　　②グルコン酸クロルヘキシジン(ヒビテン)
　　③消毒用エタノール
　　※これら以外は使用しない。
・照射チップ先端から20mm以上は浸漬しない。
・照射チップのレーザ入射光側を消毒液に浸したり，濡らしたり絶対にしない。

MEMO

グルタラール消毒液，ステリハイド，デントハイド，サイデックスなど

❸そのまま放置する。
（70分以上は浸漬しない）

❹消毒液から取り出して，水洗いをする。消毒液に浸漬されていたところまで，水に浸漬させる(**図10**)。

図10　水に浸漬

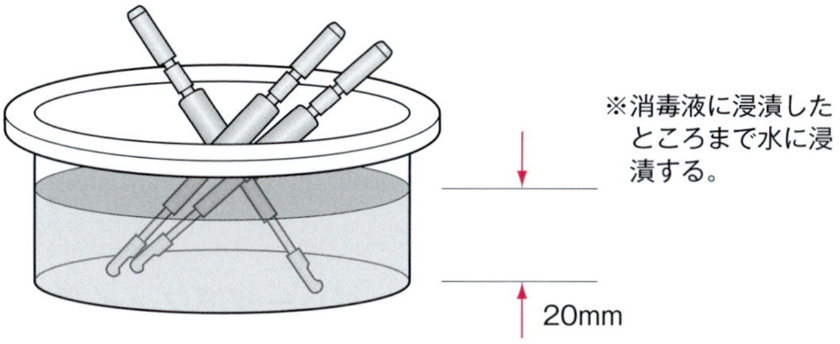

※消毒液に浸漬したところまで水に浸漬する。
20mm

注　意

・照射チップのレーザ入射光側を水に浸漬したり，濡らしたり絶対にしない。

❺水気を軽くきり，ハンドピース先端に照射チップを装着し，チップエアを5分以上出し，乾燥させる(**図11**)(チップエア量は最大になるようチップエア量調整つまみをいっぱいに開ける)。

図11　チップエアによる乾燥

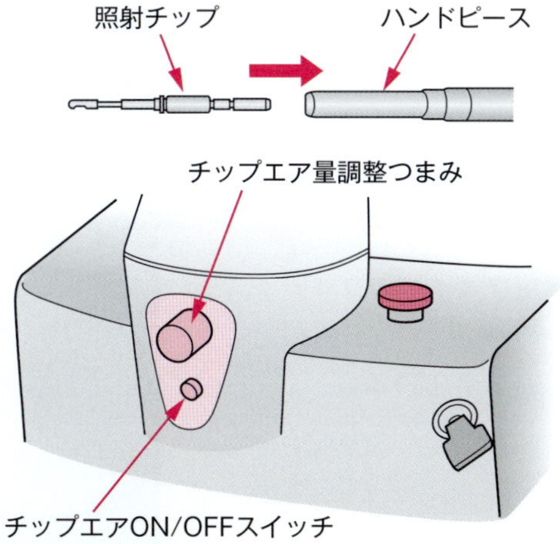

照射チップ
ハンドピース
チップエア量調整つまみ
チップエアON/OFFスイッチ

❻確認

・レーザを照射する前にガイド光がきれいに見えていることを確認する（図12）。

※ガイド光の照度が極端に暗い場合やガイド光が見えない場合には，照射チップ内の水分が十分に乾燥されていないことが考えられるので，十分乾燥させる。

MEMO

破損している可能性のある照射チップをそのまま使用継続すると，照射チップからの発熱によりけがをするおそれがあるので，絶対に使用しない。

●**ガイド光がきれいに見える場合**（レーザ照射OK）

図12　ガイド光の確認

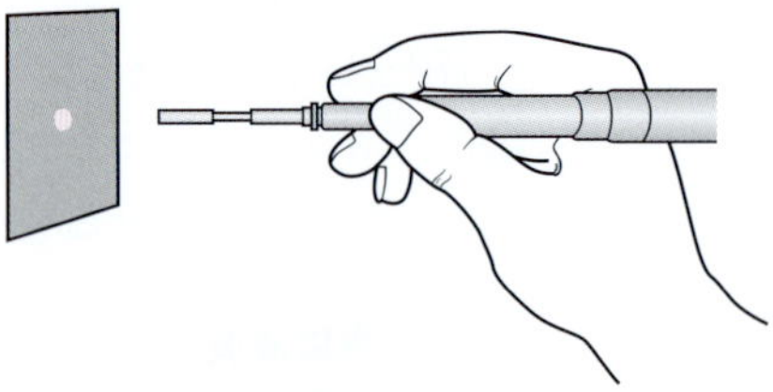

●**ガイド光が暗い，または見えない場合**

※照射チップの乾燥を十分に行った後でもガイド光の照度が回復しない場合には，照射チップが破損していることが考えられる。この場合には使用を直ちにやめて，新しい照射チップを使用する。

MEMO

ファイバスコープは，最大10回までの再使用が可能なものと単回使用のものがある。単回使用の物は，症例ごとに新しいファイバを使用することによりファイバの性能が衰えることなく，常にベストなパフォーマンスが可能になる。

●ホルミニウム・ヤグレーザ用ファイバスコープ摩耗時のお手入れ（図13）

・尿管結石などを砕いた場合，ファイバ先端部が摩耗してくるため，定期的にカットする必要がある。

図13　レーザ用ファイバ

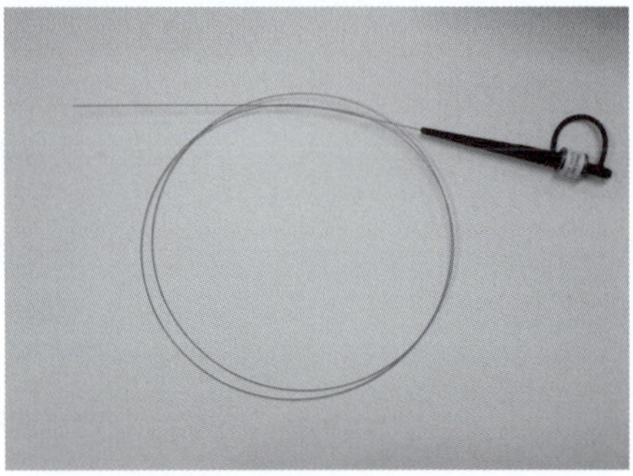

●カッティング方法

❶レーザ用ファイバのブルージャケットの被覆を1cm位のところまで剥がす（図14）。

図14　被覆の剥離

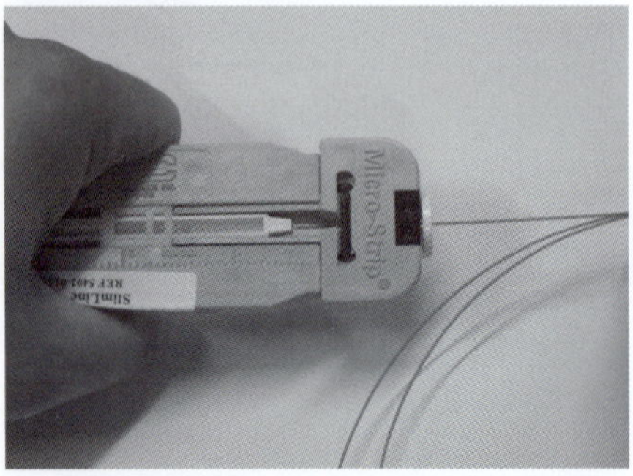
Micro-Strip

❷ファイバが途中で折れないように先端部を専用のナイフで丁寧にカットする（**図15**）。

図15　先端部のカット

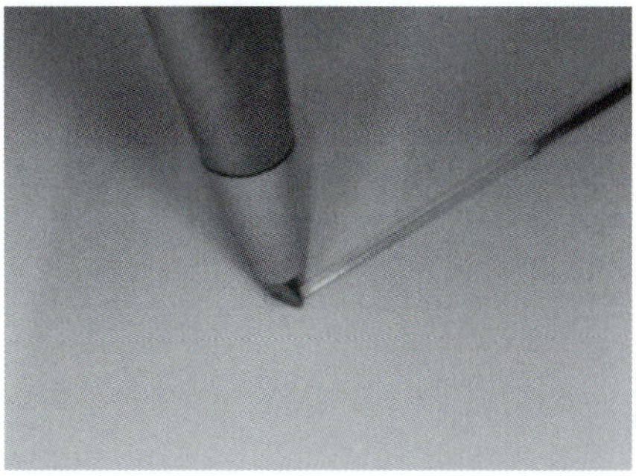

用語アラカルト

＊2　インスペクションスコープ
レーザファイバ内部の破損状態を確認するためのスコープ。

❸カットが終了したら，ファイバを**インスペクションスコープ**＊2に接続し点検を行う（**図16**）。

図16　インスペクションスコープによる点検

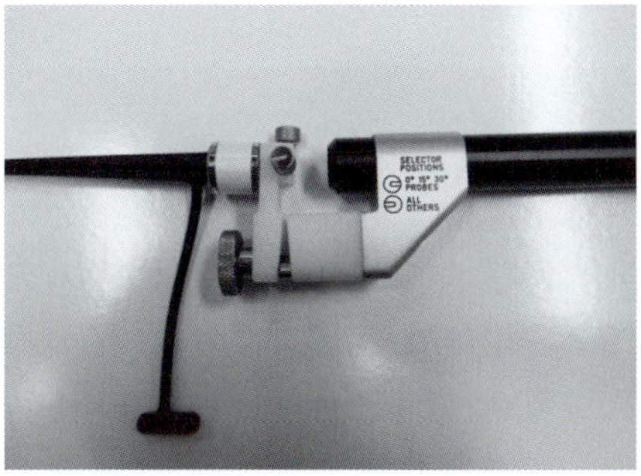

❹レーザファイバ先端部分を光に向けた際，明るければ正常である（**図17**）。しかし，黒っぽく写っている場合はファイバが不良なため交換が必要である（**図18**）。

図17　正常なファイバ

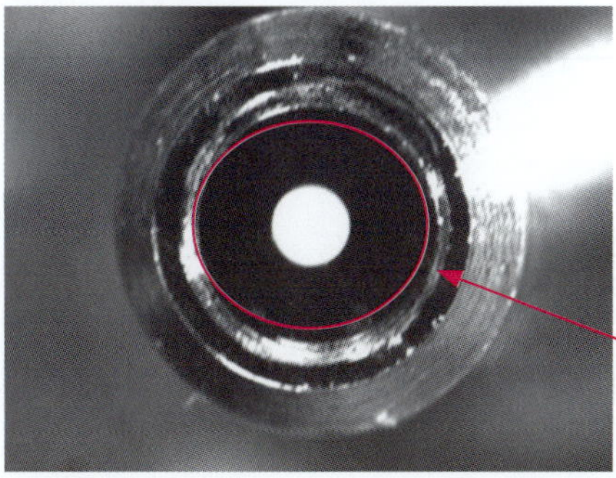

図18　使用不可能なファイバ

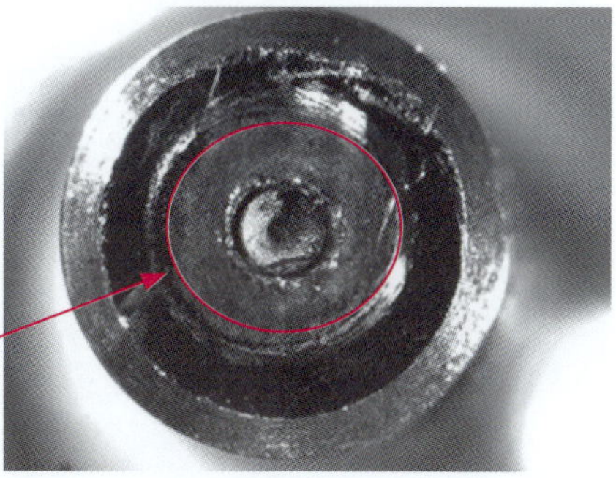
中心のこの部分を見る

●フットスイッチの消毒と掃除

【保守・点検に係る事項】

- 75℃以上の温度に曝(さら)さないこと。
- 適切な消毒剤を用いて清拭法か散布法にて消毒することが可能である。適合性や希釈濃度については消毒剤の製造元の指示に従うこと。
- 汚れがひどい場合は，化学的熱処理が伴う洗浄装置にかけることができる。75℃以下であること，また，洗浄装置内でしっかり固定することが必要である。ただし，これにより製品寿命が短くなる可能性がある。
- 滅菌しないこと。

●洗浄・消毒

①使用後は直ちに水ですすぎ，アルカリ性洗剤で洗浄すること。

②推奨に従い，必要に応じて消毒する。消毒剤の製造元の指示に従うこと。

③75℃以下の温度下で乾燥させる。

参考文献

1）中島章夫，鈴木廣美 ほか: MDIC標準テキスト臨床工学 第4版, p.112～115, 日本医療機器学会, 2012.

2）謝　宗安: ナースのためのME機器マニュアル, p.149～157, メディカ出版, 2001.

3）桜井靖久，菊地　眞: ME早わかりQ＆A　4　外科用手術装置・手術台・手術用無影灯, p.56～84, 南江堂, 1992.

MEMO

3 超音波手術装置

真下 泰

装置外観

図1 超音波手術装置

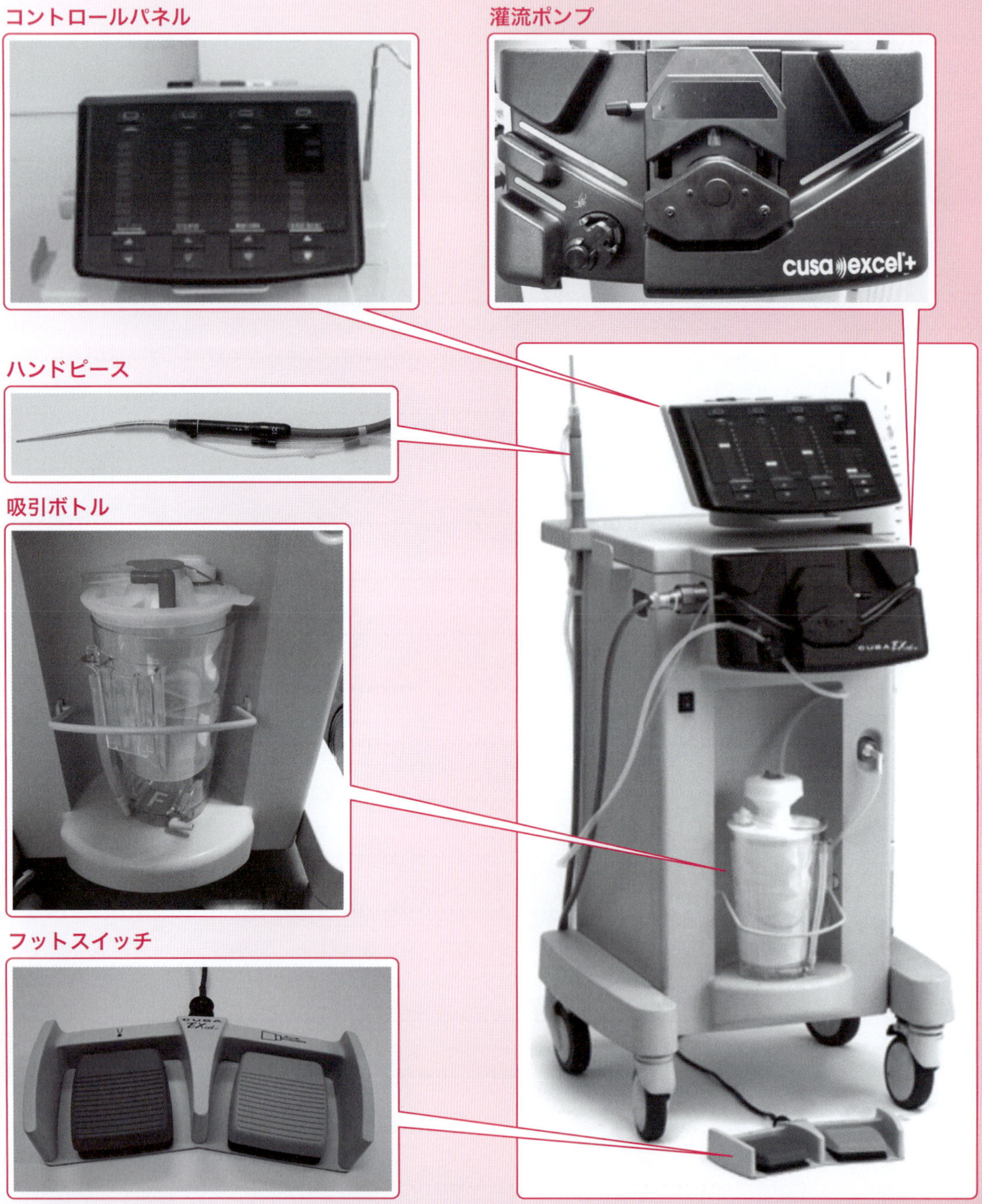
コントロールパネル
灌流ポンプ
cusa excel+
ハンドピース
吸引ボトル
フットスイッチ

〔アムコ：CUSAエクセルプラス〕(許可を得て掲載)

MEMO

装置が使用される診療科

一般外科や脳外科においては，腫瘍摘出術やリンパ節郭清，眼科の白内障手術，泌尿器科領域においては結石摘出術などで硬性鏡とともに使用される。

用語アラカルト

＊1　超音波振動子

超音波を発生させる素子

※CUSAに用いられる方式

①電気歪効果

ジルコン・チタン酸鉛（PZT）

②磁気歪効果

ニッケル，フェライト，鉄およびその合金など

MEMO

装置名称とその由来

超音波吸引手術装置は，現場では一般的に「CUSA（キューサ）」と呼ばれるが，Cavitron社製の「ultrasonic surgical aspirator（超音波外科吸引装置）」の略であり，本来は最初に販売した社名に由来する標名であるが，現在は超音波外科吸引装置の通称となっている。

何をする装置？

定義

- 超音波吸引手術装置は，**超音波振動を組織に加えて破砕し，破砕した組織を吸引により除去**する装置。

原理

- 本体内で発生させた高周波電力をハンドピース内の**超音波振動子**[*1]に加えて超音波機械振動（23～38kHz程度）を発生させ，この振動子に接続されている中空の先端チップによって増幅する。
- このとき先端チップは，縦方向に100～300 μmの振幅で振動し，この状態で生体組織が破壊される。

使用目的，効能または効果

- 手術において，組織の破砕，乳化，吸引に使用する。

各診療科において使用される装置

- 一般外科，脳外科，心臓血管外科などでは図1に示した装置を用い，ハンドピースを変更することで使用している。
- 眼科では，図2のような白内障専用装置が臨床使用されている。

図2　眼科：白内障専用装置

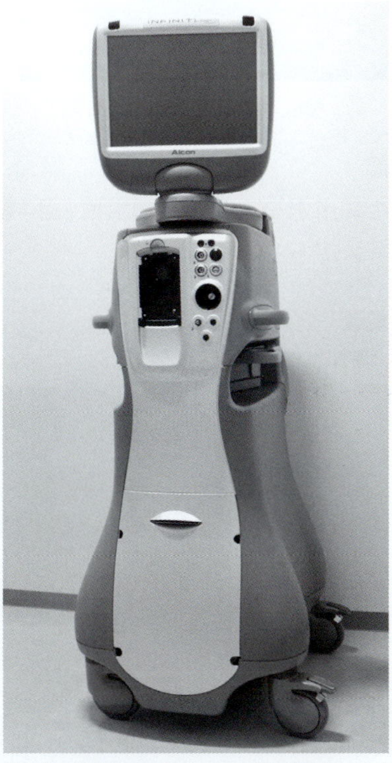

〔日本アルコン：インフィニティ®ビジョンシステム〕

● **基本構成**（**図1**参照）

- 装置は各診療用により専用構成となっているが，基本的な構成は同じであり，
  ❶装置本体（冷却水槽，灌流ポンプ，吸引システム）
  ❷ハンドピース
  ❸フットスイッチ
  で構成される。
  以下に詳細を示す。

MEMO

装置にはプローブの超音波出力をチェックする「テストスイッチ」や還流ラインをプライミングする「プライミングスイッチ」が付いている。

❶装置本体

● **コントロールパネル**

- 出力調整スイッチおよびインジケータ，灌流ポンプおよび流量調整スイッチ，吸引調整スイッチおよびインジケータなどがある。

図3　コントロールパネル

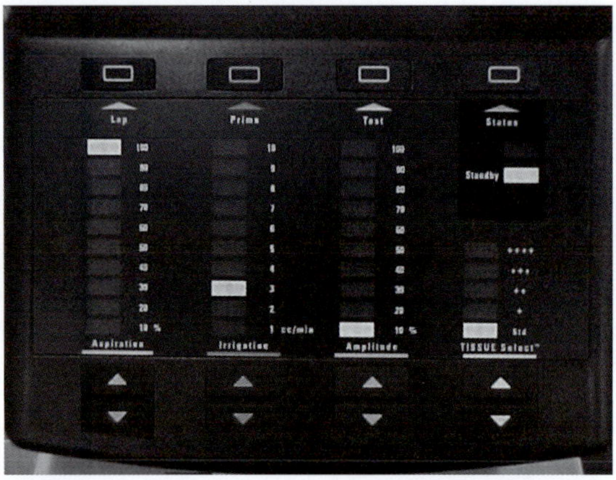

MEMO

冷却水槽の注意点
水槽には必ず蒸留水を入れる。

● **装置本体：下部**

- ハンドピース冷却用水を入れる冷却水槽（**図4**参照），吸引物を入れるボトルの収納スペースがある。

図4　冷却水槽の構造

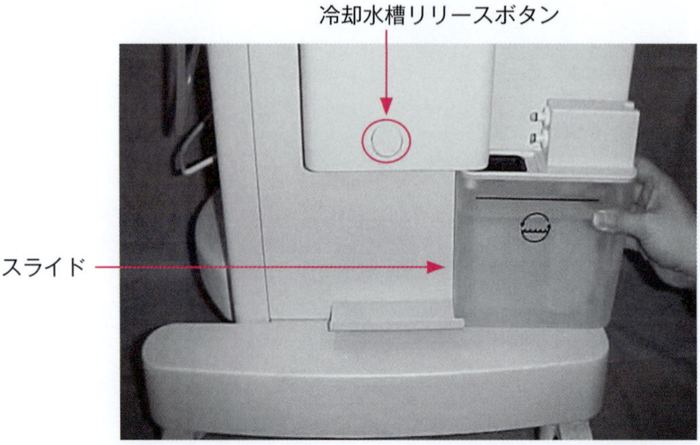
冷却水槽リリースボタン
スライド

MEMO

振動子の位置
振動子はプローブ内部に組み込まれており，それが先端チップにつながっている。

MEMO

各部の詳細
- 振動子および先端チップ：高周波電流変化を超音波振動に変換するもの。
- 洗浄水ライン：術野を滅菌生理食塩水で洗浄し，同時に先端チップと組織の摩擦による熱を冷却する役割。
- 吸引ライン：破砕された組織を洗浄口より加えられた生理食塩水とともに吸引する役割。
- 冷却水ライン：先端チップの振動により熱が発生するので，これを冷却するために本体より蒸留水がプローブ内部の振動子の部分を灌流している。

❷ハンドピース

- ハンドピース本体には，振動子，先端チップ，洗浄水ライン，吸引ライン，冷却水ラインがある。通常ハンドピースと装置本体へ接続するためのケーブルは一体型となっている。
- また，洗浄・吸引ライン（別名マニフォールドライン）はディスポーザブル仕様のため，症例ごとに新品のものを取り付けて使用する仕組みとなっている。

図5　ハンドピース先端部の構造

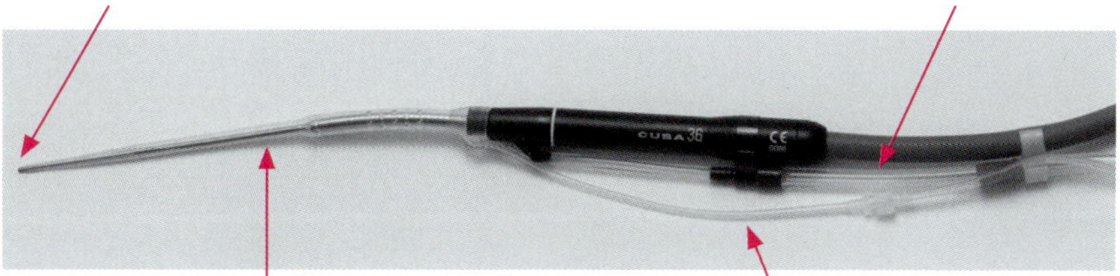

先端チップ
吸引ライン
CUSA 36
プラスチックカバー
洗浄水ライン

図6　ハンドピース先端部の内部構造

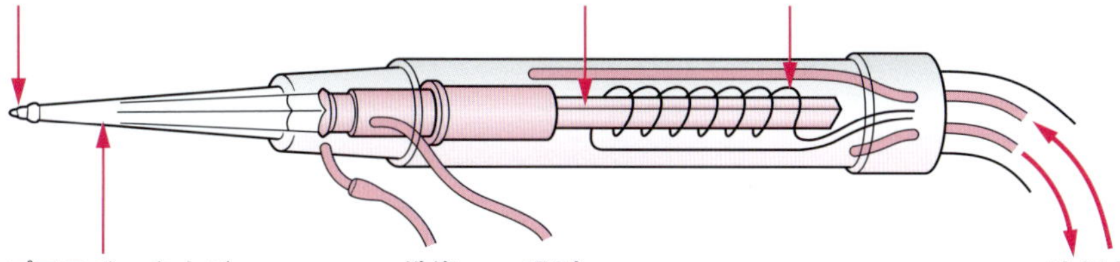

チップ
（チタニウム合金製）
超音波振動子
（ニッケル製）
コイル
プラスチックカバー
洗浄
吸引
冷却水

（財）医療機器センター：医療用用具修理業責任技術者講習会テキスト
（第6区分理学療法用機器関連，p.65～72，1998.より引用）

❸フットスイッチ

出力のON-OFF専用に使用される。

図7　フットスイッチ

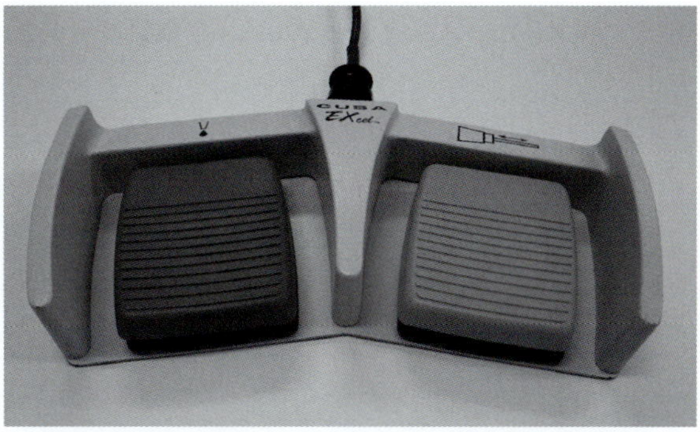

CUSA

日常のお手入れ

本体外装の清掃・消毒方法

①装置の使用後は必ず消毒し，汚れを完全に拭き取る。
②冷却水水槽は水を捨て完全に拭き取る
③フットスイッチを清拭する。

- 75℃以上の温度に曝(さら)さないこと。
- 適切な消毒剤を用いて清拭法か散布法にて消毒することが可能である。適合性や希釈濃度については消毒剤の製造元の指示に従うこと。
- 汚れがひどい場合は，化学的熱処理が伴う洗浄装置にかけることができる。
- 75℃以下であること，また，洗浄装置内でしっかり固定することが必要である。ただし，これにより製品寿命が短くなる可能性がある。

＊3カ月ごと，あるいは12回から15回の使用で，どちらかが最初にきたとき下記の洗浄を行う。

・冷却水槽を100ccの70%エタノール＊2，900ccの水の溶液で満たす。
・ハンドピースを接続してからシステムのスイッチを入れる。
・システムが数サイクル溶液を巡回させ，チューブの内部を洗浄する。
・システムのスイッチを切り，エタノールの溶液を廃棄し，水槽を蒸留水で満たす。
・システムのスイッチを入れ，蒸留水を循環させ，残留した消毒薬を取り除く。

用語アラカルト

＊2　消毒用エタノール（70w/w%）
一般細菌（グラム陽性菌，グラム陰性菌），結核菌，真菌，一般ウイルス，HIV（AIDSウイルス）には有効だが，芽胞には，無効。

エタノールの作用は，速効性で短時間で効果を示す。一般細菌・酵母10秒～1分間，糸状真菌2～10分間，結核菌20分間，ウイルス1～30分間。一部の糸状菌は，長時間の接触が，殺滅に必要。

ハンドピースの洗浄

❶柔らかい布を使い，ハンドピース，ハンドピースケーブル，電気コネクター，**ノーズコーン**＊3をマイルドな中性洗剤などを使用し，手で洗浄する。このとき電気コネクターは損傷を防ぐため浸漬させてはいけない。

用語アラカルト

＊3　ノーズコーン
ハンドピースと先端チップの接続部に被せる，洗浄水口の付いたカバーのこと。

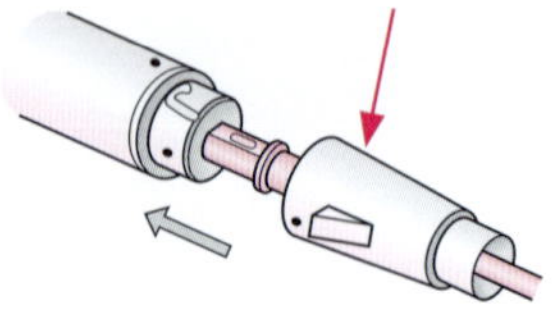
ノーズコーン

図8　ハンドピース接続ケーブルおよび電気コネクタ

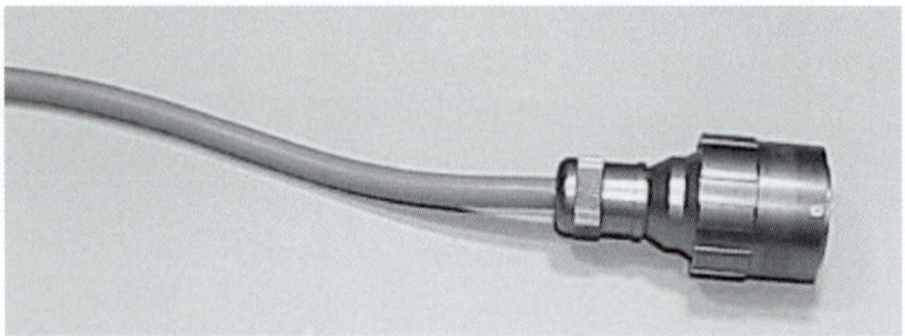

（許可を得て掲載）

> ⚠ **注意**
>
> **ハンドピース洗浄時**
> ハンドピースを洗浄する際には，製品にダメージを与えないよう下記の点に注意する
> ①ハンドピースケーブルの電気コネクタは液体に浸けない。
> ②超音波洗浄機あるいは自動洗浄機を使用しない。
> ③ブリーチ溶液のような塩素系物質を使用しない。
> ④ハンドピースに研磨剤やスチールウールは使用しない。

> **補　足**
>
> **ノーズコーン分解の必要性**
> ①洗浄時：ノーズコーン内部の汚れを確実に洗浄するため。
> ②滅菌時：ノーズコーン内側が滅菌されない可能性があるため。

❷柔らかい布，あるいはコットンの先端が付いたアプリケータ（棒状の物）を使い，手でネジの内側，接続部の表面の洗浄をする。

❸ノーズコーン，接続対，ハンドピース外側，ハンドピースケーブルを丁寧に水で洗う。

❹ハンドピースの電気コネクタを水で湿らした布で拭く。

❺柔らかい布を使い，ノーズコーン，接続対，ハンドピース外側，ハンドピースケーブルそしてハンドピース電気コネクタを拭く。
（※洗浄・滅菌工程時はノーズコーンを分解し洗浄・滅菌する）

図9　ノーズコーンの分解方法

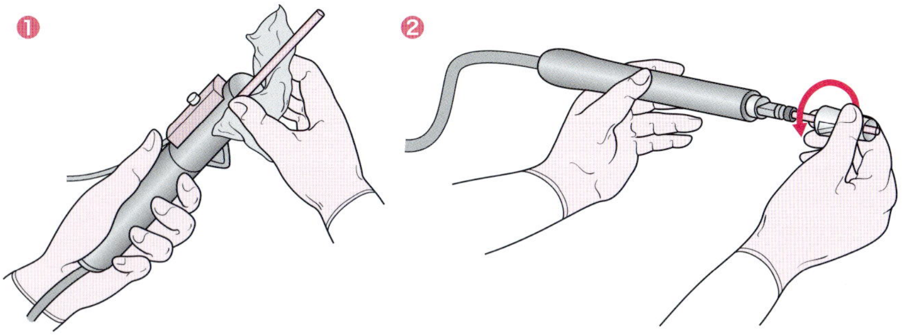
❶
❷

❻専用トレーに入れ，適切な方法・工程にて滅菌する。

図10　専用トレーに収められたハンドピース一式

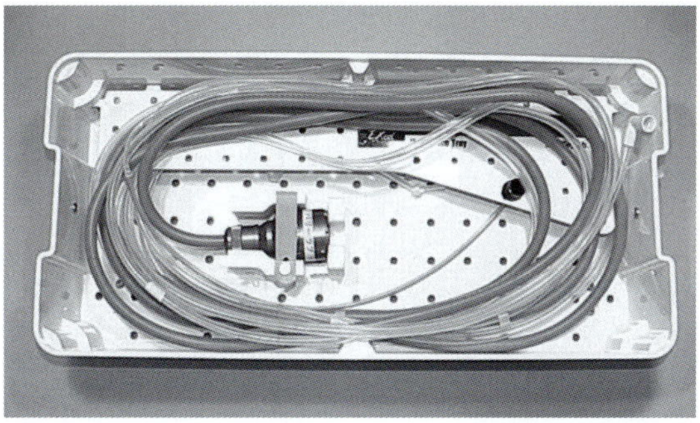

（許可を得て掲載）

●滅菌方法

表1　高圧蒸気滅菌（オートクレーブ滅菌）

133℃	プレバキューム	4分	ドライサイクル20分
133℃	重力置換	20分	ドライサイクル30分
121℃	重力置換	40分	ドライサイクル30分

保守管理について

❶始業点検

- 装置および付属品の外観の損傷・変形のないこと。
- 使用するアクセサリ類の破損，消耗・劣化のないこと。
- アクセサリ類が適切に接続されていること。
- 冷却水槽の冷却水は新しい蒸留水を使用し，規定量が入っていること。
- 電源をONにしたときに，LEDがすべて点灯していること。

❷使用中点検

- 出力音や動作音および表示の異常がないこと。
- アラームやエラーが発生した場合は，患者の安全確保を行った上で，取扱説明書などを参照して発生原因を究明し，適切な処置を施すこと。

❸終業時点検

- 装置および付属品に付着した汚れのないこと。汚れがあった場合には適切に清掃すること。
- 使用したアクセサリ類の破損，消耗・劣化がないこと。
- 再使用のアクセサリ類は各添付文書に記載されている手順で洗浄・滅菌を行うこと。
- 単回使用のアクセサリ類はすべて廃棄すること。
- 装置が完全に停止してからハンドピースのコネクタを外すこと。

❹定期点検

- 院内のプロトコルに従い，装置およびアクセサリの定期点検を実施すること。
- 故障を発見した場合には，装置に「点検必要」などの適切な表示を行い，修理は専門的な知識を必要とするため，施設の担当部署（臨床工学部など）もしくはメーカに依頼する。
- アクセサリに破損や消耗・劣化を発見した場合には新品に交換する。

注意点

使用上の注意点!!

・すべてのアクセサリが正しく接続されていて，金属が露出していないことを確認する。
・マニフォールドチューブ類が正しい位置にセットされているか確認する。
・装置を清拭する前に必ず電源を切る（感電するおそれがあるため）。
・腐食性溶液，研磨剤入りの洗剤，殺菌剤を清拭に使用しないこと。色が落ちるため，イソジン溶剤を使用しない。

補　足

装置・ハンドピースは，高温，多湿，直射日光および水濡れを避けて室温で清潔な場所に保管する。

MEMO

参考文献

1）加納　隆, 戸畑裕志 著: 臨床工学技士標準テキストⅡ. 医用治療機器学. 11. 超音波吸引装置, p.423～426, 金原出版, 2004.

2）馬杉則彦 著: ME機器保守管理マニュアル 改訂第2版, p.245～246, 南江堂, 1996.

3）保守点検のご案内カタログ「CUSA　EXCELL」より (http://www.amco.co.jp/medical/pdf/AMCO_MaintenanceCusa.pdf)

4）添付文書: 特定保守管理医療機器 超音波手術器 CUSA EXcel CUSA EXcel Plus コンソール.

5）添付文書: 特定保守管理医療機器 超音波手術器 CUSA EXcel 23kHz ストレートハンドピース/23kHz カーブハンドピース/36kHz ストレートハンドピース

6）http://hobab.fc2web.com/sub6-sterilization.htm (消毒用エタノールについて)

4 自己血回収装置

井上博満

装置外観

図1　回収式自己血回収装置（正面）

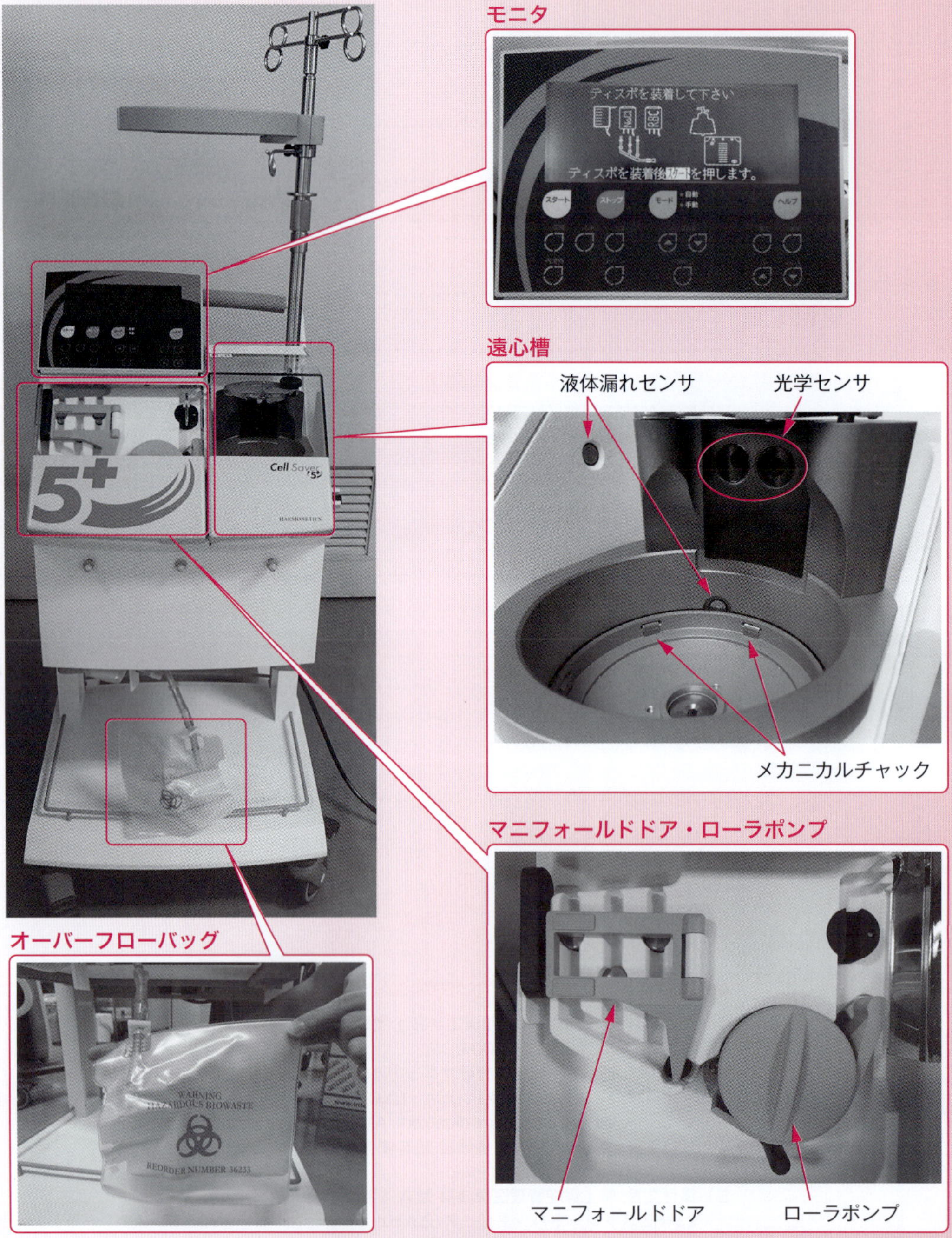
モニタ
ディスポを装着して下さい
ディスポを装着後スタートを押します。
スタート
ストップ
モード
自動
手動
ヘルプ
Cell Saver 5+
HAEMONETICS
遠心槽
液体漏れセンサ
光学センサ
メカニカルチャック
マニフォールドドア・ローラポンプ
マニフォールドドア
ローラポンプ
オーバーフローバッグ
WARNING
HAZARDOUS BIOWASTE
REORDER NUMBER 36233

〔HAEMONETICS®：Cell Saver 5+〕

何をする装置？

定義

- 術中または術後に患者創部から出血した血液を，抗凝固処置しながら無菌的に吸引・回収して洗浄し[1]，最終的に濃厚赤血球液を患者に輸血するシステムをいう。

使用目的，効能または効果

- 心臓血管外科，整形外科など大量の出血が予測される外科手術において，自己の濃厚洗浄赤血球を返血し，手術による同種血輸血とそれに伴う感染や輸血副作用のリスクを低減することを目的とする。
- また，血液適合性試験を回避することもできる。

自己血回収装置の種類

- 自己血回収装置には以下の種類がある。

❶術中自己血回収装置

- 手術中に手術している部分から出血した血液を回収し，処理する装置をいう。
  - ①**間欠式**：遠心ボウルを用いた回路構成で一定量の血液をサイクル処理する（図1，図2）。
  - ②**連続式**：洗浄チャンバを用いた回路構成で血液を連続的に処理する。

図2　回収式自己血回収装置（側面・背面）

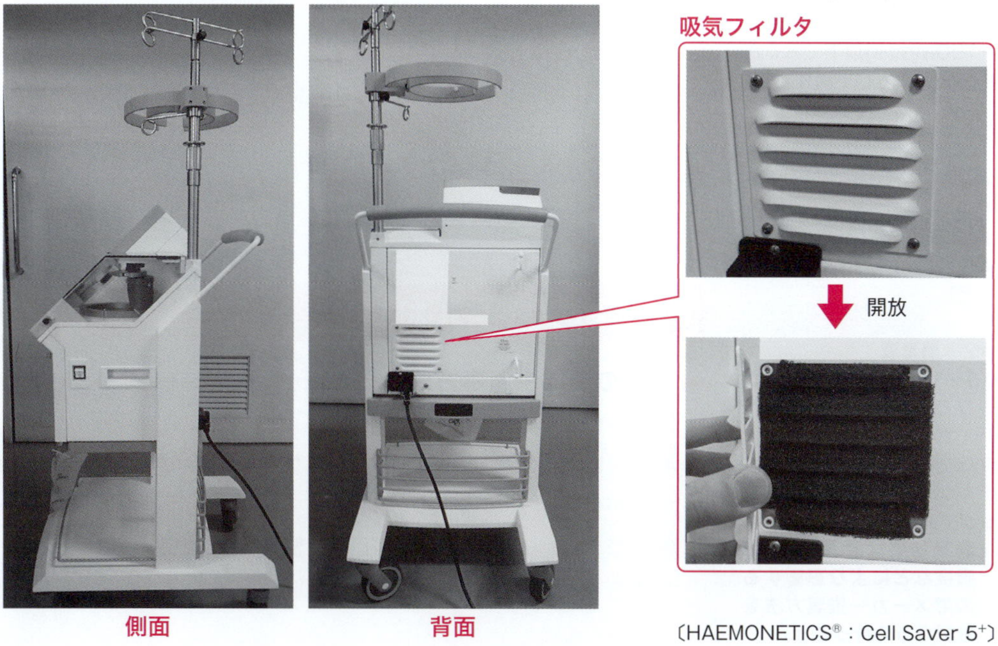
吸気フィルタ
開放
側面
背面

〔HAEMONETICS®：Cell Saver 5+〕

MEMO

自己血輸血の分類

❶**貯血式自己血輸血**：手術前に患者自身の血液を採血，保管し，手術時に使用する方法。採血の際に，血液と血液バッグ内抗凝固剤を混和しながら，重量を測定し採血量をコントロールする目的として吸引式採血器（図3）が用いられる。

❷**希釈式自己血輸血**：手術室に麻酔後に患者の血液を採取し，循環血液を代用血漿などで希釈状態にして手術を行い，手術終了直後に採取しておいた血液を返血する方法。

❸**回収式自己血輸血**：手術中，術後に出血した血液を回収し，専用機器を用いて洗浄後に返血する方法。

図3　吸引式採血器

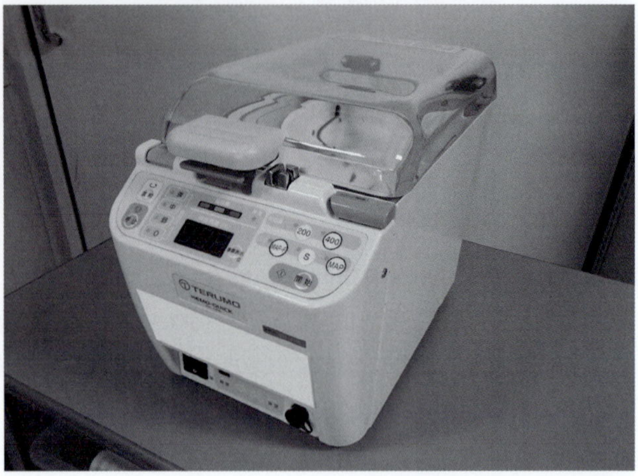
TERUMO
200
400
S
MAP

〔テルモ：HEMO-QUICK AC-185〕

❷術後自己血回収装置

- 手術後に手術した部分からドレーンで体外へ導かれた血液を回収し，処理する装置をいう。
- 術中術後を通して使用できるコンパクトな装置を使用するか，術中自己血回収装置に専用の低圧持続吸引ボトル付き回路を接続して行うこともできる。

付属する機器

MEMO

血液吸引時の溶血を防ぐため，術中自己血回収における吸引圧の推奨は**−150mmHg以下**であるため，必要に応じて調整する。

❶電動式可搬型吸引器

- 機器本体内部の吸引ポンプで陰圧を発生させ吸引する。

❷壁掛式吸引器

- 病院施設の壁吸引の陰圧を圧力調整ハンドルにて減圧・調整する。

❸キック式吸引器

- 病院施設の壁吸引の陰圧を空気吸入口ハンドルにて減圧・調整する。

日常のお手入れ

外装の清掃・消毒方法

- 装置の使用後は必ず清掃を行う。
- 水または温水で，ガーゼや不織布などを用いて装置外面を清掃する。
- 血液が付着した場合は，**洗浄液**＊1を使用し，必ず水で湿らせたガーゼや不織布できれいに拭き取った後，**消毒液**＊2で消毒する。その後，消毒液を水で濡らしたガーゼや不織布で拭き取り，水分を乾いたガーゼや不織布で拭き取る。

用語アラカルト

＊1　洗浄液
中性洗剤（クリーンキーパー®など）

＊2　消毒液
0.5〜1.0%の次亜塩素酸ナトリウム溶液（ミルトン®，ハイポライト®，ピューラックス®，ピュリファンP®，テキサント®，次亜塩6%「ヨシダ」®など）

- **消毒効果は薬品の種類，濃度などにより影響するのでメーカー推奨方法を確認のうえ行うこと。**

注 意

漂白剤は原液では使用しない。

警 告

・清掃する際は，感電のリスクをなくすために必ず電源を電源プラグから抜いた状態で行うこと。
・血液などがこぼれた場合は，直ぐに清掃すること。血液の付着した部分を清掃する際は，必ず各施設の感染予防に関する手順に従って行うこと。使用した清掃用具はすべて感染性廃棄物として廃棄すること。
・洗浄液に，アルコール溶剤，研磨洗浄剤は使用しない。本体カバーなどの塗装を痛める原因となる。

●内部の清掃方法

- 装置の使用後は必ず清掃を行う。
- 水または温水で，ガーゼや不織布などを用いて清掃する。
- 血液が付着した場合は洗浄液を使用し，必ず水で湿らせたガーゼや不織布できれいに拭き取った後，消毒液で消毒する。その後，消毒液を水で濡らしたガーゼや不織布で拭き取り，水分を乾いたガーゼや不織布で拭き取る。

❶遠心槽の清掃

- 遠心槽は定期的に清掃する。洗浄液で湿らせたガーゼや不織布で清掃後，水で湿らせたガーゼや不織布で拭き取り，最後に乾いたガーゼや不織布で空拭きする。

※血液がこぼれた場合は，以下の手順で洗浄を行う。

❶オーバーフローバッグが広げられた状態でトレイからぶら下がっていることを確認する。また，同時にスライドクランプが開いていることも確認する。
❷吸収性のある不織布を使用して遠心槽内の血液を拭き取る。
❸50ccの注射器を用いて，チャッククリップを動かしながら遠心槽とメカニカルチャックの間の溝に水が流れるように血液を洗い流す(**図4**)。
❹オーバーフローバッグに流れる液体が透明になるまで(**図5**)くり返し水を注入する。

図4　遠心槽の清掃

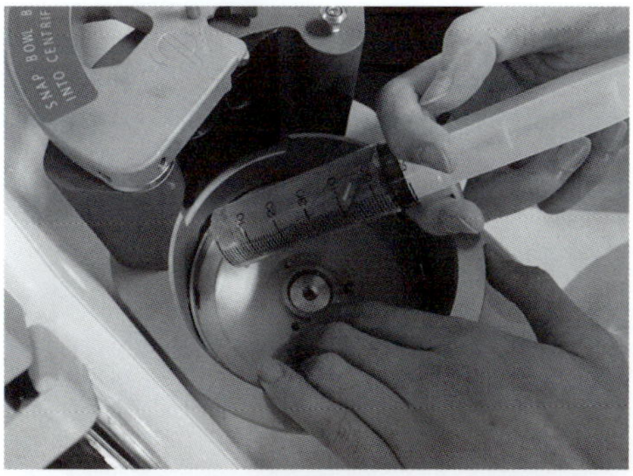
SNAP BOWL
INTO CENTRIF

図5　オーバーフローバッグ

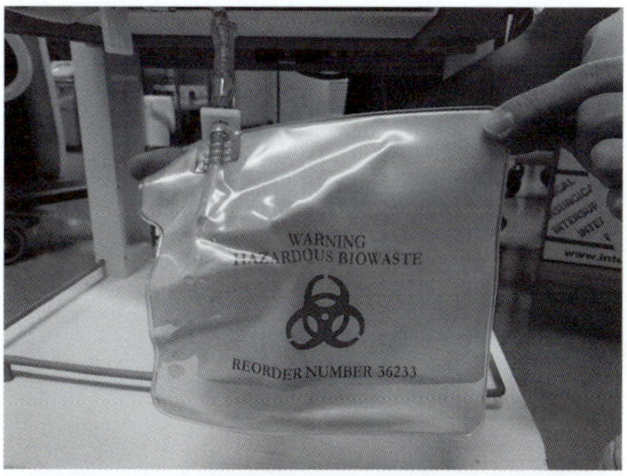
WARNING
HAZARDOUS BIOWASTE
REORDER NUMBER 36233

注 意

・オーバーフローバッグが溢れないように注意する。一杯になった場合はオーバーフローバッグを交換する。
・シリンジで水を流し入れる際はゆっくりと流し入れる。急に流し入れると装置内部に水が侵入し，故障の原因となることがある。

❷オーバーフローバッグの交換

- 遠心槽内での血液漏れにより，オーバーフローバッグ内に血液が流入した際に，交換を行う。
  ❶オーバーフローバッグのスライドクランプを閉じる。
  ❷装置に取り付けられているドレーンチューブからオーバーフローバッグを取り外して感染性廃棄物として廃棄する。
  ❸新しいオーバーフローバッグを取り付ける。
  ❹取り付けたオーバーフローバッグのスライドクランプを開く。

❸ポンプの清掃

- 血液がこぼれた場合は必ず清掃すること。
  ❶ローラを固定し，ポンプを回しながら取り外す（図6）。
  ❷中性洗剤と温水を使ってポンプの下とポンプ本体を清掃する。
  ❸柔らかい布で水気を拭き取り，回転部を手で回し，正常に動作することを確認する。
  ❹手でローラを固定しながらポンプを元の位置に取り付ける。

図6　ローラポンプ

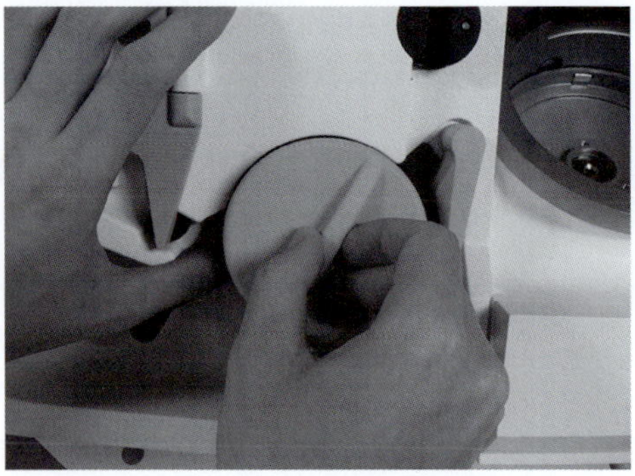

❹各種センサの清掃

①光学センサ（図7-①）

・水で湿らせたガーゼや不織布で清掃し，乾いたガーゼや不織布で拭き取る。

②液体漏れセンサ（図7-②）

・水で湿らせた綿棒を使ってセンサ表面部を清掃し，乾いた綿棒で拭き取る。

図7　光学センサ・液体漏れセンサ

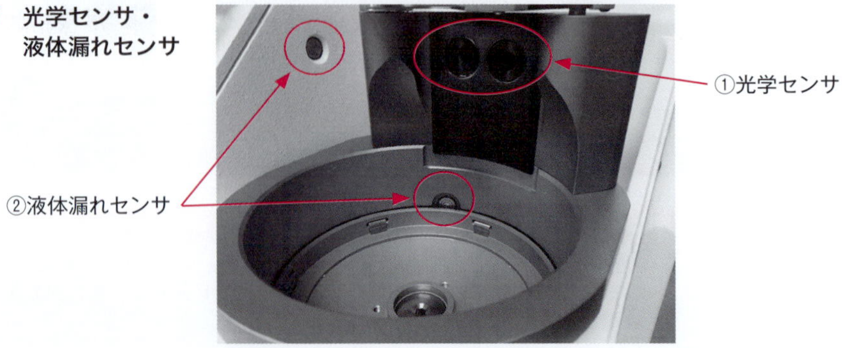
①光学センサ
②液体漏れセンサ

③廃液ラインセンサ（図8）

・水で湿らせたガーゼや不織布で清掃し，乾いたガーゼや不織布で拭き取る。

図8　廃液ラインセンサ

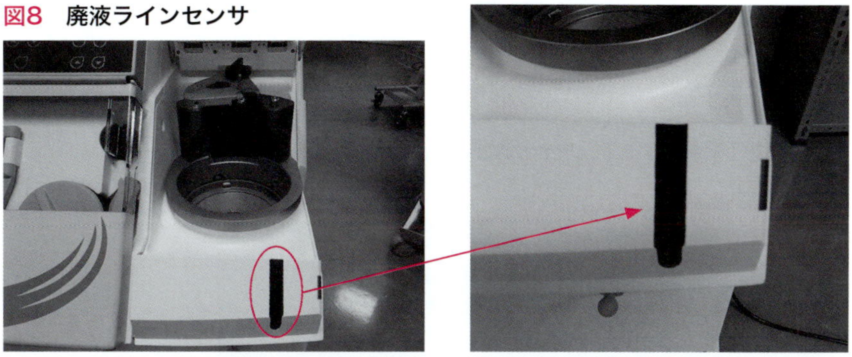

❺吸気フィルタの洗浄／交換

• 吸気フィルタに埃が溜まると故障の原因となるので，以下の手順で定期的に交換する。

❶装置の電源プラグを抜く。

❷パネルをプラスドライバで外し，フィルタを取り出す（図9）。

❸汚れが落ちるまで温水で洗い流す。汚れがひどい場合は新しいものと交換する。

❹水気を切り清潔な布の上で乾かす。

❺乾いたらパネルに取り付け，フィルタが空気取り入れ口を完全に覆っていることを確認する。

❻交換日がわかるように表示する（図10）。

注意

フィルタの洗浄には石けんや洗剤は使用しないこと。吸気効果が低下し，装置の故障に繋がる恐れがある。

図9　吸気フィルタ

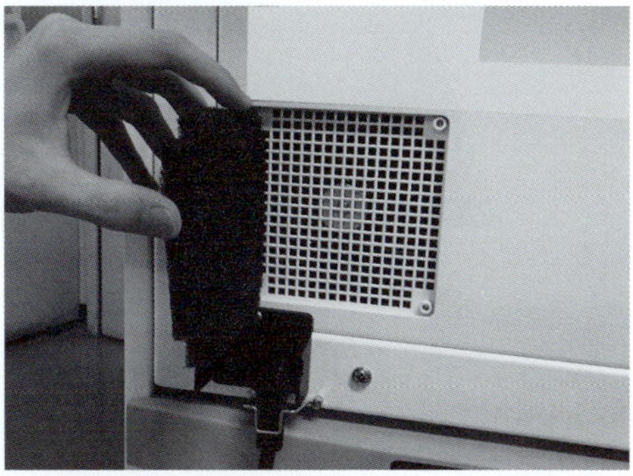

図10　交換実施ステッカ

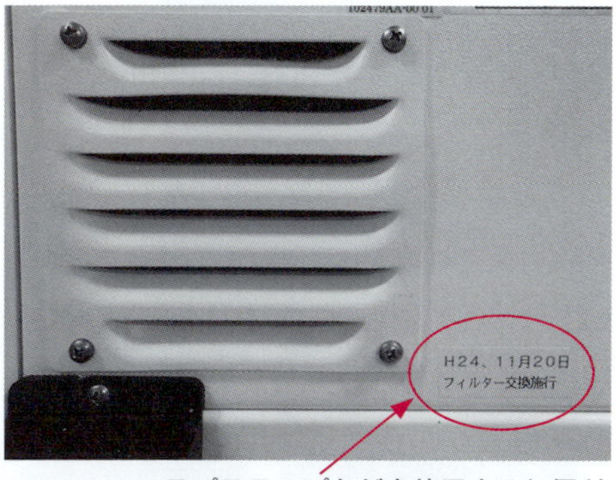
H24、11月20日
フィルター交換施行

テプラテープなどを使用すると便利

One Point Advice

光学センサや廃液ラインセンサは安定した処理血液を作るのに重要なことから，常に清潔で曇りのない状態を保つこと。

参考文献

1）森　隆比古: 医器学. Vol.61 No.12, p.552-559, 1991.

1 高気圧酸素治療装置

山﨑功晴・清水浩介

装置外観

図1　第1種装置：側面(チャンバドア)，チャンバ内インターフェース

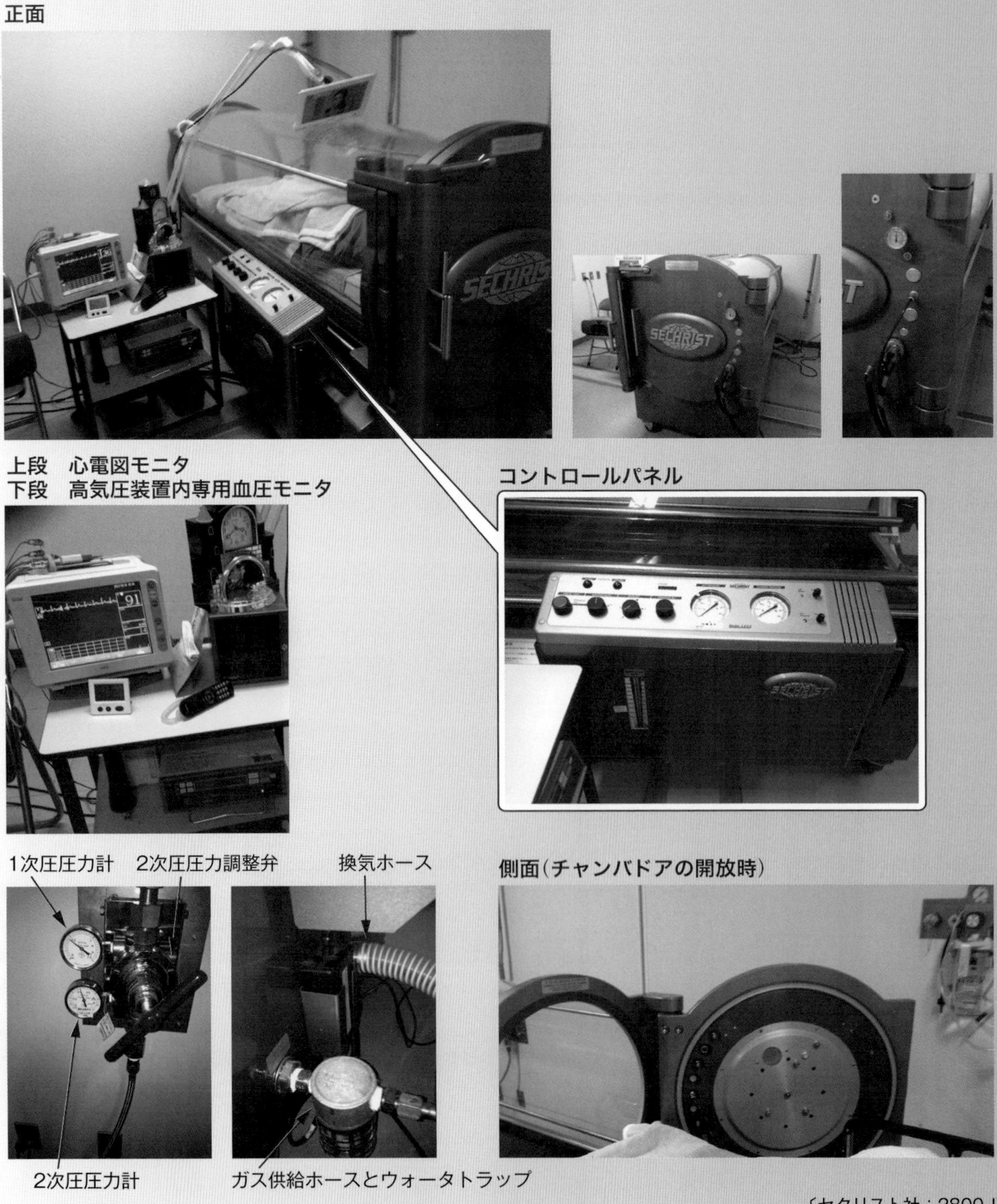
正面
SECHRIST
上段　心電図モニタ
下段　高気圧装置内専用血圧モニタ
コントロールパネル
1次圧圧力計
2次圧圧力調整弁
換気ホース
側面(チャンバドアの開放時)
2次圧圧力計
ガス供給ホースとウォータトラップ

〔セクリスト社：2800J〕

何をする装置？

定義

- 高気圧環境（2絶対気圧以上の圧力環境）を作り出す治療装置。

使用目的，効能または効果

- 高気圧環境下で酸素を吸入することにより，生体内の酸素分圧を高める特殊な酸素治療を施行する。
- 高気圧環境での①物理的効果と②動脈血液の酸素運搬量増大効果（酸素の性質利用）がある。
  ①物理的効果では，ボイル・シャルルの法則により単純に気体の容積を縮小させてガス化した気体を体液などに溶解させる作用が期待できる（減圧障害，イレウス，空気塞栓，ガス産生菌感染症などの治療）。
  ②動脈血液の酸素運搬量増大効果では，ヘンリーの法則により動脈血酸素分圧が高くなることで動脈血酸素含の溶解型酸素量（$PaO_2 \times 0.0031ml/mmHg/dl$）が増大して血液が運搬され，結果的に末梢組織への酸素供給量が増加する作用（溶解型酸素はヘモグロビンでの酸素運搬ができない組織へも酸素供給されること）が期待できる（抗浮腫効果，創傷治療の促進，不活性ガスの洗い出し効果，酸素毒性を利用した殺菌効果などが酸素の性質に期待した治療）。

（山本五十年：高気圧酸素治療の適応と病態への効果，クリニカルエンジアリングVol.22 No.3, 211-215, 2011. より引用）

高気圧酸素治療装置の区分と治療方法

- 高気圧酸素治療装置は2種類の装置に区分され，「**チャンバ**」と呼ばれている。
- 治療は，2絶対気圧以上の圧力環境下に60分以上の純酸素吸入をさせる。空気加圧による圧力環境下では酸素吸入のために湿潤器付酸素流量が必要となる。

❶第1種装置

- 1名の患者のみ収容する。
- 加圧方式に純酸素加圧と空気加圧がある。

❷第2種装置

- 複数の患者を同時に収容することができ，手術が施行できる施設もある。
- 加圧方式は空気加圧である。

MEMO

高気圧酸素治療の保険適応疾患（平成24年医科診療報酬点数表より）

1．救急的なもの（発症後1週間以内までに行う）
（ア）急性一酸化炭素中毒その他のガス中毒（間欠型を含む）
（イ）ガス壊疽，壊死性筋膜炎または壊疽性筋膜炎
（ウ）空気塞栓または凍傷
（エ）急性末梢血管障害
　①重症の熱傷または凍傷
　②広汎挫傷または中等度以上の血管断裂を伴う末梢血管障害
　③コンパートメント症候群または圧挫症候群
（オ）ショック
（カ）急性心筋梗塞その他の急性肝不全
（キ）脳塞栓，重症頭部外傷もしくは開頭術後の意識障害または脳浮腫
（ク）重症の低酸素性脳機能障害
（ケ）腸閉塞
（コ）網膜動脈閉塞症
（サ）突発性難聴
（シ）重症の急性脊髄障害

2．非救急的なもの（発症後1週間を超えた上記1.の疾患および次の疾患）
（ア）放射線または抗癌剤治療と併用される悪性腫瘍
（イ）難治性潰瘍を伴う末梢循環障害
（ウ）皮膚移植
（エ）スモン
（オ）脳血管障害，重症頭部外傷または開頭後の運動麻痺
（カ）一酸化炭素中毒後遺症
（キ）脊髄神経疾患
（ク）骨髄炎または放射線壊死

付属する機器，関連医療機器

❶心電図モニタ

- 心電図モニタの本体は平圧環境下に置き，高気圧環境内の患者に心電図電極を貼り，リード線は貫通プラグを介して本体と接続する。

図2　心電図モニタと非観血血圧モニタ

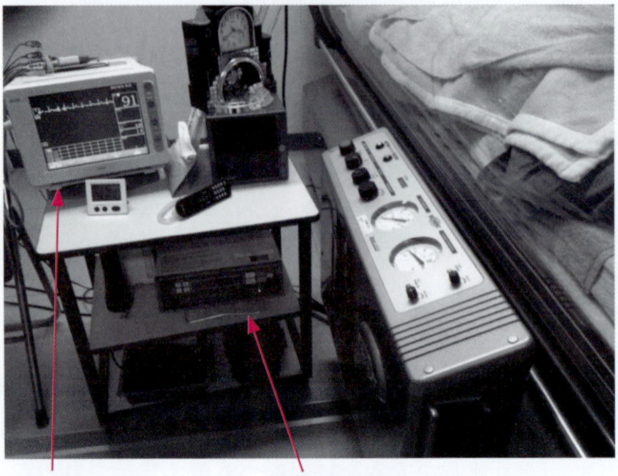

心電図モニタ　　非観血血圧モニタ

❷高気圧環境下専用非観血血圧モニタ

- 血圧モニタ本体は平圧環境下に置き，高気圧環境内の患者にカフを巻き，チャンバドアの貫通コネクタを介して本体と接続し血圧を測定する。
- カフカバーは必ず綿100％の布製を使用し，ベルクロなど静電気発生要因になるものは禁止である。
- 専用カバーがない場合は，鉄製安全ピンで止める（カフにピンホールをつけないように注意する）。

❸酸素流量計付吸入器

- 高気圧環境内の患者に加湿機能付の酸素吸入を施行する。
- 酸素加圧の場合は必ずしも必要ないが，空気加圧の場合は必須となる。
- 酸素流量は平圧下からでも調整できるものがある。

❹壁掛け式吸引器・酸素湿潤器など

- 高気圧酸素治療の前後に使用される機器は，使用後すぐに洗浄・消毒を行い，患者ごとに器具を交換する。

図3　壁掛け式吸引器

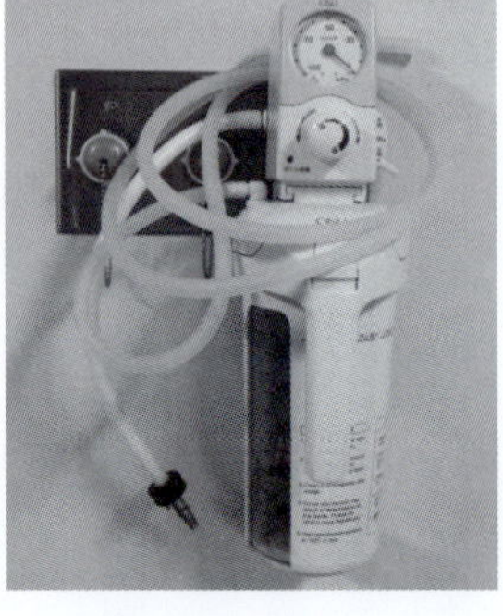

日常のお手入れ

- チャンバを常に最良の状態に保つためには，毎日，毎週，および毎年の性能確認作業が推奨されている。
- 性能確認作業と保守作業をすべて記録しておく必要がある。

図4　アクリルチャンバの側面と内部（治療中にチャンバ内からTV視聴できる）

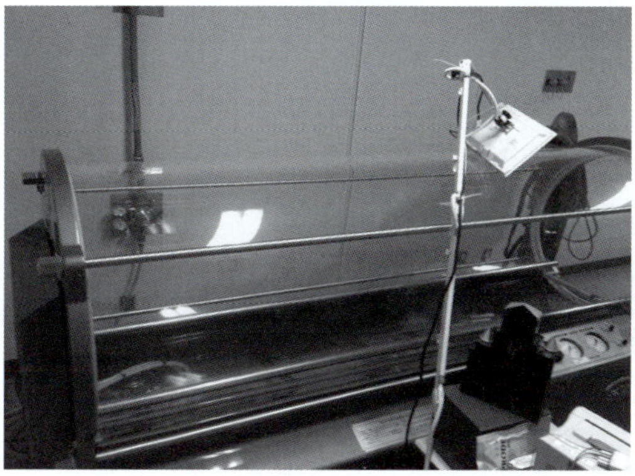
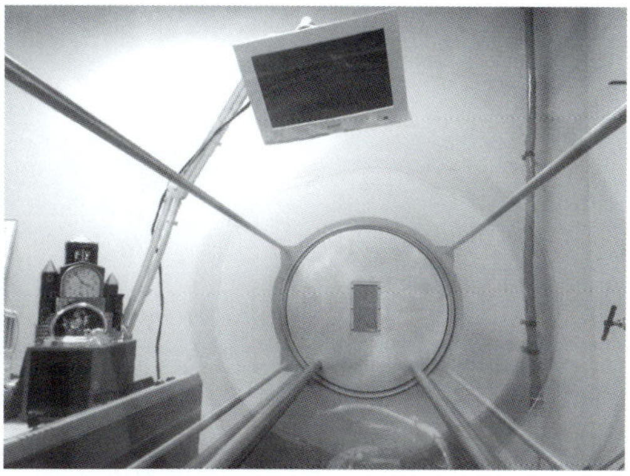

チャンバの外装および内部の清掃・消毒方法

- 治療終了ごと（患者ごと）にチャンバ内部の清掃・消毒を行う。
- 清掃は水拭きが基本，固く絞った柔らかい布でチャンバの内外を拭き，消毒が必要なときは水拭き前にメーカー推奨の薬剤を所定の濃度で消毒後，すぐに水または微温湯で湿らせた柔らかい布で拭き取る。
- 本装置の本体ドーム部はアクリル製のため薬剤による浸食を受けやすく，特にアルコール類の浸食による影響には注意する。
- 消毒剤はグルタラール製剤（ステリハイド，サイデックスなど），塩化ベンザルコニウム（ジアミトールなど），グルコン酸クロルヘキシジン（マスキン0.5％グルコジンW水など），塩酸アルキルジアミノエチルグリシン（テゴー51など）がこのチャンバのメーカー指定となっている。詳しくはメーカー指定を確認すること。
- 各消毒剤の用法・用量・使用上の注意事項および薬効薬理（抗菌スペクトル）などの詳細については，各製品の添付文書および各製薬会社の資料を参照すること。

注　意

アクリルチャンバ以外の鉄製チャンバの場合

- 薬品の常時使用は金属の腐食や塗装をいためるので注意して使用する。
- 最後に水拭きで完全に薬液を拭き取ることが必要である。
- メーカー指定の消毒方法を遵守すること。

図5　川崎エンジニアリング製KHO-200

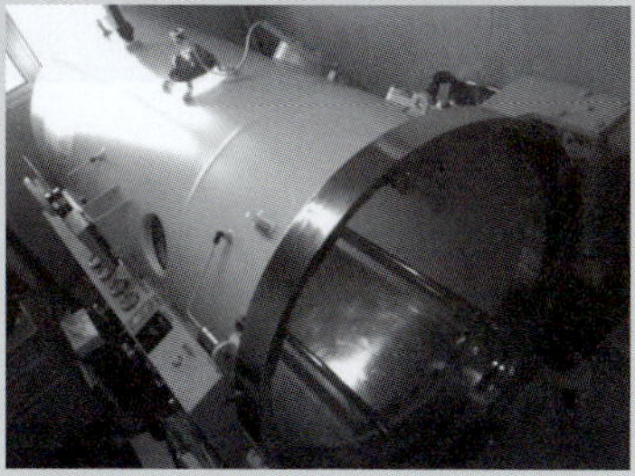
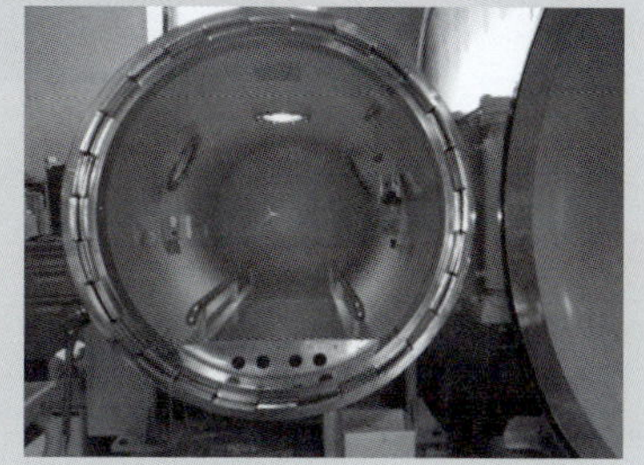

ドアのガスケットの点検と清掃

図6　ドアの開放状態（ドアを閉めて密閉状態を確認する）

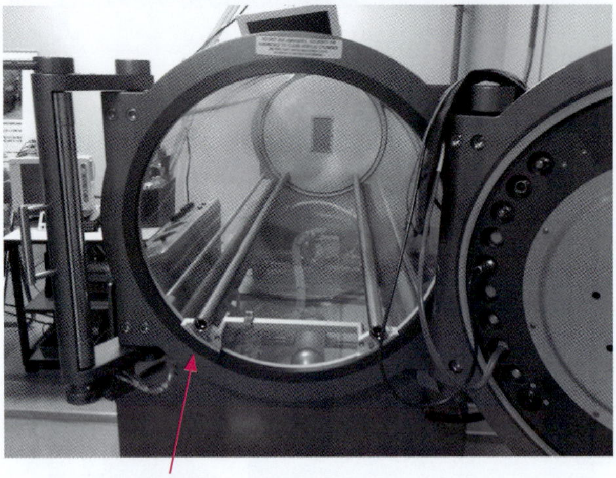
ドアのガスケット

- ドアのガスケットにキズや汚れがあると治療中に漏れが生じる。
- ガスケットが汚れていたり，乾燥した点滴液が付着している場合は，ガスケットをドアの溝から引き出して清掃する必要がある。その場合は，中性洗剤を溶かした溶液と羽毛のない布を使ってガスケットと溝を清掃する。
- ガスケットを交換する場合は，溝全体にガスケットが完全にはまるようにする。

スライドストレッチャの点検と清掃

図7　患者さん入室前

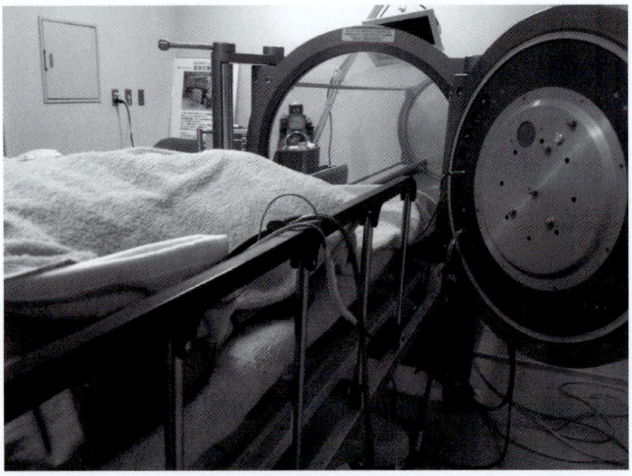

- スライドストレッチャはチャンバへ入れたときに本体と電気的に接触していなければならない。
- スライドストレッチャは真鍮のローラを用いており，1年に1回交換が必要である。交換を怠るとローラ内に金属皮膜ができて導通が悪くなる。ローラを掃除することもできるが時間を要する。

注意点

チャンバのドアが開いているときにテスタを用いて抵抗値がZEROを確認すること。

注意点

この導通試験は人体とストレッチャ，ストレッチャとチャンバ本体を結び，静電気除去を目的としている。

治療衣とタオルケットの管理

図8　治療衣とタオルケット（酸素加圧では専用物品を使用）

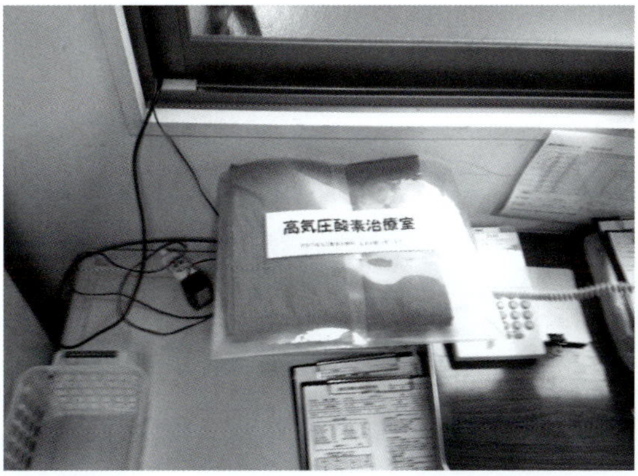
高気圧酸素治療室

- 治療衣は患者ごとに使用する（綿100%）。
- タオルケット（綿100%）およびシーツ（綿100%）も患者ごとに交換する。

表1　米国セクリスト社製高気圧酸素治療装置用指定消毒剤一覧表

製品名	メーカー名	薬品名	使用濃度	備考
ステリハイド	丸石製薬	グラルタール	0.5W/V%～2W/V%	既存
ヂアミトール	丸石製薬	塩化ベンザルコニウム	0.1%	新規
マスキン	丸石製薬	グルコン酸クロルヘキシジン	0.1%～0.5%	新規
0.5%グルコジンW水	ヤクハン製薬	ルコン酸クロルヘキシジン	0.1%～0.5%	新規
テゴー51	アズウェル	塩酸アルキルジアミノエチルグリシン	0.05%～0.2%	新規

※使用用途：医療用具（セクリスト社製 高気圧酸素治療装置）

参考文献

1）山本五十年: 高気圧酸素治療の適応と病態への効果. クリニカルエンジニアリングVol.22 No.3, 211-215, 2011.

1 内視鏡装置

古平　聡

装置外観

図1　内視鏡システム(電子スコープ)

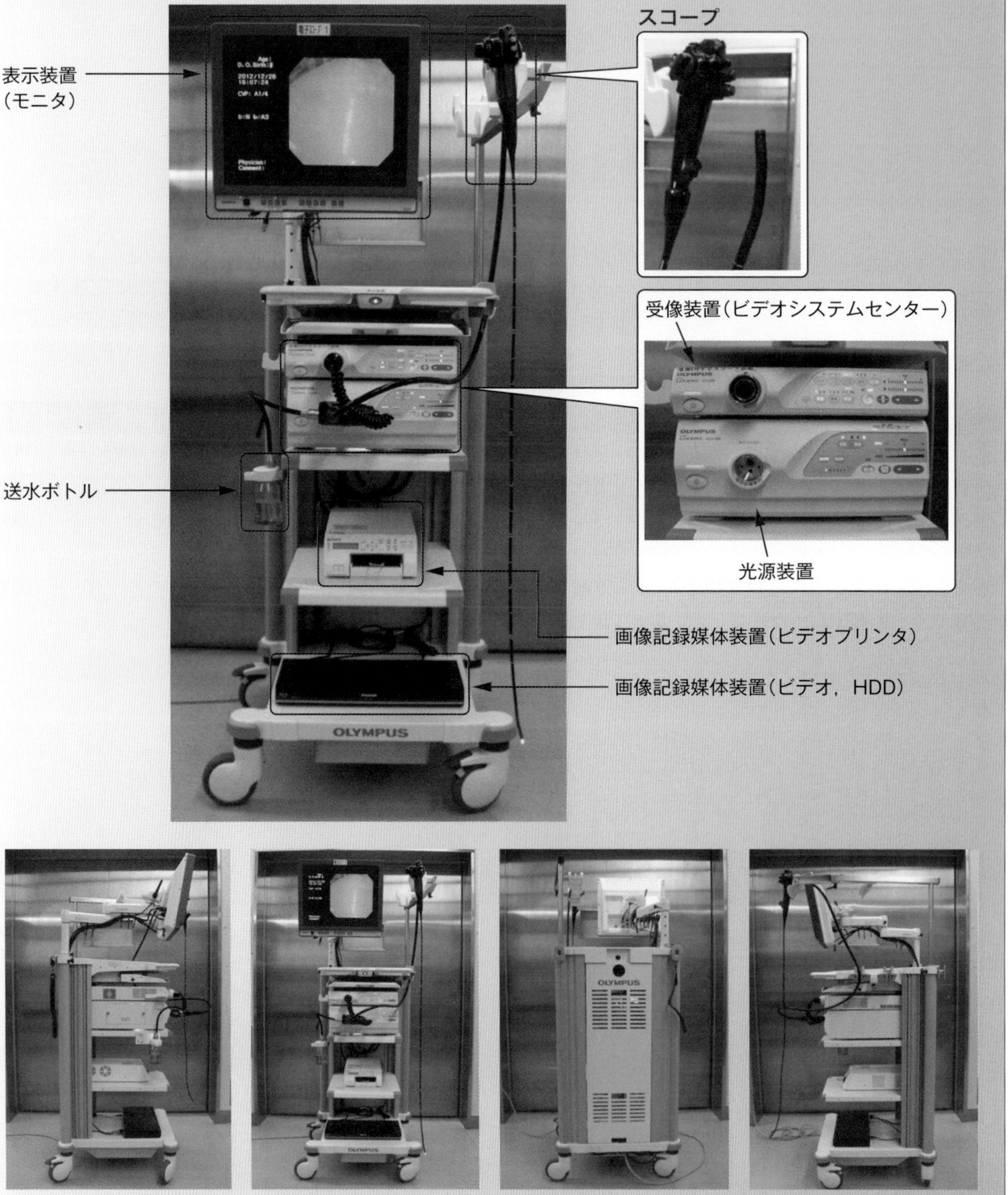
表示装置
(モニタ)
スコープ
受像装置(ビデオシステムセンター)
光源装置
送水ボトル
画像記録媒体装置(ビデオプリンタ)
画像記録媒体装置(ビデオ，HDD)
OLYMPUS

〔オリンパス：LUCERA〕

何をする装置？

定義

- 体内あるいは体腔内にスコープを挿入し，診断，治療，処置（手術）を行うための医療機器の総称。

使用目的，効能または効果

- 直接確認することが難しい体内の病変（観察対象物）を拡大して見ることができる。

MEMO

内視鏡室などで主に行われる内科的に体内で診断，治療，処置（手術）など行う際の機器は「**内視鏡装置**」（本編の機器），手術室などで主に行われる外科的に体腔内で手術を行う機器は「**内視鏡外科装置**」と分類されている。

内視鏡外科手術で多く利用される内視鏡下胆嚢摘出術などでは，「ビデオ硬性内視鏡（腹腔鏡）」が使用されている。

内視鏡スコープの種類

❶ファイバスコープ

- ある程度曲げても折れない柔軟な直径8μm程度のガラス繊維（光を伝達する性質をもつ）を数千～数万本規則正しく束ねることで画像を伝達するもの。
- スコープの経を細くできるため，胆管，気管支などの細い臓器にも使用が可能。
（電池式の光源を使用すれば，スコープ単体で病棟や緊急時の検査にも使用できる）

MEMO

ビデオ硬性内視鏡（腹腔鏡）

- 腹腔や後腹膜腔などの観察，診断，治療に用いる内視鏡をいう。
- 腹壁の人工開口部（臍の直下など）に挿入する。
- 本品は，挿入部が硬性または半硬性である。
- 画像転送システムは，遠位端の電荷結合素子（CCD）チップ，もしくは電荷結合素子（CCD）とリレーレンズオプティクス，または電荷結合素子（CCD）と光ファイバ管束の組み合わせを利用する。

❷電子スコープ（ビデオスコープ）

- 先端にCCD（電荷結合素子）カメラが組み込まれたものであり，観察対象物（臓器，組織）に光を当てCCDカメラにより電気信号に変換し，受像装置からテレビ映像に変換後，モニタ装置に映し出す。

❸超音波内視鏡

- 先端に超音波振動子が組み込まれたもので，観察対象物に超音波を発信し，その反射波をとらえ画像化する。
- 消化管の壁構造や周囲の臓器，血管リンパ節などの情報を得ることができる。

付属する機器

❶光源装置

- 観察対象物の照明に使用する機器をいう。
- 一般的には，明るく自然光に近いキセノンランプが用いられている。

❷受像装置（カメラコントロールユニット，ビデオシステムセンターなどの名称）

- CCDカメラより画素信号に変換されたものを演算処理し，テレビ信号にする機器をいう。

MEMO

CCDカメラ
観察像を電気的に画素信号に変換する機器で，1つまたは3つのCCD素子が用いられている。前者は小型化が可能で後者は画質に優れる。

❸記録媒体

- 内視鏡で得られた画像を記録保管する装置をいう。
- 一般的には，ビデオプリンタ，VTR装置，デジタル画像記録装置などがある。

❹洗浄・吸引装置

- 送水（洗浄）装置は，蒸留水を加圧し，出血点の確認や洗浄のために使用される。
- 吸引装置は，出血や洗浄液を吸引するために用いられる。

❺処置具

- 処置具は，スコープのチャンネル（処置用の穴）内に挿入し，ワイヤの押し引きにより先端部を作動さる。
- 形状は，目的によりさまざまな種類（把持鉗子（はじかんし），生検鉗子，高周波スネア，細胞診ブラシなど）がある（**図2**）。

図2　処置具の種類

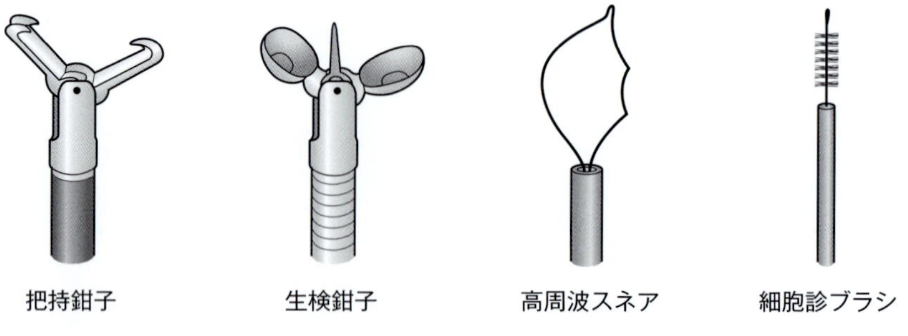

把持鉗子
生検鉗子
高周波スネア
細胞診ブラシ

日常のお手入れ

- 内視鏡装置は，体内の観察対象物に対し観察光（照明）を照射し，その像をスコープに導き，その映像を見ながら処置，治療を行う医療機器であり，観察対象物が正しく見えるようにするためには，特にスコープの取り扱いが重要である。

外装の清掃・消毒方法

- 装置の使用後は，必ず清掃・消毒を行う。
- 使用した本体の消毒には，ガーゼに湿らせた消毒用エタノールや医療施設用環境清掃ウエットクロスを用いる〔（血液感染症以外）「1章　消毒・滅菌とは…!?」の中の「機器類の消毒方法」に準じる〕。
- 特にスイッチ類やキーボードなど凹凸部分に汚れや微生物が残りやすいので注意する。
- 表示装置（モニタ）は，操作者の目の役割をする部分であるので，消毒後，柔らかい布で拭きムラを取り除く（乱反射防止）。

MEMO

個人防護具（PPE）の必要性

- 個人防護具（手袋，ガウン，マスク・ゴーグル・フェイスシールド）は，

> ①医療従事者を患者の血液，体液などの曝露から守る
> ②医療従事者を介してほかの患者や環境への微生物の伝播を防ぐ

ことを目的にしている。

- 個人防護具は，使いやすいようにホルダなどを設置して検査室内の壁などに準備しておくとよい。

注　意

受像装置の電源が入ったまま内視鏡スコープケーブルを着脱すると，CCDカメラが破損または映像が正しく表示できなくなるため，ケーブルの着脱は必ず電源OFFの状態で行う（図3）。

図3　内視鏡スコープケーブル取外時の注意点

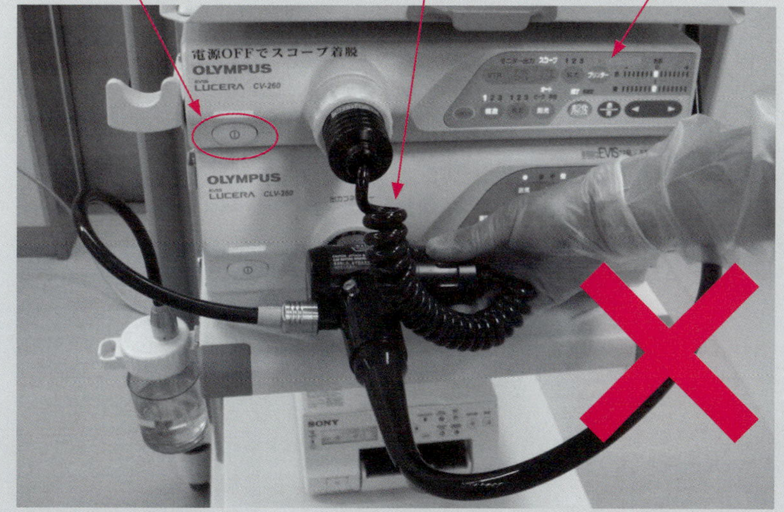
電源スイッチ
スコープケーブル
受像装置本体
電源OFFでスコープ着脱
OLYMPUS
OLYMPUS

ケーブルの着脱は，必ず電源OFFの状態で行う。　〔OLYMPUS：LUCERA〕

●内視鏡の消毒：ベッドサイドでの作業

- 光源，スコープケーブルを接続した状態で，内視鏡外表面の血液や粘液などを濡れガーゼなどにより十分に拭き取る（**図4**）。
- 送気と送水を行い，送気・送水チャンネル内に残った血液や粘液を乾燥前に除去する。200mL以上の酵素洗浄剤を吸引する（**図5**）。

図4　内視鏡外表面の清掃

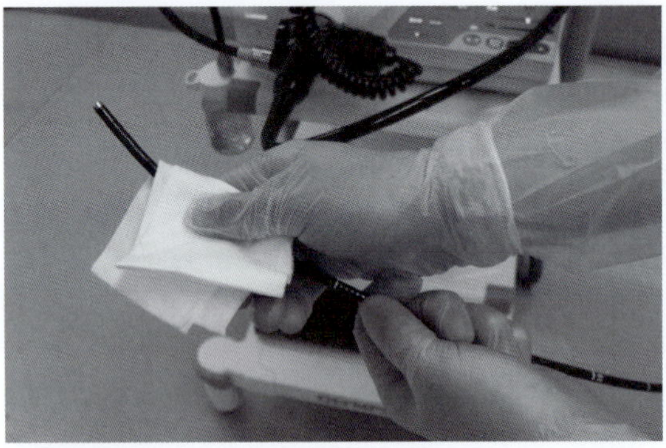

内視鏡外表面の血液や粘液などを濡れガーゼなどにより十分に拭き取る。

> **⚠ 注　意**
>
> 血液や粘液は乾燥すると凝塊になって汚れ落ちや洗浄剤による消毒効果が得られないため，速やかに清掃・除去する。

図5　酵素洗浄剤による洗浄

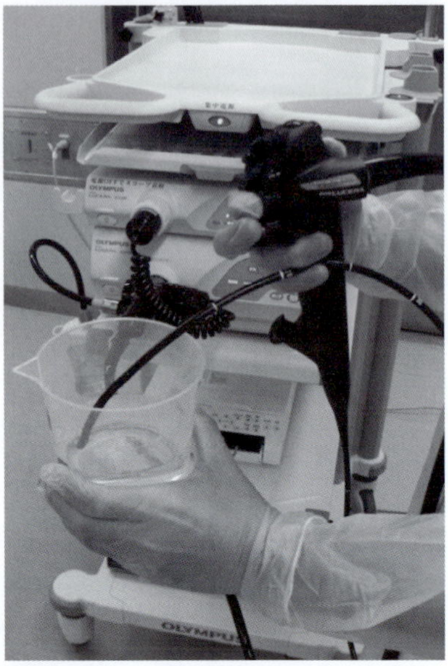

200mL以上の酵素洗浄剤を吸引する。

搬送時の注意：搬送方法

- スコープは，先端に小さいレンズやファイバ，CCDカメラなどが内蔵されているため，衝撃（体内脱落の危険）や過度な屈曲（直径12cm以下）に弱いため，特に搬送時の持ち方など取り扱いに注意する（**図6**）。

図6　スコープの取扱方法（搬送時など）

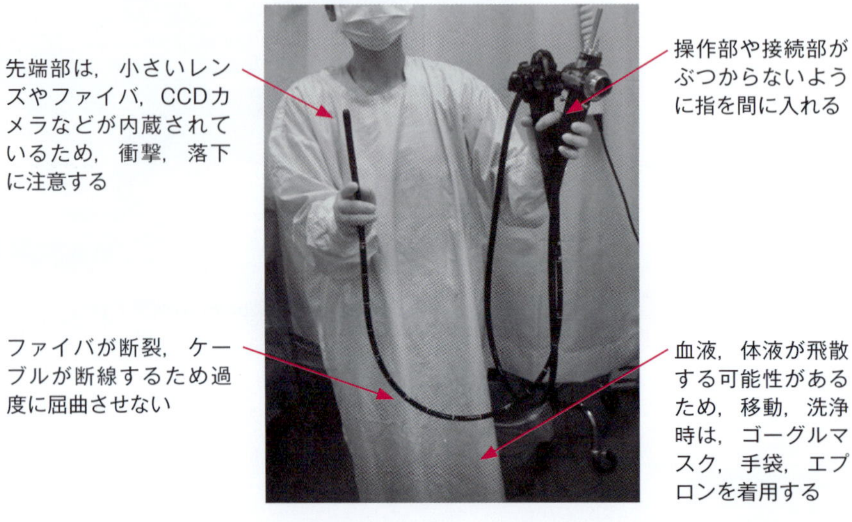
先端部は，小さいレンズやファイバ，CCDカメラなどが内蔵されているため，衝撃，落下に注意する
操作部や接続部がぶつからないように指を間に入れる
ファイバが断裂，ケーブルが断線するため過度に屈曲させない
血液，体液が飛散する可能性があるため，移動，洗浄時は，ゴーグルマスク，手袋，エプロンを着用する

消毒場所での作業

❶内視鏡外表面の手洗い洗浄

- 中性洗剤や酵素洗浄剤などをスポンジにつけ，内視鏡の操作部，挿入部，その他の部分を入念に手洗いで洗浄する。
- 防水キャップが必要なものには，防水キャップを装着してから洗浄する（図7）。

図7　内視鏡外表面の手洗い洗浄方法

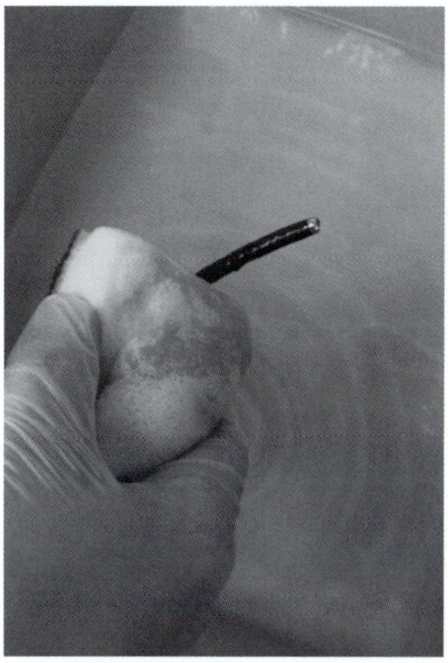

❷吸引・生検チャンネルの洗浄（ブラッシング）

- チャンネル掃除用のブラシを使用して，吸引・生検チャンネルを2回以上，ブラッシングする（図8）。

図8　内視鏡各チャンネルの清掃（ブラッシング）方法

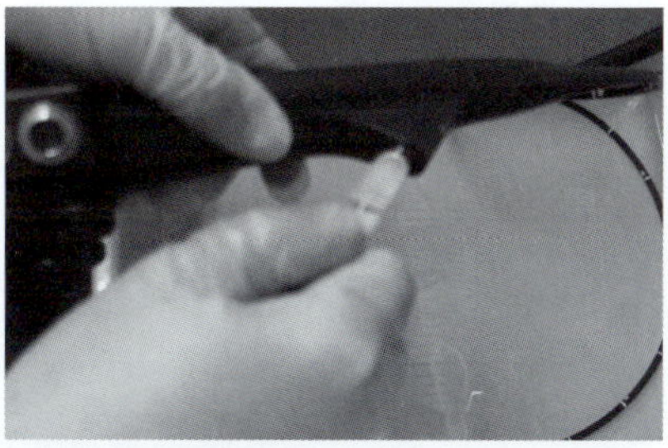

鉗子孔挿入部の洗浄（ブラッシング）

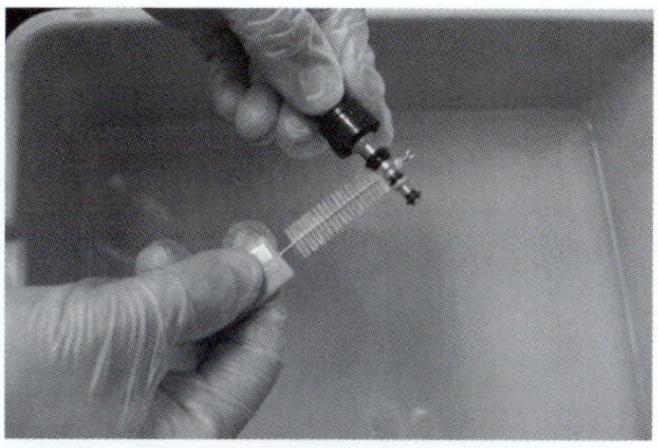

吸引ボタンの洗浄（ブラッシング）

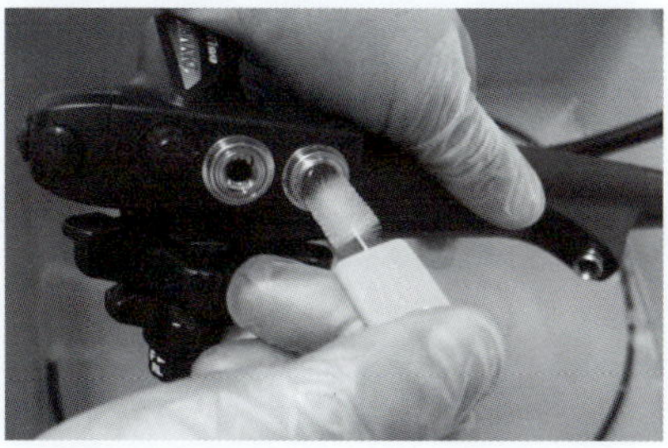

吸引ボタン取付座の洗浄（ブラッシング）

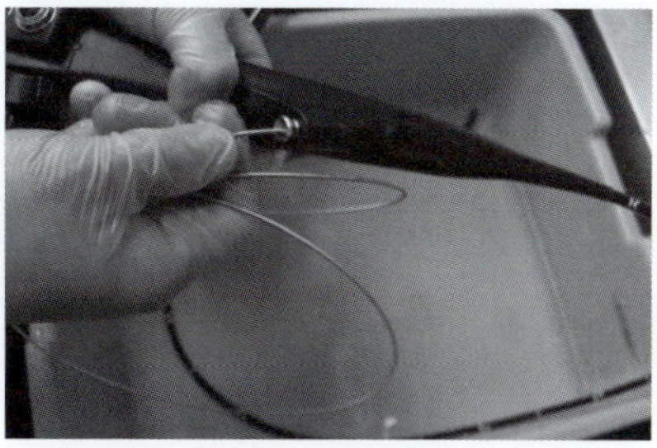

鉗子孔の洗浄（ブラッシング）

注意

- 吸引・生検チャンネルは汚染の度合いが強い部分であるため，ゆっくりブラシを通過させることで十分なブラッシングを行う（図8）。
- 清掃用ブラシ使用の際には，洗浄ブラシの毛が立ってないもの・毛が抜けたものは，十分な洗浄効果が得られないため使用しない。
- 折れ曲がったブラシを使用しチャンネル内に傷がつくとその部分の消毒が不十分となり，交差感染のリスクが生じる。

補足

洗浄液が過度に泡立つと，洗浄液がチャンネルの内面などに十分に触れないので，洗浄効果が得られないことがある。

補　足

漏水テストは，交差感染防止とともに漏水による故障範囲の拡大を小さくすることができる。

●漏水テスト

- メインテナンスユニットまたは漏水テスタを用い，アングルノブを回し先端を彎曲させながらリークの確認を行う（図9）。

図9　スコープの漏水テスト方法

アングルノブを回し，先端の彎曲部を彎曲させながらリークの確認を行う

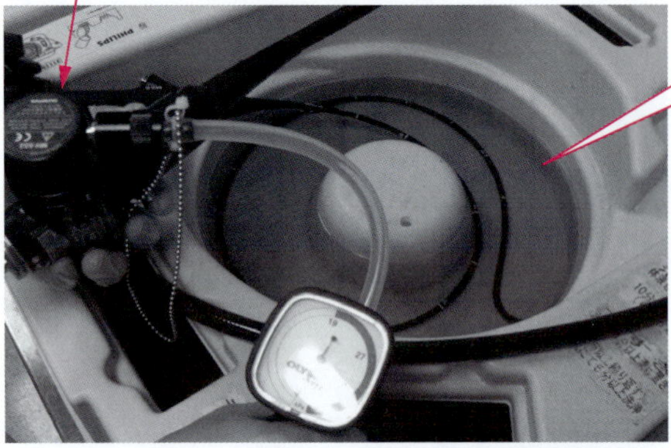

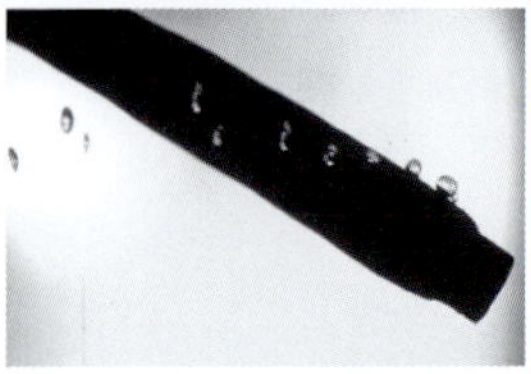

万が一，気泡が発生した場合は，使用せず（交差感染の可能性，故障の拡大）修理を依頼する

メインテナンスユニットまたは漏水テスタを取り付け加圧する。

注　意

- スコープは，体内に挿入されるため高水準消毒が必要である。
- 消毒薬は，グルタラール，フタラール，過酢酸などがあるが，薬剤メーカーの推奨する薬剤消毒時間を必ず守ること。
- 浸漬時間は，おおよそグルタラール，フタラールは10分間，過酢酸は5分間と書かれているものが多い。
- また，消毒剤を再使用する場合は，消毒剤メーカーが推奨するテストストリップを使って消毒効果を常にチェックし，効果がおちているものは使用しない。

●スコープの浸漬（しんせき）消毒

補　足

近年，チャンネルの洗浄から消毒，すすぎ，乾燥までの工程を自動的に行う「自動洗浄消毒装置」を導入している施設が増えている。作業時間の短縮化，作業レベルの均一化，薬液の曝露の軽減などのメリットがある。自動洗浄消毒装置を導入した場合でも，スコープは検査直後に用手洗浄は行わなければならない（図10）。

図10　内視鏡用自動洗浄消毒装置

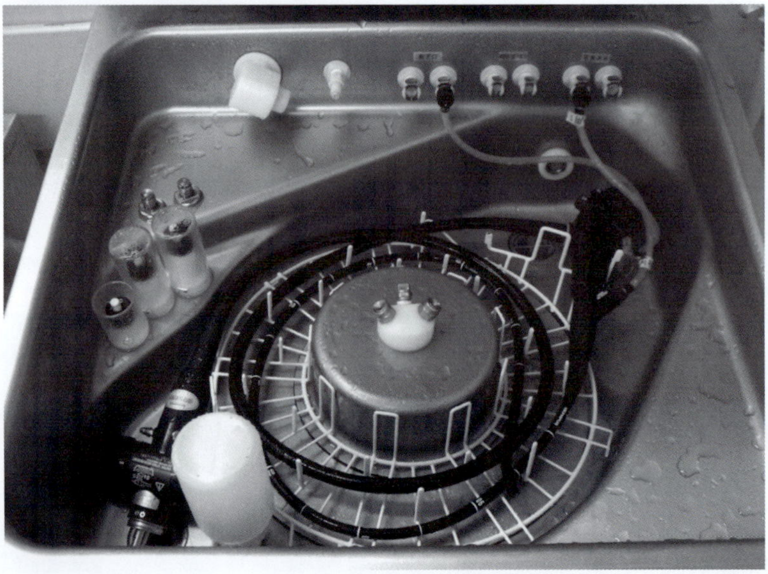

作業時間の短縮化，作業レベルの均一化，薬液の曝露の軽減などのメリットがある。

- 内視鏡の外表面，チャンネル内，付属品および洗浄具に消毒液が残らないように，水道水で十分にすすぐ，その後，水分を飛ばし乾燥させる。

注 意

・すすぎが不十分であると，残留した消毒液が組織に接触し，粘膜の炎症，ただれを引き起こす危険がある。
・次回の検査まで汚染されないように格納庫に保管する（図11）。

補 足

内視鏡は折れ曲がりのないよう縦に吊るすような格納方法をすることが望ましい。

図11 内視鏡の格納方法

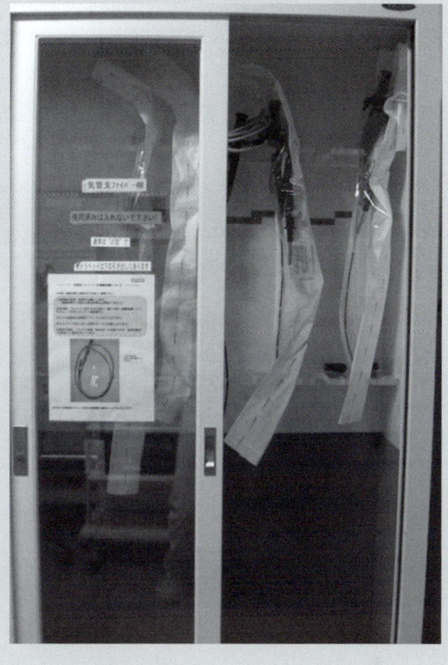

その他の注意点

- 送水ボトルは毎日洗浄・乾燥させて使用し，週に1度は滅菌することが望ましいとされている。
- 送水ボトルは，保管中に水系に由来する細菌（緑膿菌）が増殖し，感染源となる可能性が報告されている。
- 検査後の未消毒の内視鏡は誤使用のないよう，検査に用いられる内視鏡と区別できるように内視鏡ハンガに表示をするなどの工夫を行い，施設内で周知しておく必要がある。

参考文献

1）多田正大, 芳野純治 編: 新 消化器内視鏡マニュアル, 南江堂, 2002.
2）日本消化器内視鏡学会 消化器内視鏡技師制度委員会 編: 消化器内視鏡技師のためのハンドブック, 医学図書出版, 2007.
3）松本雄三, 木下千万子 編: 消化器内視鏡スタッフマニュアル, 医学書院, 2008.
4）小越和栄 著: 消化器内視鏡リスクマネージメント, 医学書院, 2008.
5）日本消化器内視鏡学会 監修: 消化器内視鏡ガイドライン, 医学書院, 2006.

2 経腸栄養ポンプ

島津敏広

装置外観

図1　経腸栄養ポンプ

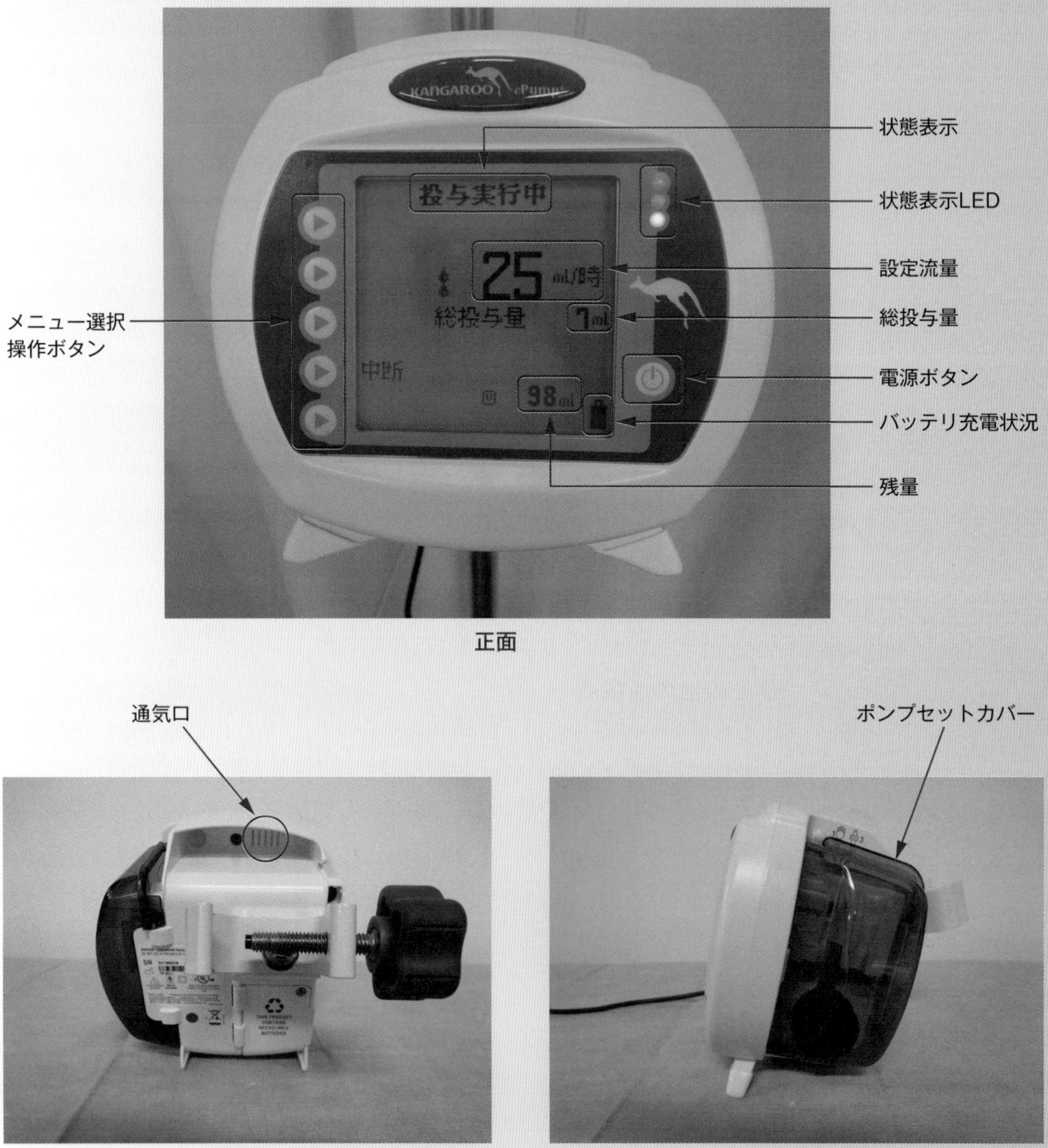
KANGAROO ePump
投与実行中
25 mL/時
総投与量
7 mL
中断
98 mL
状態表示
状態表示LED
設定流量
総投与量
メニュー選択
操作ボタン
電源ボタン
バッテリ充電状況
残量
通気口
ポンプセットカバー

正面

背面

側面

〔コヴィディエンジャパン：カンガルーeポンプ〕

何をする装置？

定義

- **経腸栄養剤**[*1]などを設定した**時間当たりの流量**で持続的に注入するための装置（図1）。

使用目的，効能または効果

- 専用のポンプセットを使用して経腸栄養剤を経管的に胃または腸へ投与する。

類似装置

- **輸液ポンプ**：薬液を設定した時間当たりの流量で持続的に患者へ注入するための装置。

付属する機器

- **専用ポンプセット**：指定以外のポンプセットを使用した場合，**送液精度や警報機能が正常に動作しない場合がある**。

図2　ローラ方式

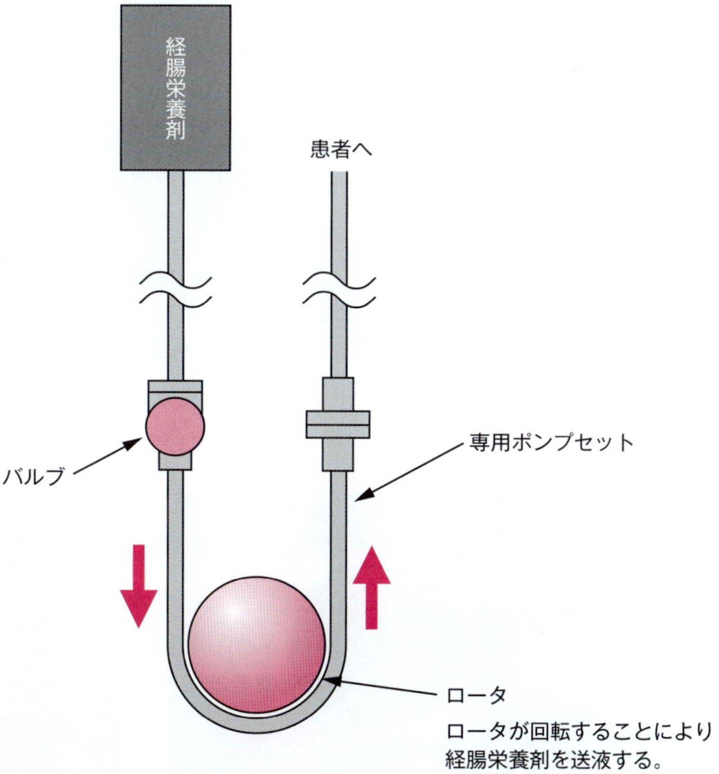

経腸栄養剤
患者へ
バルブ
専用ポンプセット
ロータ
ロータが回転することにより
経腸栄養剤を送液する。

用語アラカルト

*1　**経腸栄養剤**
腸から吸収される栄養剤で，経鼻カテーテル，胃瘻チューブ，空腸瘻チューブなどから注入される。

MEMO

本項で説明している経腸栄養ポンプの送液原理は**ローラ方式**（図2）であるが，これ以外に輸液ポンプと同様の**フィンガ方式**を採用する機種もある。

日常のお手入れ

外装の清掃・消毒方法

- 濡らしてよく絞ったガーゼなどを使い表面を清掃する。
- 清掃中は本体内部に水分などが入り込まないようにするため，本体をできるだけ直立位置に保つ。
- 手の届かないような細かい部分には綿棒などを使用し，汚れを拭き取る。
- ポンプセットカバー内部のロータ周囲およびポンセット装着ポケットなどの隙間には，綿棒などを利用し清掃をする（**図3**）。
- ポールクランプ付近には過度の水分を避ける。
- ハンドルの下にある垂直の通気口にクリーニング液が入り込まないようにする（**図4**）。通気口より水分が入り込むことにより，内部回路の破損の可能性がある。
- 本体・ポールクランプ間にも薬液の固着がみられる場合があるため，本体より取り外し清掃をする（**図5**）。
- 水と**次亜塩素酸ナトリウム**[*2]を10対1で混合した溶液も使用可能である。

図3　ポンプセットカバー内部

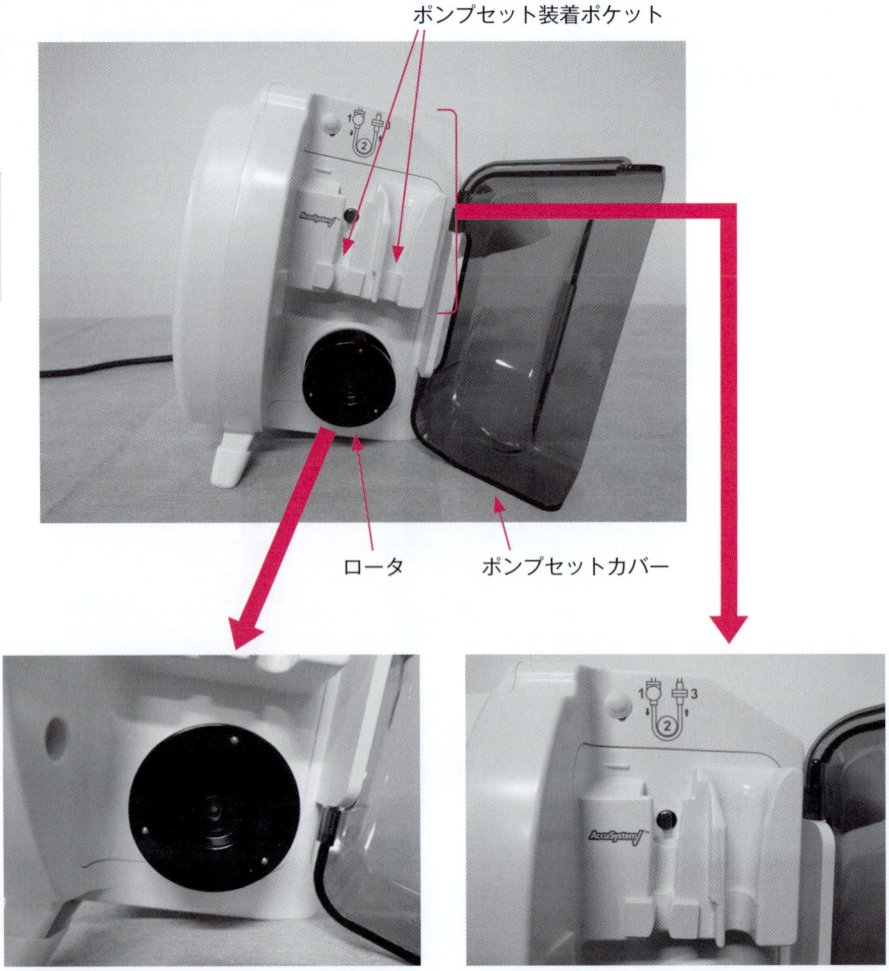
ポンプセット装着ポケット
ロータ
ポンプセットカバー

補　足

ロータアッセンブリ部分に薬剤の固着があると**送液や警報検出が正しく行われない場合がある**。

補　足

使用中に血液や薬剤が付着した場合，感染予防・機器の誤動作防止のため，**その場で拭きとるよう指導することも重要である**。

用語アラカルト

*2　**次亜塩素酸ナトリウム**
ウイルス，結核菌に対しても効果がある。金属に対する**腐食性が高い**。漂白作用ももつ。医療機器に対しては，0.02～0.05%溶液を使用する。

注　意

・次亜塩素酸ナトリウムをくり返し使用すると，**プラスチック製部品を破損する可能性がある**。

図4　通気口

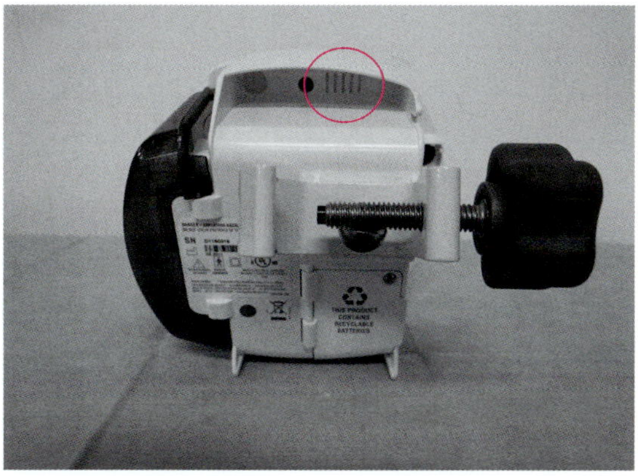

図5　ポールクランプおよび本体取付部

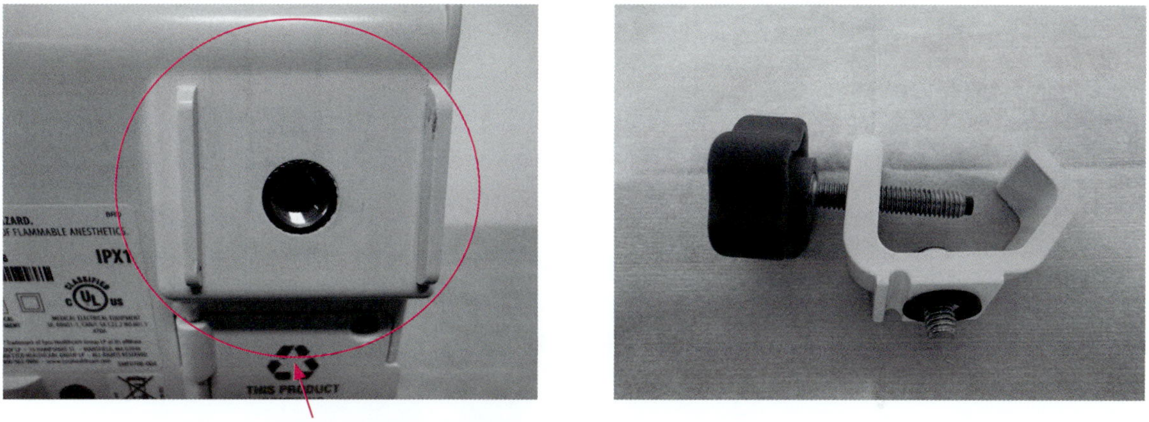
IPX1
THIS PRODUCT
ポールクランプ接触部分

補　足

経腸栄養剤は糖質を含んでいるため，付着すると固着（図6）しやすい。

図6　薬剤固着例

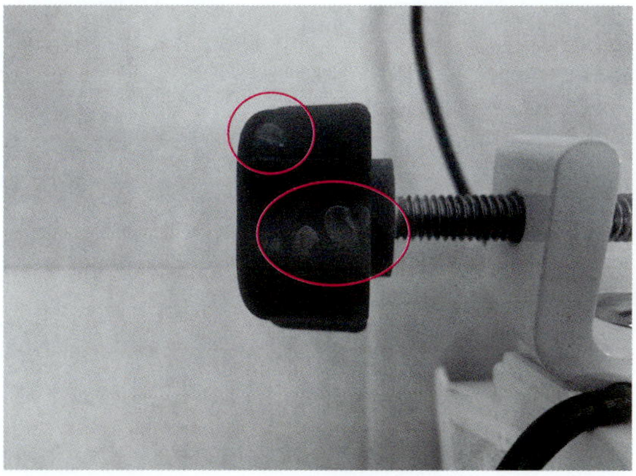

厳重注意

- 清掃する際は，感染予防のためグローブを着用すること。
- 清掃するときは，必ず本体の電源を切り，AC電源コードを抜いてから行う。本体の故障や感電などを起こす可能性がある。
- ACインレット清掃後は，十分に乾燥させてから使用する。乾燥が不十分な場合，感電やショートなどの原因となる。
- 感電事故，火災事故，電気部品の破損などを防止するため，ポンプ内に液体が侵入しないようにする。

用語アラカルト

＊3 イソプロピルアルコール
エタノールより脱脂作用が強く，手指・皮膚の消毒，医療機器の消毒に用いられる。

MEMO

経腸栄養ポンプに対する外装の清掃に関しては，輸液ポンプと共通する点が多いので「5 輸液ポンプ」(138ページ)も参照のこと。

電源コードの清掃(図7)

- 電源コンセントからコードを抜き，**イソプロピルアルコール**＊3で湿らせた布でプラグ外側表面を拭く。

One Point Advice
薬剤の固着を拭き取る場合，環境清拭用ウェットクロスを使用することも有用である。

図7 電源コード

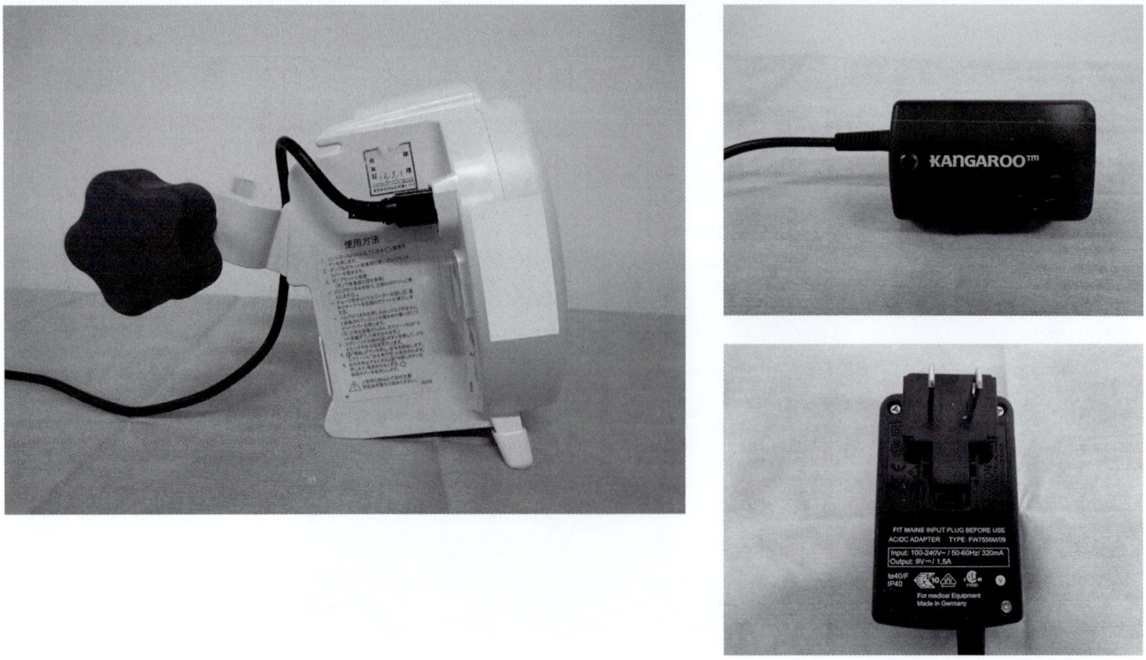
使用方法
KANGAROO™

注意点

本体の落下・転倒・ぶつけるなどの衝撃が加わった場合，本体に異常がみられない場合でも内部の破損・動作異常が起こることがあるため，**落下・転倒などの痕跡を見落とさないことが重要である。**

日常点検

- 外観点検
  - ・経腸栄養剤の固着の有無を確認。
  - ・本体・付属品の破損の確認。
- 内蔵バッテリでの動作確認。
- 電源投入時のセルフチェック確認。
- 交流電源の接続および動作確認。
- 各スイッチの動作確認。

参考文献

1）伏見　了：医療機器の効果的な清拭方法とその評価. Clinical Engineering Vol23 No.2, 112-117, 秀潤社, 2012.

索引

あ

アクリルチャンバ……209
圧支持換気……69
圧制御換気……69
圧補助法……127
圧力調整器付き窒素ガスシステム……163
圧力モニタリングキット……119
アブレーションシステム……158
アルゴンガス供給装置……174
アルゴンプラズマ凝固装置……177

い

一時的ペーシング……133
医用ポリグラフ……156
医用レーザメス……183
医療機器
　——クラス分類……21
　——コード……22
医療材料
　——コード……22
　——商品バーコード標準化ガイドライン……22
イレウスチューブ……103
インジケータ
　——テープ……29
　オートクレーブ用——……11
　化学的——……11, 28
　生物学的——……12, 28
　物理的——……10
　包装内部——……29
　滅菌——……10
インスペクションスコープ……189

う

植込み型ペースメーカ……134
　——用プログラマ……134, 137
ウォータートラップ……57
ウォッシャーディスインフェクタ……24
運転時適格性確認……25, 27

え

エアリーク……65
エアドライナ……54, 56, 59
エキシマレーザ
　——血管形成装置……185
　——光……185
エレクトリカルアダプタ
　シングルヒータ用——……83
　デュアルヒータ用——……83
エンドトキシン
　——活性値測定……50
　——測定装置……50
　——捕捉フィルタ……42

お

オートクレーブ……3, 61
　——用インジケータ……11
オゾンガス……15
温度・フロープローブ……82

か

回収式自己血回収装置……200
加温加湿器……68, 69, 76
　Counter flow型——……79
　Pass-over型——……78, 79
化学的インジケータ……11, 28
　——ストリップ……29
化学的消毒……14
過酸化水素ガスプラズマ滅菌……7
　——装置……7
ガス圧式吸引器……95
活性炭濾過装置……43
カテーテル……103
　スワンガンツ——……153
　肺動脈——……153
稼働性能適格性確認……25, 28
壁掛式吸引器……94, 202, 208
芽胞……17
間欠的強制換気……69

間欠法……14
冠血流予備量比……166, 167, 171
——ペイシェント・インターフェイス・モジュール……166
乾熱滅菌……9
灌流法……15

き

機械的補助循環法……127
器具分類
スポールディングによる——……19
キック式吸引器……202
逆浸透装置……43
逆浸透法……35
——精製水製造装置……35
逆浸透膜……39, 43
吸引器
ガス圧式——……95
壁掛式——……94, 202, 208
キック式——……202
手動式可搬型——……96
真空——……94
低圧持続——……102
電動式可搬型——……95, 202
電動式低圧持続——……102
吸引式採血器……202
吸引ボトル……98
吸気終末
——プラトー……63
——ポーズ……63
吸気バクテリアフィルタ……73
胸腔排液用装置……103
経腸栄養ポンプ……220
記録器……159, 160

く

クリティカル滅菌……61
クロイツフェルト・ヤコブ病……8

け

経静脈的心腔内電極……132
経腸栄養ポンプ……139
経皮経管冠動脈回転粥腫切除術……163
経皮経管的冠動脈形成術……163
経皮的冠動脈インターベンション……163
経皮的冠動脈形成術……185
経皮的心肺補助装置……119, 126
経皮的ペースメーカ……133, 136
血液透析……35
——濾過……35
——用装置……35
血液濃縮装置……113
血液濾過……35
——用装置……35
結核菌……17
血管内超音波……166, 167
——検査装置……166
血流量計プローブケーブル……131

こ

高圧蒸気滅菌……3
——行程表……3
——装置……3
——運転時記録表……30
高気圧環境下専用非観血血圧モニタ……208
高気圧酸素治療装置……206
恒久的ペーシング……133
高周波スネア……214
高水準消毒……15
硬水軟化装置……43
工程試験用具……28
硬度測定用試験紙……46
高頻度振動換気人工呼吸器……69
高頻度振動換気法……69
呼気終末陽圧……69
呼気バクテリアフィルタ……73
呼気弁ユニット……59
国際標準化機構……3

個人用透析装置……35
混合静脈血酸素飽和度……153
コントロールパネル……68

さ

サーマルアイレコーダ……159
細径照射チップ……184
再使用回路……61
細胞診ブラシ……214
左心補助……128
殺菌……2
酸化エチレンガス滅菌……6
——装置……6
酸素湿潤器……208
酸素流量計付吸入器……208
散布法……15
サンプリングポート……36
サンプルポート……52
残留塩素測定装置……46

し

ジエチル-p-フェニレンジアミン……45
ジェットネブライザ……88
紫外線殺菌灯……48
紫外線殺菌法……15
自己血回収装置……114, 200
回収式——……200
術後——……202
術中——……201
持続的気道内陽圧……69
持続的血液透析濾過療法……35
煮沸法……14
手術用資材の管理……22
術後自己血回収装置……202
術中自己血回収装置……201
手動式可搬型吸引器……96
蒸気滅菌
ISO高圧——……3
高圧——……3
生検鉗子……214
消毒……2
——法の分類……14
——薬の容器形状……18
化学的——……14
高水準——……15
セミクリティカル——……61
中水準——……15
低水準——……15
物理的——……14
小児用人工呼吸器……68
除菌……2
除細動器……114
シリンジポンプ……139, 144
心外膜植込み型電極……134
真菌……17
心筋保護供給装置……113
真空吸引器……94
シングルパス方式……49
シングルヒータ用エレクトリカルアダプタ……83
心係数……153
針型電極……175
人工呼吸回路……60, 69, 82
人工呼吸器……54
——関連肺……71
高頻度振動換気——……69
小児用——……68
多用途型——……69
定常流式——……69
陽圧式——……55
HFO——……69
人工心肺……110
——回路構成図……111
——装置……110, 111, 128
人工鼻……80
浸漬法……14
心臓用電気刺激装置……157
心内膜植込み型電極……134
心拍出量……153
——モニタシステム……152

す

据付時適格性確認……24, 27
スコープ
　電子——……212, 213
　内視鏡——……213
　ビデオ——……213
　ファイバ——……213
スプレー法……15
スポールディング……17
　——による器具分類……19
　——分類……17, 61
スワンガンツカテーテル……153

せ

生菌検査……50
清拭……14
生態情報モニタ……156
生物学的インジケータ……12, 28
セミクリティカル消毒……61
センサ
　滴下——……139
　廃液ライン——……205
　マーク検出——……160
洗浄消毒薬貯留タンク……44, 47
専用ポンプセット……221
専用輸液セット……139

た

第一種圧力容器検査証……5
体外式ペースメーカ……114, 132, 133, 135
　——電池交換……136
体外設置型補助人工心臓……116
対極板……176
　ディスポ型——……176
　リユーザブル型——……176
大動脈内バルーンパンピング……118, 128
大動脈内バルーンポンプ……118
体内留置排液用チューブ……103
体表電極(経皮的)ペースメーカ……133
唾液持続吸引チューブ……104
多人数用透析液供給装置……35, 42, 46
多用途型人工呼吸器……69
多用途透析装置……35
多用途透析用監視装置……34
タンク
　洗浄消毒薬貯留——……44, 47
　A原液貯留——……44
　B原液貯留——……44
　RO水——……43
炭酸塩析出防止……39
炭酸ガス(CO_2)レーザ……182

ち

チップクリーナ……186
チャンバ……207
中水準消毒……15
チューブ
　——クランプ……143
　イレウス——……103
　体内留置排液用——……103
　唾液持続吸引——……104
超音波イメージングカテーテル接続部……166
超音波手術装置……192
　白内障専用——……193
超音波内視鏡……213
超音波ネブライザ……86, 88
　——の原理……88
貯留封入方式……49

つ

使い捨て回路……61

て

低圧持続吸引器……102
定常流式人工呼吸器……69
低水準消毒……15
ディスポーザブル回路……61
ディスポ型対極板……176
滴下センサ……139

滴数制御型輸液ポンプ……139
デュアルヒータ用エレクトリカルアダプタ……83
デュアルヒート回路……82
電気生理学検査……157
電気メス……174
電極
――ホルダ……175
経静脈的心腔内――……132
心外膜植込み型――……134
針型――……175
心内膜植込み型――……134
はさみ型――……175
ピンセット型――……175
ボール型――……175
メス型――……175
メス先――……175
ループ型――……175
電子スコープ……212, 213
電子滅菌……9
伝送ファイバ……184
電動式可搬型吸引器……95, 202
電動式低圧持続吸引器……102

と

同期式間欠的強制換気……69
透析装置
個人用――……35
多用途――……35
透析用監視装置……34, 47
多用途――……34
特定化学物質等障害予防規則……26
ドップラ血流計……120
トレーサビリティ……20

な

内視鏡
――システム……212
――スコープ……213
――装置……212
ナノ膜……39
軟水化装置……43

ね

ネオジウム・ヤグ……185
ネブライザ……57, 86
ジェット――……88
超音波――……86, 88
――の原理……88
メッシュ式――……88

の

ノーズコーンの分解方法……197
ノンクリティカル器具……58

は

排液バッグ……104
廃液ラインセンサ……205
バイオフィルム対策……39
肺動脈カテーテル……153
バクテリアフィルタ……57
吸気――……73
呼気――……73
白内障専用超音波手術装置……193
はさみ型電極……175
把持鉗子……214
パスボックス……13
ハンドピース……192, 195
――先端部の内部構造……195
汎用国際標準バーコード……22

ひ

光干渉断層撮影装置……170, 171
ピストンユニット……68
微生物学的PQ……28
ビデオ硬性内視鏡……213
ビデオ硬性腹腔鏡……213
ビデオスコープ……213
微粒子濾過……44
――フィルタ……34, 37, 44
ピンセット型電極……175

ふ

ファイバスコープ……213
フィルタ
　エンドトキシン捕捉——…… 42
　吸気バクテリア——…… 73
　呼気バクテリア——…… 73
　バクテリア——…… 57
　微粒子濾過——…… 34, 37, 44
　ライン——…… 48
　HEPA——…… 51
　UF——…… 44
腹膜透析…… 35
物理的インジケータ…… 10
物理的PQ …… 28
物理的消毒…… 14
プリオン病……8
　——感染予防ガイドライン……8
フレキシブル中空ファイバ……184
フローセンサの洗浄方法…… 74
フロート弁…… 98
粉末型透析液溶解装置…… 44, 47

へ

米国環境保護庁……140
ペイシェント・インターフェイス・モジュール
　…… 166, 167
　冠血流予備量比——……166
ペーシング
　——機能付除細動器…… 133, 136
　——分類……133
　一時的——……133
　恒久的——……133
ペースメーカ……132
　植込み型——……134
　経皮的——……133
　体外式——…… 132, 133, 135
　体表電極（経皮的）——……133
ヘリウム残圧計……123

ほ

包装内部インジケータ…… 29
ボール型電極……175
補助／調節呼吸…… 69
補助人工心臓…… 115, 119, 128
　——装置……115
補助心臓装置……110
ホルマリン燻蒸法…… 15
ホルミウム・ヤグレーザ装置……185
ホルミニウム・ヤグ……185
　——レーザ用ファイバスコープ……188
ポンプ
　経腸栄養——…… 139, 220
　シリンジ——…… 139, 144
　大動脈内バルーン——……118
　滴数制御型輸液——……139
　輸液——…… 138, 221
　ローラ——……200
　PCA（Patient Control Analgesia）—— ……145
　TCI（Target Controlled Infusion）—— ……145
　TCI—— ……145

ま

マーク検出センサ……160
マイクロ剪……4
マニフォールドドア……200
慢性維持透析濾過…… 35

み

水処理装置…… 42, 44

む

無菌性保証レベル…… 10, 23

め

メス型電極……175
メス先
　——電極……175
　——ホルダ……175

滅菌……2
——インジケータ……10
——工程保障……10
——バリデーション……23, 26
——物の保管……13
γ線——……9
ISO高圧蒸気——……3
過酸化水素ガスプラズマ——……7
乾熱——……9
クリティカル——……61
高圧蒸気——……3
酸化エチレンガス——……6
電子——……9
滅菌装置……2
過酸化水素プラズマ——……7
高圧蒸気——……3
酸化エチレンガス——……6
——の種類……2
メッシュ式ネブライザ……88

や

薬事法……20

ゆ

輸液ポンプ……138, 221

よ

陽圧式人工呼吸器……55

ら

ラインフィルタ……48
乱反射防止……215

り

リムルス試薬……50
リユーザブル
——回路……61
——型対極板……176
流通蒸気法……14
流量補助法……127
量制御換気……69
緑膿菌……17

る

ループ型電極……175

れ

冷温水供給装置……112
レーザ……183
——手術装置……182
——発振管の構造……184
レギュレータ付き窒素ガスシステム……163

ろ

ロータブレータ
——アドバンサ……163
——コンソール……162
——システム……162
ローテーショナル・ペイシェント・インターフェイス・モジュール……166
ローラポンプ……200

数字

1回心拍出量……153
——係数……153
100万分の1……17

A

assist／control(A／C)……69
Autoclave(AC)……3, 61
A原液貯留タンク……44

B

biological indicator(BI)……12, 28
B原液貯留タンク……44

C

Cardiac Index(CI)……153
Cardiac Output(CO)……153
cardiopulmonary bypass(CPB)……128

chemical indicator（CI） …… 10, 28
continuous cardiac output（CCO） …… 152
——モニタシステム …… 152
continuous hemodiafiltration（CHDF） …… 35
continuous positive airway pressure（CPAP） …… 69
Counter flow型加温加湿器 …… 79
Creutzfeldt-Jakob disease（CJD） …… 8

D

diethyl-p-phenylenediamine（DPD） …… 45

E

Electrophysiological Study（EPS） …… 157
end-inspiratory pause, end-inspiratory plateau（EIP） …… 63
Endotoxin Retentive Filter（ETRF） …… 42
ethylene oxide gas（EOG） …… 6
——装置 …… 6
——滅菌装置定期点検チェックリスト …… 27

F

fractional flow reserve（FFR） …… 167, 171

G

Good Quality Practice（GQP）省令 …… 20
Good Vigilance Practice（GVP）省令 …… 20
GS1-128 …… 22
γ線滅菌 …… 9

H

HBV …… 17
Hemodiafiltration（HDF） …… 35
Hemodialysis（HD） …… 35
Hemofiltration（HF） …… 35
high efficiency particulate air fi lter（HEPA filter） …… 51
high frequency oscillation ventilation（HFO） …… 69
——人工呼吸器 …… 69
high-level disinfection …… 15

I

IABバルーン …… 119
installation qualification（IQ） …… 21, 24, 27
intermediate-level disinfection …… 15
intermittent mandatory ventilation（IMV） …… 69
International Organization for Standardization（ISO） …… 3
—— 13485 …… 20
—— 15883 …… 24
——高圧蒸気滅菌 …… 3
intra-aortic balloon …… 119
—— pumping（IABP） …… 118, 128
intravascular ultrasound（IVUS） …… 166, 167

J

Japanese Article Number（JAN） …… 22

L

LCDパネル …… 68
left ventricular assist system（LVAS） …… 128
Light Amplification by Stimulated Emission of Radiation（LASER） …… 183
low-level disinfection …… 15

M

mixed venous oxygen saturation（SvO_2） …… 153
MRSA …… 17

N

Nanofiltration Membrane（NF膜） …… 39

O

on-line Hemodiafiltration（on-line HDF） …… 35
operational qualification（OQ） …… 25, 27
Optical Coherence Tomography（OCT） …… 170, 171
——イメージングカテーテル接続部 …… 170

P

parts per million（ppm） …… 17

Pass-over型加温加湿器 …… 78, 79
Patient Control Analgesia（PCA） …… 145
——ポンプ …… 145
Patient Interface module（PIM） …… 167
percutaneous cardiopulmonary support（PCPS） …… 119, 126
——回路 …… 129
——駆動装置 …… 126
Percutaneous Coronary Intervention（PCI） …… 163
Percutaneous Transluminal Coronary Angioplasty（PTCA） …… 185
performance qualification（PQ） …… 25, 28
Peritoneal Dialysis（PD） …… 35
Plain Old Baloon Angioplasty（POBA） …… 163
positive end expiratory pressure（PEEP） …… 69
pressure control ventilation（PCV） …… 69
process challenge device（PCD） …… 28
Purcutaneous Transluminal Coronary Rotational Atherectomy（PTCRA） …… 163

Q

Quality Management System（QMS）省令 …… 20

R

Reverse Osmosis …… 35
—— Membrane（RO膜） …… 39, 43
——装置 …… 35, 43
——水タンク …… 43

S

Spaulding …… 17
——による器具分類 …… 19
——の分類 …… 17
sterility assurance level（SAL） …… 10, 23
sterilization …… 2
Stroke Index（SI） …… 153
Stroke Volume（SV） …… 153
synchronized intermittentmandatory ventilation（SIMV） …… 69

T

Target Controlled Infusion pump（TCI pump） …… 145

U

ultrafiltration filter（UF） …… 44
United States Environmental Protection Agency（EPA） …… 140

V

Ventilator Associated Pneumonia（VAP） …… 71
ventricular assist device（VAD） …… 119
ventricular assist system（VAS） …… 128
volume control ventilation（VCV） …… 69

W

Washer dis infectors（WD） …… 24

医療機器の日常お手入れガイド　清掃・消毒・滅菌

2013年　3月　10日　第1版第1刷発行

■編　集　川崎忠行　かわさき　ただゆき
田口彰一　たぐち　しょういち

■発行者　浅原実郎

■発行所　株式会社メジカルビュー社
〒162-0845 東京都新宿区市谷本村町2-30
電話　03(5228)2050(代表)
ホームページ　http://www.medicalview.co.jp/

営業部　FAX　03(5228)2059
E-mail　eigyo@medicalview.co.jp

編集部　FAX　03(5228)2062
E-mail　ed@medicalview.co.jp

■印刷所　シナノ印刷　株式会社

ISBN 978-4-7583-1468-8　C3047